常識が変わる

200歳長寿！若返り食生活法

医学博士
岡田恒良 監修

長寿食・予防医学指導家 実践脳科学提唱者
松井和義 著

コスモ21

カバーデザイン◆中村　聡
本文イラスト◆石崎未紀（キャッツイヤー）

「常識が変わる 200歳長寿! 若返り食生活法」——目次

2章

人体に必要な栄養素と正しい摂取法

3章

腸内細菌は第二の臓器

4章　体内に蓄積する化学物質はすべて毒

(3)食品に潜む危険性を見逃してはいけない

5章　健康長寿には体内毒の排毒（デトックス）が不可欠

第Ⅱ部 「200歳長寿」への鍵は超極小生命体「ソマチッド」にある！

1章 200歳長寿！ を実現する脳と体の若返り法

2章

「手作り酵素」12のパワー

3章

「古代ソマチッド」含有量が世界一の和製天然木精油

4章 意識覚醒がもたらす200歳長寿！

プロローグ――すべてが実践に基づく長寿法

「200歳長寿！」これが本書のメインテーマです。

非現実なトンデモ説と一笑にふす方が多いと思います。たしかに、この3千数百年間は一般には100歳寿命という短命です。もっとも長い人でも120歳を超える人はいません。

しかし、4000年前の人々には200歳寿命の長寿者がいました。たとえば、旧約聖書に登場するイスラエル（ユダヤ）民族の祖であるアブラハムは175歳、その息子イサクは180歳、父テラは205歳、妻サラは80歳でイサクを産みました。現代と同じ太陽暦で数えた年齢です。

本書は、第Ⅰ部「『病気知らずの食生活法』でまず150歳長寿に挑戦！」と、第Ⅱ部「『200歳長寿』への鍵は超極小生命体『ソマチッド』にある！」の二部構成です。

寿命が5割アップする二つの鍵

第Ⅰ部の「病気知らずの食生活法」を実践していただければ、第一ステップとして寿命は5割延びます。それもいかにも年寄りといった姿で5割寿命が延びるのではなく、若々しく健康な状態で長生きできます。これは、眠っている長寿遺伝子サーチュインのスイッチがオフの状態からオンに切り換わるからです。

長寿遺伝子サーチュインの存在は2000年にマサチューセッツ工科大学レオナルド・ガレンテ博士によって発見、発表されました。その後、世界中で多くの学者たちが実験し、6~7割にカロリー制限した少食の動物や生物の実験で立証され、その後も次々と、カロリー制限により寿命が飛躍的に延びることが科学的に実証されています。

本書41ページに写真入りで掲載しているアカゲザルの集団実験でも、7割カロリー制限のエサを与え続けることで、5割前後、寿命が延びたことが実証されました。我が国の芸能界にも、1日1食で老化が止まったのではないかと思われる若々しい人々が増えつつあります。

人間の寿命が5割アップすれば150歳まで寿命が延びますが、その第一の鍵がミトコンドリアです。これは1個の人体細胞の中に100から3000個存在する生命体で、私たちが生きてゆくために必要なエネルギーを生産しています。60兆個といわれる人体細胞の中に存在するミトコンドリアの総数はなんと数京個にも及びます。

このミトコンドリアが活躍するほど、少ない食事で大量のエネルギーを作り出すことができ、健康で若々しく長生きできます。第I部では、このミトコンドリアを活性化するための体に良い食事内容と少食生活の仕組みを解説します。とくに1日1食の少食で病気知らずの若々しい体を作り、寿命を5割アップする食生活法を紹介します。

自然界の動物には、現代人の抱えるガンや糖尿病、脳梗塞、心筋梗塞、うつ病、花粉症、ぜんそく、アトピーなどの生活習慣病や現代病はありません。彼らは大変少食です。ライオンは1週間に1食ですし、ワニは1ヵ月に1食です。しかし、人間社会で生きるペットの犬や猫の場合は、ガンや心臓病が人間並みに増加しています。動物園の動物は、自然界の動物と比べて寿命が半分になっています。こうした人間界にいる動物たちは、自然界の動物たちの2倍も3倍も食事を摂り、そのうえ、運動不足でストレスが溜まっています。とくにペットは食品添加物や化学物質の入った加工食品（ドッグフード、キャットフード）を食べています。

自然界には、飽食で肥満になっている動物はいません。人間のようなストレスはなく、食をコントロールする腸脳がきちんと働き、何をどのように食べて良いのか直感が働いているからです。

日本人が1日完全3食になったのは戦後しばらくした頃からです。高度経済成長期に入ると、飽食と化学物質入りの食事になだれ込みました。同時に日本食から肉食へと食の欧米化が進行しました。

1日3食や飽食は、ミトコンドリアの働きをグーンと低下させます。そして、細胞内に過食した炭水化物（ブドウ糖）と脂分が溜まり肥満になります。そのうえ、毒である化学物質が溜まり続け、免疫力が低下し病気を招いています。

ミトコンドリアは生命活動に必要なエネルギーを作るだけではありません。ミトコンドリアは各細胞内に100〜3000個寄生し共存していますが、その細胞一つひとつが健康であることが代謝活動を担っているミトコンドリアの働きを左右します。

ミトコンドリアが活性化し、働くためには少食が最大の鍵ですが、併せてマイナス電子（水素イオン）、酵素、補酵素（ミネラル、ビタミン）、抗酸化物質（フィトケミカル）、酸素が必要不可欠な要素です。

とくに現代人に欠けている酵素、補酵素、抗酸化物質をたっぷり摂ることが全身のミトコンドリアと細胞を健康に活性化させるコツです。中でも酵素がないとミトコンドリアは一切働けませんから、私は手作り酵素をすすめています。

ミトコンドリアが働くには酸素も不可欠です。人は5億回呼吸したら寿命がつきるといいます。1回に普段の呼吸の2～3倍の酸素を摂り込める呼吸法が、私が指導している丹田呼吸であり丹田発声です。この丹田呼吸法をマスターすることで、ミトコンドリアに必要な酸素を少ない呼吸数で摂り込めます。


長寿のためのもう一つの鍵が、1000兆個以上もの大量の腸内細菌のバランスをとることです。現代人の腸内細菌の全体量は昔と比べ減っています。そのうえ、善玉腸内細菌が少なくなり、逆に悪玉腸内細菌が大変多くなってしまって、本来のバランスが完全に崩れています。

腸内細菌は善玉と悪玉合わせて3割存在し、残りの7割はどっちつかずの中間菌（日和見菌）です。この中間菌は名前の通り、善玉の勢力が強ければ善玉側へ、悪玉が強ければ悪玉側へ加勢します。まるで人間社会のようですね。現代人のほとんどの人の腸内では悪玉腸内細菌が善玉腸内細菌より多いため、日和見菌は悪玉腸内細菌と一緒になって働きます。すなわち8～9割が悪玉菌の働きをしますから、多くの人が腸内腐敗を起こしています。

悪玉腸内細菌が増加する最大の原因は、精神的ストレスと肉食にあります。善玉腸内細菌の好物は食物繊維と発酵食品ですが、食物繊維がまったく含まれていない肉（牛、豚、鶏）や白砂糖は悪玉腸内細菌の好物です。悪玉腸内細菌が肉を食べ、アンモニア、アミン、硫化水素、インドール、フェノールなどの有害物質（ガス）を大量に発生させ、腸内腐敗と小腸の絨毛《じゅうもう》細胞の腸壁を破壊します。

このとき、血液中から体内に侵入する有害物質や、未消化食物（異物）、有毒化学物質が全身の病気やさまざまなアレルギー性疾患、関節リウマチや膠原病《こうげんびょう》、潰瘍性大腸炎などの自己免疫疾患を引き起こします。これをリーキーガット症候群（腸管壁浸漏症候群）といいます。

また、悪玉腸内細菌は直接、間接に大脳に悪影響を与え、うつ病の原因になっています。それだけではありません。小腸には、人間の精神力（強い意志力）と人体に合った食べ物の種類（何を食べたら良いか、食べたら悪いかなど）や食べる量を判断し、直感的に知らせる頭脳（腸脳）が備わっています。私たちの小腸には犬の脳細胞と同量の1億個もの神経細胞が張り巡らされているのです。現代人は子どもから大人まで、この腸脳が眠ってしまっています。そのために、食に対する直感力も意志の力（精神力）も低下してしまいました。

精神的ストレスと肉食の他に、腸内細菌の絶対量を減らし、善玉菌を殺すのが農薬や食品添加物、環境ホルモン、抗生物質、医薬品です。

健康長寿にはこうした問題を正しく認識して、従来のカロリー栄養学から酵素栄養学へと転換し、善玉腸内細菌を増やし、腸内環境を整えることが必要ですし、強靱な精神力と豊かな直感力を回復させることが不可欠です。

同時に、すでに人体に蓄積されてしまった各種病気の原因になるさまざまな化学物質（毒）をデトックス（排毒）することが、健康長寿のために欠かせません。第Ⅰ部で述べる内容は、すでに最先端の科学研究によって解明されてきたことを150歳長寿という視点で総合的にとらえなおし、そこに私自身の健康実践を加えながら解説していきます。

さらに200歳長寿を実現する二つの鍵

第Ⅱ部は、さらに200歳まで寿命を延ばすための秘訣を紹介します。その最大の鍵が①永遠不滅の超極小生命体「ソマチッド」の活性化と②意識覚醒にあります。

この二つによって97％も眠っている遺伝子のスイッチを次々とオンにさせることができ、200歳以上の長寿の道を切り開くことができます。これは決して飛躍し過ぎたことではありません。従来の思い込みと習慣を破れば可能になります。

私は18年以上前から子どもたちや大人の能力開発の指導を通して、常識をはるかに超えた短期間での学力の飛躍や、さまざまな潜在能力を引き出してきました。私が直接指導し続けるわけではなく、やり方だけを教えます。あとは各自が自分で行います。

15年前に出版した拙著『たった2カ月で偏差値10アップ』（コスモ21刊）は大ベストセラーになりました。私の長男から始まり、やり方を指導した中高生が全国で次々と、2ヵ月で偏差値を10から15アップさせ、学年トップになりました。「2ヵ月で10アップ」だけでも驚きでしたが、その後、「3ヵ月で25アップ」させる高校生が次々と当たり前のように登場しました。さらにこの2～3年は「3ヵ月で偏差値30～35アップ」という中高生も登場し出しました。指導した高校生の1～2割が医学部に合格しています。合否ランクC～Eから、わずか3ヵ月間あまりで目標を達成した例も数多くあります。

それだけではありません。学習障害や発達障害で学力が低迷していた小中学生が学力を飛躍的に伸ばし、少なくても平均レベル、なかには学年トップになるなど突出した能力を発揮するケースもあります。学習障害の解消はもちろん、アスペルガー症候群など発達障害の改善まで見られます。どの子たちも1~2度学習方法を指導しただけです。決して学習塾や家庭教師のように、連続して指導するわけではありません。

私の指導するメソッドは、私自ら開発した「ミミテックメソッド」です。このメソッドは学校や学習塾が左脳中心の学習方法であるのに対して、右脳を開発しながら左右両脳と潜在意識まで活用し、創造力や潜在能力を引き出す学習法です。

私は、能力の3%しか使わない左脳学習よりも、眠っている右脳回路を97%も使った学習法だから、常識を超えた学力が身についてもおかしくないという確信を持って指導してきました。ところが、なかにはまったく成果が出ない子どもたちもいました。その差の原因を探っていくうちに、眠っていた脳の遺伝子にスイッチが入るかどうかの差であることが明らかになりました。

私のセミナーを受けて目がキラッと輝き、できると確信を持ってやり続ける子どもたちは見事に目標を達成します。その子たちには必ずイメージトレーニングを教えます。志望する大学や高校へ合格したイメージを毎日寝る前に何十回もアファメーション（言葉にして声に出す）をし、頭の中心奥のど真ん中へフィードバックさせます。これにより、潜在意識のレベルで合格したという揺るぎない確信と信念が定着します。これで眠っていた脳の遺伝子のスイッチがオンになるのです。

ところが、半信半疑の子どもたちはスイッチが入りません。つまり、学習方法だけの違いにとどまらず、本来持っている脳の遺伝子が目覚めるかどうかに決定的な差があることに気づきました。

黙って教科書を読み、受け身で授業を受ける学校や学習塾での左脳中心学習では脳の眠れる遺伝子のスイッチオンは難しいのです。私が推奨しているのは、音読学習器で自分の声を自分の頭のど真ん中へインプットする方法です。これは教師と生徒の一人二役式の同時学習法で、今までまったくなかったやり方ですが、従来までの学習法の思い込みを捨て切れないと、スイッチオンがなかなかうまくいきません。

実は、肉体の若返り遺伝子や長寿遺伝子も、従来の１００歳寿命の思い込みを外さなければスイッチは眠ったままでオンには入りません。

遺伝子工学の世界的権威である筑波大学名誉教授の村上和雄先生は、遺伝子のスイッチがオンになったりオフになったりする原因は、①遺伝的要因、②物理的要因、③化学的要因以外に、④愛や信念による強烈な想いにあることを長年の研究で突き止めました。そして、遺伝子はポジティブな想い（愛や信念）に反応してスイッチがオンになりますが、ネガティブな感情や、自分さえ良ければというエゴに対してはオフ状態になってしまうといいます。つまり、村上先生がおっしゃるサムシンググレート（宇宙根源）の意志（宇宙意志）に沿えばスイッチはオンに入り、沿わなければオフになってしまうというわけです。

もしあなたが近未来の200歳寿命社会に生まれていたら、それが当たり前と思い込むでしょう。無意識にそう信じ思い込む結果、遺伝子もそのように働きます。200年間の人生を当然のことと思い、200年間の人生設計をするでしょう。

すべて存在するものは、存在目的を持っています。人生の目的を明確に持ち、200年かけてそれを果たす人生設計を持ち、必ず成就すると100％信念を持ったとき、遺伝子はその方向へ働き出します。それが宇宙の法則です。

その宇宙の意志に沿って働く不思議な永遠不滅の超極小生命体が「ソマチッド」です。従来、ソマチッドは訳のわからないゴミのような存在と思われ、無視され続けてきました。しかし、京大の山中伸弥教授のｉＰＳ細胞の発見以来、ソマチッドの存在を無視できない方向に進み出しました。

小保方さんが発見したSTAP細胞は、米国の巨大医療グループに見事につぶされましたが（一般報道はされていません）、ソマチッドに詳しい研究者たちからすれば、なぜ「STAP細胞はあるという信念で実験すればでき上がり、ないだろうという思いで実験すればでき上がらないのか」は、不思議でも何でもないといいます。細胞のDNAを形成する前駆体物質が「ソマチッド」だからです。

ソマチッドは宇宙の意志に沿って働く遺伝子情報を持った超極小生命体です。このソマチッドが200歳長寿を実現する鍵を握っています。まさに「生命力の源」の超極小生命体です。ソマチッドが体内に多く存在し、活発に躍動（蠢動《しゅんどう》）している状態を実現することこそ、健康で若々しく老化しないための最終的な秘訣です。

第Ⅱ部は、このソマチッドとは何か、ソマチッドの摂り入れ方、ソマチッドの活性化方法を解説します。ソマチッドを活性化させ、眠っている若返り遺伝子や長寿遺伝子のスイッチをオンにするための意識覚醒とイメージトレーニング法も紹介します。

以上、第Ⅰ部と第Ⅱ部で紹介している内容をまとめると、次のようになります。

・ミトコンドリア・エネルギー生成システムを徹底活用
・カロリー栄養学から酵素栄養学に転換
・体内蓄積された化学物質を徹底排毒
・最強生命力の源・超極小生命体「ソマチッド」を活性化
・意識覚醒で長寿遺伝子をスイッチオン

この五大法則こそが、２００歳長寿実現への道なのです。

本書は、１冊の本としては多岐に渡る幅広い観点から論じる内容になっています。しかもすべて著者自身の実践に基づくものであり、単なる知識の寄せ集めではありません。本来は2冊に分けて出版すべきテーマであり、ボリュームのある内容になっています。一度だけの読書で理解するには困難があるかもしれません。

是非、幾度も読み直して、食生活に役立ててください。また、全国の主要都市で年中、著者自らが終日セミナーを行っていますので、お越しください。

第Ⅰ部

「病気知らずの食生活法」で
まず150歳長寿に挑戦！

1章　人体のエネルギー生成システムと代謝システム

ミトコンドリアをご存知でしょうか。

人体が60兆個の細胞から構成されていることはよく知られていますが、実はその細胞の中に細胞の直径の数十分の1ほどの大きさ（長さ1～5ミクロン、太さ0・5ミクロン）の、まったく異種の小生命体が100～3000個寄生し存在していることは意外に知られていません。

それこそがミトコンドリアですが、この小生命体（中にDNAを多く有する小さな細胞体）こそが、若々しく健康的に長寿な肉体を維持する最大の鍵を握っています。

①健康な肉体を維持する

②あらゆる生命活動をするためのエネルギーを作り出す鍵

(1)60兆個の人体細胞(解糖系)と数京個のミトコンドリア系生命体の役割

1 人体細胞の成り立ち

人間や動物の先祖細胞は、まず、酸素がなかった時代、酸素を使わずにエネルギーを作り出す解糖系生命体として、38億年前に発生しました。そして、20億年前に大気中に酸素が大量に存在するようになると、酸素を使ってエネルギーを作り出す小さなミトコンドリア系生命体が発生しました。

その後、このミトコンドリアが解糖系生命体の中に寄生し合体して現在の私たちの細胞となりました。解糖系生命体は、酸素を嫌い、寒さ(32℃前後)を好み、ゆっくり分裂増殖し続けます。一方、ミトコンドリア系生命体は、酸素で呼吸し、暖かさ(37℃以上)を好み、無限には分裂増殖しません。

その結果、人間細胞は無限に分裂を繰り返し生き続ける生命体ではなくなり、死という寿命を持つようになりました。

2　二つのエンジンを持つハイブリッド型エンジンが人体細胞

①解糖系エンジン

人体を形成する60兆個の細胞は、直径3～20ミクロンの大きさです。人体細胞は細胞膜に覆われ、その中にDNAを1組持つ細胞核が一つ、タンパク質を合成する小胞体やタンパク質の仕分けをするコルジ体などのさまざまな細胞小器官があります。他に、100から3000個のミトコンドリアも存在し、その間を満たしているのが解糖系エンジンを担う水分豊富な細胞基質です。

この1個の細胞が、細胞基質でエネルギー生産する仕組みを解糖系エンジンと称します。解糖系エンジンは、食物から分解したブドウ糖1個からピルビン酸2個に分解します（※1）。このときに、ATP（アデノシン三リン酸）というエネルギー物質が2個生産されます。解糖系細胞は、酸素を使わず、食物から分解したブドウ糖のみで最初にエネルギーを作り出し、分裂増殖や生命活動をします。人間が大人になるまで成長する期間は、この解糖系エンジンがメインに活躍する時代です。

解糖系細胞は、先ほど述べたように酸素と高温は好まず32℃前後の低温の無酸素下で活発に働きます。

※1　後章で詳しく述べますが、食物からブドウ糖に分解する際に働く物質が酵素です。さらに、ブドウ糖からピルビン酸に分解する際に必要な物質もやはり酵素です。

②ミトコンドリア系エンジン

解糖系エンジンは、1個のブドウ糖からわずか2個のエネルギー（ATP）しか作れません。そのため、すぐにエネルギー不足に陥り、活発に活動し続けることができません。このとき、さらに多くのエネルギーを増産するのがミトコンドリア系エンジンです。

解糖系で1個のブドウ糖から2個のATPと2個のピルビン酸が分解されますが、ミトコンドリアが働ければ、さらにその2個のピルビン酸がミトコンドリア系エンジンで36個のATPを生産します（※2）。つまり、2個＋36個＝38個へとエネルギーが19倍化します。このように人体細胞は大変効率の良いエネルギー生産システムを持っているのです。

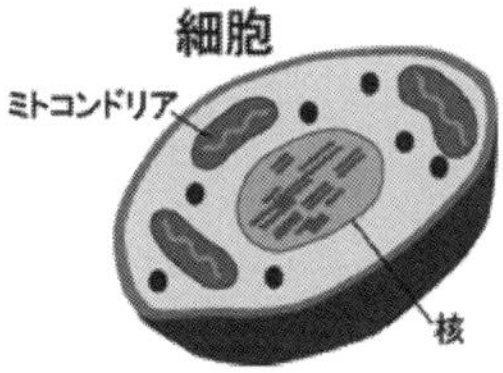

解糖系エンジンは、私たちが短距離を全力疾走で一気に走り抜くときや、思い切り重い物を持ち上げたり、跳んだり、打ったり、突いたり、蹴ったりするときなど、息を止め瞬発力を発揮するときに必要なエネルギ

ーを作ります。これはまさしく、無酸素の解糖系エンジンです。

しかし、このエンジンは瞬間的にしか力を発揮できません。長時間に渡って持久力を発揮するときに必要なのは、酸素呼吸をしながらエネルギーを作り続けるミトコンドリア系エンジンです。

※2　ピルビン酸がミトコンドリア内で分解されるときも酵素が欠かせません。

人が健康で長寿になるかどうかは、実はこのミトコンドリアがどれだけ活躍するかで決まります。本書のポイントの一つも、ミトコンドリアの質と量を高めて、健康、若さ、長寿をもたらすことにあります。逆に、ミトコンドリアが不活性になると、体調は低下しガンやさまざまな病気をもたらします。

ミトコンドリア系エンジンがタービンとして働くとき、ピルビン酸、酸素、水素、酵素、補酵素（ミネラル、ビタミン）を必要とし、ＡＴＰを増産します。

同時に発生するのが、二酸化炭素と水、及び活性酸素です。このとき、問題となるのは、活性酸素が大量に発生することです。

3　活性酸素とは？

酸素を使ったミトコンドリア呼吸（エネルギー生成）で1〜2％の活性酸素スーパーオキサイド（O_2^-）が発生します。

活性酸素は周囲の原子から電子を奪って安定しようとします。これが酸化作用であり錆びる現象です。ところが活性酸素は、善玉としての素晴らしい働きもしています。

たとえば、免疫細胞である白血球は、侵入してきた有害なウイルスや病原菌、異物に活性酸素を火炎放射器のようにぶつけて殺します。つまり、この活性酸素が酵素によって過酸化水素水に分解されます。過酸化水素水が白血球で次亜塩素酸に生成されます。次亜塩素酸が体内に侵入したウイルスや有害細菌、異物を攻撃し殺す働きをしているわけです。

①活性酸素が過剰になったときの弊害

最大の問題は、活性酸素が過剰になり過ぎたときに生じる弊害です。

細胞内で鉄や銅イオンなどのミネラルに出会ったとき、最凶最悪の悪玉活性酸素であるヒドロキシルラジカルになります。その破壊力は非常に強力で、なんと活性酸素の100倍もあります。悪玉活性酸素は安定するために健康な細胞を構成する原子から、次々と電

子を奪い、傷つけ、老化やガン細胞化させます。たとえば、
・細胞膜が変質し、肌のツヤが消えシミやシワ、肌荒れ、肌の老化をもたらします。喫煙者の首回りの肌の黒ずみやシワが多いのもそのせいです。
・細胞核のＤＮＡ（遺伝子）が傷つき、細胞の変異（ガン細胞化）や死滅、動脈硬化、血管の老化を進めます。
・目の水晶体（レンズ）のタンパク質が傷つき、白内障になります。

②活性酸素が過剰発生する要因

次のようなときにミトコンドリアは必死に働いて、ダメージから人体を守るための代謝活動をします。その結果、大量に活性酸素が発生します。

その後、最終的に生じた悪玉活性酸素（ヒドロキシルラジカル）が暴れます。

とくに動物性のタンパク質や脂肪、トランス脂肪酸（酸化した悪い油）の長時間消化や腐敗で大量の活性酸素が発生します。食べ過ぎが現代人の最大の老化の原因です。
・食べ過ぎ
・睡眠不足

・喫煙
・精神的ストレス
・肉体的ストレス（働き過ぎ、徹夜、不規則な生活習慣や激しい運動）
・食品添加物や農薬
・薬（医薬品）、有害重金属
・排気ガス、大気汚染
・紫外線、化学物質、環境ホルモン
・電磁波、放射能
・殺虫剤、消臭剤
・加工食品

③活性酸素を消す方法

・上記要因を減らす生活習慣や環境作り
・活性酸素を消すポリフェノール、レスベラトロールなどのフィトケミカル（抗酸化物質）を食事で多く摂取する。詳しくは、第Ⅰ部2章(2)4のフィトケミカル（抗酸化物質）で説明します。

・水素水を飲む……水に溶存する水素ガスが悪玉活性酸素のみを消去します。

水素ガスは1000万分の1ミリ（0・1ナノミリメートル）という宇宙一小さい水素分子です。ペットボトルでは10分以内に突き抜け消えてしまいます。四層のアルミ密閉パウチパックでも10時間ほどで抜けてしまいます。しかも、空気に触れれば数分で抜けてしまいます。作ってすぐに飲まなければ意味がありません。私の友人の工学博士（大越嘉一）がわずか30秒で水を電気分解し水素水を作るポケットサイズの水素生成器を発明しました。私はそれを持ち歩き仕事や出張でも愛用しています。

ミトコンドリアに話を戻しましょう。

エンジン一つを無理にフルに使い続ければ、故障も続出し寿命も短くなります。しかも、生産効率の悪いエンジンの場合、産み出すエネルギーの割に大量の燃料を使います。

ところが、何百台、何千台のエンジンをうまく休ませながら効率良く解糖系エンジンとミトコンドリア系エンジンを交互に使えば、このエンジンは故障せずに長寿命になります。

つまり、質も量も効率的なエンジンこそミトコンドリア系エンジンです。弊害をもたらす悪玉活性酸素の発生を抑えながら、ミトコンドリアをうまく働かせることが、健康と若々しさと長寿をもたらす秘訣です。

4 ミトコンドリアの量を増やし、働きを高める秘訣

①有酸素運動で筋肉を増やす

ミトコンドリアが多い組織は、四六時中休まず働き続ける器官や持久力の必要な筋肉（赤筋とも遅筋ともいいます）です。魚でいえば、マグロやカツオなどの背の青い回遊魚です。一瞬たりとも休憩せず、一生涯、エラから酸素を取り込みながら、泳ぎ続ける（回遊）マグロやカツオの筋肉は赤身です。

人間の最大の赤筋は、心臓です。心臓にもっとも多くのミトコンドリアが存在します。次に、眠らない脳です。眠るのは表層脳である大脳新皮質のみで、それ以外の深層の脳は24時間働いています。さらに、末梢神経に至るまでの神経細胞や小腸、筋肉にミトコンドリアは大量に存在します。

ミトコンドリアが働けば、エネルギーは大量に作られるために、その箇所の体温はもっとも高く維持されています。

もう一つの方法がエレベーターを使わずに階段の二段昇りです。私は5階のオフィスまで余程重い荷がない限り、後ろ手をピタっと組み胸を張って二段昇りを毎日行っています。1日に10往復前後するので、これだけで500歩のスクワットになっています。

皆さんも自分の生活に合わせた足腰の筋肉をつけるトレーニング方法を工夫してみてはいかがでしょうか。しかも、足のふくらはぎ、ももの前後、腰回りの腹筋と背筋、肩甲骨の筋肉にはマイオカインという若返りホルモンが分泌されますし、ミトコンドリアを増強するにはもっとも効果的です。

ちなみに、サーキット腕立ては肩甲骨を鍛えることができます。私はこれを毎日100回以上行っています。仕事を終えて、空腹状態でこのトレーニングをスポーツクラブで行い、体脂肪6%台（筋肉質）を維持しています。

②1日に1～2回、空腹状態の習慣を持つ

具体的には食事の量を徐々に減らすことです。空腹にならなければ、ミトコンドリア系エンジンはフル稼働しません。

残念ながら、ほとんどの人々が1日3食摂っています。しかも、必要以上の量を摂り、明

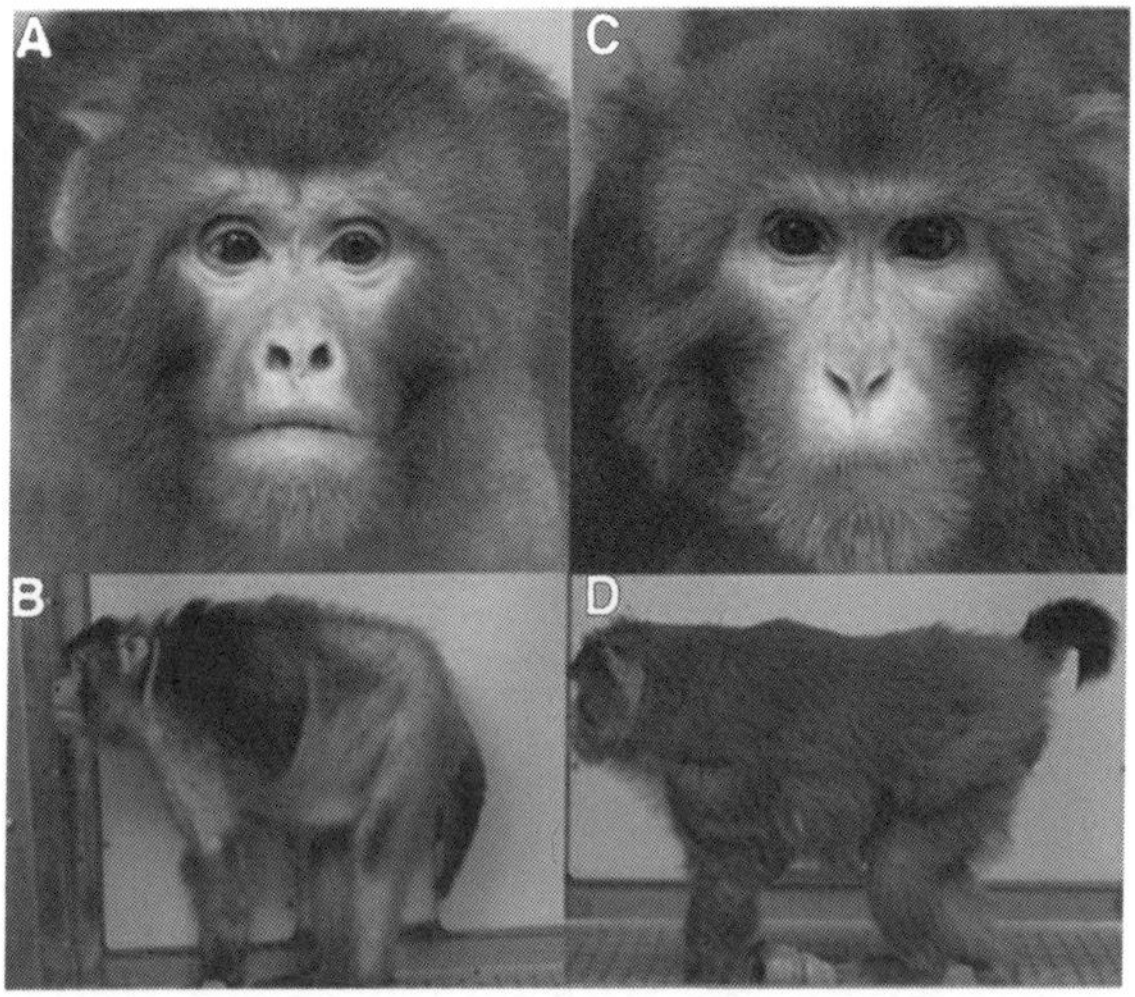

A、Bは通常のカロリーの食事を、C、Dは70％にカロリー制限した食事を摂取し続けたサル（2009年米『サイエンス』誌掲載）

らかに食べ過ぎです。解糖系エンジン中心の成長期ならまだしも、ミトコンドリア系エンジンへどんどん移行中の中高年の1日3食は明らかに食べ過ぎです。

1万5000年前から始まった縄文時代は1日1食未満でした。稲作が本格的に始まった弥生時代から1日1食、江戸の元禄時代から1日2食になりました。

1日完全3食になったのは、終戦後しばらくしてからです。昔は、栄養不足と感染病が原因で半数以上の子どもが成人するまでに亡くなっていましたが、今は環境衛生が行き届いている上に、感染症予防や治療が進み成長期の子どもが亡くなることは滅多にありませんし、救急医療の手術等が発達し、表向きの寿命は延びました。

しかし、実際の健康な長寿者は、昔のほうがはるかに多くいました。それは、少ない食事でミトコンドリア系エンジンが活性化していたからです。現在の日本は女性87歳、男性80歳の世界でもトップレベルの長寿国ですが、実際の健康寿命はそれよりも10歳も低いのが現実です。

写真をご覧ください。

これは、ウィスコンシン大学が76匹のアカゲザルを使って24年間比較研究し、２００９年秋に発表された論文写真です。自由に食物を食べたサル群と70％カロリー制限をしたサル群の比較実験です。明らかに70％にカロリー制限したサルはシワも白髪も少なく、毛も抜けていません。目もイキイキ輝き、精悍な顔つきや姿です。アカゲザルの平均寿命は27歳前後ですので人間でいえば60歳前後のはずです。

その後の寿命も4割も5割も長くなったと推定されます。これはまさしく

①ミトコンドリア系エンジンの活性化と

②サーチュインという長寿遺伝子（飢餓遺伝子）がスイッチオンに入ったところに要因があります。

このアカゲザルでの実験以外にも、マウスや多くの対象実験データが世界中で出ています。細胞の構造は人間も同じです。つまり、解糖系エンジンに使うブドウ糖がなくなり、空腹感を感じたとき、ミトコンドリアがフル稼働し、ピルビン酸から18倍のエネルギーを作り出します。そのピルビン酸もなくなれば、次は、体内に貯えられた脂肪を使いエネルギーを作り出します。中性脂肪を分解し脂肪酸とグリセロールにします。肝臓でグリセロールをブドウ糖に脂肪酸をケトン体に変換し、エネルギー源にします。こうしてできたピルビン酸とケトン体を利用してミトコンドリア系エンジンがフル稼働します。

ミトコンドリアが活性化すればするほど、細胞内に存在する長寿遺伝子のサーチュインがそれまで眠っていた状態からスイッチオン状態に入ります。サーチュインは、2000年にマサチューセッツ工科大学のレオナルド・ガレンテ博士が発見した長寿遺伝子ですが、それ以後、他の学者たちもいくつかの長寿遺伝子を発見しています。

人間もまったく同様です。現在、米国には数百万人のインテリ層が1日1食や2食の少食で、100歳現役で健康に仕事をしている人たちが数多くいます。私は2011年秋、米国の上流階級やインテリ層がもっとも多く住むウェストチェスターへ10日間滞在し、様子を見てきました。米国一の大富豪のデヴィッド・ロックフェラーなど、我が国の聖路加国際病院の日野原重明名誉院長に劣らず、100歳を超えて、健康な現役バリバリの長寿者が多くいます。彼らは肉を食べず、牛乳を飲まず、少食です。

我が国にも1日1食の有名人たちが増えてきました。南雲医師、福山雅治さん、水谷豊さん、タモリさん、ビートたけしさん、千葉真一さん、片岡鶴太郎さん、GACKTさんはじめ、スマートで健康で若々しい人たちが増加しています。

俳優の榎木孝明さんは2015年5月に30日間不食（断食）をして若々しくなったことで有名です。しかも、体重は9・4kg減っただけで、毎日忙しく仕事をしながらも体重の減り方は最初の10日間は1日500g前後、次からは200g前後、最後の1週間は1日100g前後です。体重がまったく減らない日まで出現しています。もともと彼は少食でミトコンドリア系エンジンがメインになっていたから、30日不食をしても平気だったわけです。榎木さんは若い頃に役作りで、2週間断食して15kg体重を落としたそうです。これは、当時の彼は解糖系エンジンがメインの食生活だったからでしょう。私も30歳前後に、7日間や10日間の断食をしたことがありますが、7～9kg体重が減りました。

つまり、解糖系エンジンを主に使っているときに断食すると1日1kg体重が落ちますが、ミトコンドリア系エンジンがメインの食生活をしていると体重の減り方が1桁低下します。

私は1日1食800kcal前後しか摂っていませんが、体重が減ることはまったくありません。しかも筋肉トレーニングを毎日しっかり1時間は行っています。逆に頭脳も肉体も冴えわたっています。

関取でもっとも少食は、大活躍している大横綱の白鵬です。自然界の動物は皆少食です。ライオンは1週間に1食、ワニは1ヵ月に1食しか食べていません。

一方、動物園で飼育されている動物たちは、自然界にいる動物たちと比べると寿命は半分です。その原因は、①ストレスや運動不足、②過食が原因です。ヨガの教義に「腹八分で医者いらず、腹六分で老いを忘れる。腹四分で神に近づく」とあります。

③丹田呼吸できれいな多くの酸素を供給する

ミトコンドリアが少ない燃料で、多くのエネルギーを生みだすために欠かせないのが酸素です。その酸素を、いかに少ない回数で多く効率的に取り入れるかが重要になります。

呼吸の回数で寿命が決まることをご存じでしょうか。人は5億回呼吸すると寿命がつきるといわれます。「亀は万年、鶴は千年」のことわざのようにゆったりと深い呼吸をする動物は大変長生きです。体長20㎝あまりのミドリガメが40年前後長生きします。かたや、ネズミは2～3年の短い寿命です。その違いは、亀が1分間に2～3回のゆったりと深い呼吸をするのに対し、ネズミは1分間に20回呼吸するといわれています。この差が寿命に差をもたらしています。

人間は一般的に1分間に16～18回呼吸をします。ところが、精神的ストレスの強いときや体調が悪いときは、1分間に20回以上の浅く速い呼吸をしています。呼吸が浅いと肺の奥に溜まった二酸化炭素や汚れた空気が十分に排出されません。きれいな酸素が十分に取り込めず、体の末端細胞にまでいきわたりません。当然、細胞は酸素不足に陥ります。そこで、どうしても呼吸が速くなります。

ストレスと酸素不足は、いつも緊張状態で交感神経優位による自律神経バランスの崩れ、免疫力と体温の低下を招いてしまいます。その結果、病気にかかりやすく、5億回の呼吸回数を待たず短命になります。

逆にゆったりと深い呼吸をすれば、精神的にもリラックスし、副交感神経が刺激され、自律神経バランスがとれます。汚れた空気や二酸化炭素もしっかりと排出され、きれいな酸素が肺の奥まで満たされます。血液を通し、全身末端細胞にまで酸素は供給され、ミトコンドリア系エンジンは働きやすくなります。

お腹いっぱい食べるとどうしても呼吸は浅く、解糖系エンジン中心になりますが、空腹状態の場合はミトコンドリアがフルに働き、エネルギーを作り出します。当然体温はアップします。

常に少食でミトコンドリア系エンジンがメインに働いている人は、基礎体温が高まり、最終的には36・8℃以上になります。

体温が1℃アップするだけで、免疫力は600％アップします。体温が高い人はそれだけ代謝酵素の働きも、免疫細胞の働きも強化されます。一方、熱に弱いウイルスや病原菌、毎日発生する4000個のガン細胞は活性化した免疫細胞に殺されます。

体温が低い人ほど病気にかかりやすくなります。そのために風邪を引き、その発熱でウイルスやガン細胞を殺しているわけです。つまり風邪は、病気というよりも体調を取り戻すためのメンテナンスのようなものです。

一方、体温が高い人は、風邪にもインフルエンザにもかかりません。ウイルスが侵入しても、免疫力が高いために死んでしまうからです。さらに、ガンを患うこともありません。

当然、健康長寿になります。そのうえ、腹式呼吸よりももっと深い丹田呼吸が身につけば、

1回の呼吸量が多いため、呼吸回数はグーンと減ります。

私は、毎晩ベッドに入っての15分間前後の丹田呼吸やスポーツクラブでのスロートレーニング時の丹田呼吸の訓練をするうちに、気がついたら、普段の呼吸回数が1分間に10～12回になっていました。その後、1分に1回呼吸（45秒口からゆっくり吐き、10秒で鼻から吸い、5秒止める）を毎日短時間行ったりしています。

さらに、5年前からは、年間150日近く、背筋を伸ばし立ちっぱなしで、9時間前後のセミナーをマイクなしの丹田発声で行っています。

その結果、現在の普段の呼吸回数は1分に8～9回になっています。基礎体温は赤ちゃんと同レベルの37℃になりました。まさしく、ミトコンドリア系エンジンのおかげです。だから、365日間、1日も休むこともなく、1日12～15時間元気にパワフルに楽しく働いています。

④冷水刺激を与える

ミトコンドリアは、体が寒さを感じるとき、「エネルギーを作れ！」と反応します。

私は、大学時代に少林寺拳法を行い、冬でも素足で1枚の下着と道着で寒い中稽古をしていました。でも、汗びっしょりになります。その後の水のシャワーがとても気持ち良く、体がポカポカ温まる快感が癖になってしまいました。以来、家では風呂上りは必ず何十杯もの冷水をかぶる習慣になりました。スーパー銭湯や出張先のサウナ風呂付のホテルでは、数回にわたって、サウナと水風呂を往復しています。サウナと水風呂のサーキットです。今は、地元のスポーツクラブで毎日ジャグジーと水シャワー、サウナと水シャワー、風呂と水シャワーの繰り返しを5～6回行っています。19歳からスタートして46年間も習慣化しています。「チョー気持ちイー！」が癖で続いてきましたが、この冷水の習慣がミトコンドリアに毎日刺激を与え、ミトコンドリアの減少を食い止めてきたのだということをミトコンドリアの研究を通して知り、改めて驚きました。40代後半のメタボ体型の時期でも、風邪も引かず、基礎体温も36・5℃を維持してきました。

昔の武士や修行者が、寒中水泳、寒稽古、乾布摩擦、滝行、水氷を当たり前のように日常行っていたことは、まさに先人の知恵といってよいと思います。水による寒さの刺激を受けたとき、自律神経は「ミトコンドリアを増やせ！」「ミトコンドリア働け！」と命令を下します。毎日、この習慣を持つことで、ミトコンドリアは増加し続けます。私の体験は少々極端かもしれませんが、夏場から、お風呂上りの水シャワーを気持ち良く浴びていれば、それを年中続けることが可能になり、習慣化できます。

実は、私はスポーツクラブで「水シャワーを浴びながら、丹田呼吸と丹田スクワットを150回単位で行っています。これなら、時間を3倍有効に使えて、ミトコンドリアを3重に刺激し増加できるからです。これは「一つのことをしながら、同時に複数のことをこなすことで一度の人生で幾度もの人生を送れる」という信念からの発想の一つです。これはあらゆる場面で活かせます。

ミトコンドリアが活性化する刺激には他にいくつもあります。たとえば、自然界の微量放射線（ホルミシス効果）や気のエネルギー、感謝・喜び・愛のエネルギーなどがあります。

⑤微量放射線（ホルミシス効果）刺激を与える

これは人工の放射能による放射線ではありません。あくまで、自然界に存在する自然放射線です。その一つが野菜や海藻に含まれるミネラルの一つ、カリウム40です。一般にカリウムはカリウム39です。

ミネラルとして摂取するカリウムの中には約1万個のカリウム39に対し、1個のカリウム40が含まれています。このカリウム40は、食で摂ると瞬時に4000個の放射線を放出し、カルシウムへ変換してしまいます。この4000個の放射線がミトコンドリアを刺激し、ミトコンドリアは活性化し、エネルギーを作り出します。その結果、人体細胞は、元気になります。

残念ながら、スーパーで売られている野菜は、化学肥料や農薬、除草剤を使っているため、土壌中の微生物が極端に減少してしまいます。その結果、土壌微生物が作るカリウムをはじめとするミネラルが戦前までと比べると数分の1にまで減少してしまいました。ミネラルを多く含む野菜は昔ながらの無農薬自然栽培しかありません。海の海藻にはまだ多く含まれています。

食物ではありませんが、ミトコンドリアを刺激する自然放射線を出しているのが、ラジウム温泉やラドン温泉です。ドイツのバーデンバーデンや米国のボルドーは世界中から人々が集まる有名なラドン温泉です。日本には秋田の玉川温泉や鳥取県の三朝温泉はじめ、全国にラジウム温泉やラドン温泉が数多くあります。ガン治療をはじめ、さまざまな生活習慣病、現代病や傷の治療、疲労回復等に昔から人気です。これを自然界の微量放射線ホルミシス効果といいます。宇宙からも大地（花崗岩）からも私たちは自然放射線を絶え間なく浴びています。自然界の放射線がもし皆無になったら、ミトコンドリアは刺激を受けることができなくなり、人間は生きてゆけなくなります。

以上、ミトコンドリアの量を増やし、少食や運動などで活性化させることで、人間の寿命は、アカゲザルの実験でもわかるように5割は延びます。つまり、病気をしなければ、健康長寿年齢は150歳、平均寿命は100～120歳になるはずです。これは現代の最先端科学で解明されました。

次の2章では、150歳長寿を実現するために必要な栄養素の正しい摂取方法を紹介しましょう。3章は、私たちの健康を左右する人体に寄生する1000兆個以上の腸内細菌や表皮菌などの人体常在菌に関して紹介します。

本書の最大テーマである「200歳長寿」を実現する鍵は「ソマチッド」というミトコンドリアより、さらに数百分の一という超極小の生命体の存在にあります。ソマチッドこそが、ミトコンドリア活性化の最大の秘訣であり、なおかつ、200歳の長寿を実現する鍵を握っています。ソマチッドに関しては第Ⅱ部にて詳しく解説します。

2章 人体に必要な栄養素と正しい摂取法

人体は食べた物で作られます。

健康な体を作るか免疫力の低い不健康な体を作るかは、食べた物と食べ方で決まります。1960年代から我が国は、歴史上初めて飽食の時代を迎えました。明らかに食べ過ぎが原因でさまざまな慢性病（現代病）を招いてしまいました。

図：「日本の死亡原因の推移」をご覧ください。戦前及び終戦直後までの我が国の死亡原因は結核や肺炎、胃腸炎などのウイルス等による感染症が圧倒的に多く、大部分を占めています。次に多いのが脳血管疾患でした。ところが現代は、脳梗塞や心筋梗塞などの脳や心臓の血管性疾患とガンが死亡の三大原因になっています。

戦前と戦後しばらくは脳の血管疾患が多かったのですが、その原因は白米の食べ過ぎや日本酒（白米から製造）の飲み過ぎです。戦後しばらくして高度成長とともに心臓の血管

日本の死亡原因の推移

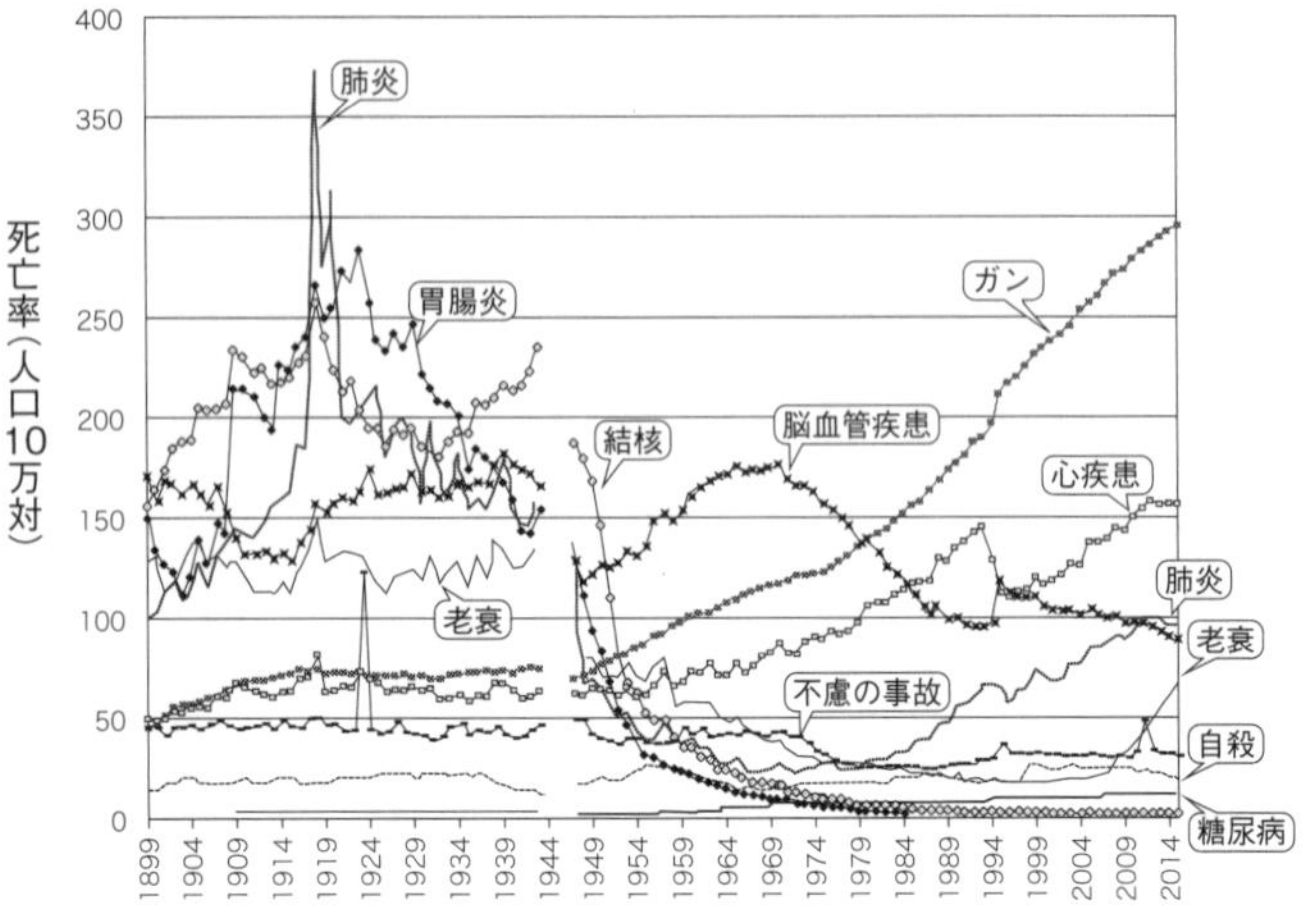

厚生労働省「人口動態調査」より

疾患が増加したのですが、それは肉やハンバーガーなどと悪い油物が増えたためです。つまり、白米や砂糖食品の摂り過ぎによる血管性疾患と、食物繊維ゼロで動物性のタンパク質と脂質からなる牛豚鶏の肉の摂り過ぎです。

一方、食物を消化分解したり、エネルギーや細胞に変えたりするときの触媒等の働きをする酵素や補酵素（ミネラル、ビタミン）、抗酸化物質、食物繊維等の非カロリー栄養素が極端に摂取不足になってしまったことが、現代慢性病を招いてしまった原因です。そのうえ、それは糖尿病、うつ病、アレルギー性疾患やリウマチ、膠原病《こうげんびょう》などの原因にもなっています。

人体の形成とエネルギー生成に欠かせない

三大栄養素である炭水化物とタンパク質と脂質は、何から摂取するかも重要です。

(1)三大栄養素(カロリー栄養素)

人体の形成とエネルギーを作る三大栄養素が①炭水化物、②タンパク質、③脂質であることはよく知られています。ここでは、健康長寿という観点から、その一つひとつについて整理しておくことにします。

1 炭水化物

人体の生命活動のためのエネルギーをもっとも早く、ダイレクトに作ってくれる食物が炭水化物です。日本人がもっとも多く食べ続けてきた炭水化物が主食である白米です。酒の好きな方にとっては、白米で作る日本酒です。農家で育った私の子ども時代、近所のお父さんたちが50代で脳卒中によって次々と亡くなったことを覚えています。私の祖父は働き過ぎたこともあって、心筋梗塞で51歳のときに亡くなりました。

どちらも、白米(炭水化物)の摂り過ぎで血管が老化し、脳や心臓の血管が詰まったり切れたりした血管性疾患です。日本人が白米食を主食として多く摂取してきたことに原因があります。戦国時代の武田信玄や上杉謙信などの武将も明らかに酒の飲み過ぎが原因で脳卒中になりました。

現在の日本人の白米摂取の量は減ってきましたが、同じ炭水化物であるパン（白）やうどん、ラーメン、パスタなどが増えてきています。これらはすべて穀物を精製して、白色の炭水化物のみにしたものです。それらを食べることが、心臓や脳の血管性疾患や糖尿病の最大の原因となっています。穀物以外にも精製した白砂糖も同じです。未精製の穀物や砂糖で炭水化物を摂ることが、血管性疾患を招かない正しい食べ方なのです。次に、炭水化物の種類と正しい摂り方を詳しく見ていきましょう。

①炭水化物（糖質）はエネルギーの元

炭水化物は、糖質と食物繊維から成り立っています。

糖質は、細胞内で人体の生命活動に必要なエネルギーに変換されます。食物繊維は人体内では分解できず、エネルギーに変換されません。糖質には、ブドウ糖（グルコース）、果糖、ガラクトース等、1個の糖である単糖類と、単糖が2個結合した二糖類、さらに単糖が多数結合した多糖類があります。

ブドウ糖と果糖が結合したショ糖（砂糖）や、ブドウ糖が2個結合した麦芽糖、ブドウ糖とガラクトースが結合した乳糖（母乳、牛乳など）は二糖類に属します。

多糖類にはブドウ糖と米糖が2～20個結合したオリゴ糖や、ブドウ糖が多数結合したデンプンなどがあります。

単糖類……ブドウ糖、果糖、ガラクトース
二糖類……ショ糖（白砂糖）、麦芽糖、乳糖
多糖類……オリゴ糖、デンプン

すべての糖質は最終的にブドウ糖に変換され、エネルギーとなって活用されますが、糖質1gが4kcalのエネルギーに変換されます。とくにブドウ糖は脳や神経系の重要な即効的エネルギー源となり、脳だけで全身のブドウ糖の30％が消費されます。

他に脂質から作られるケトン体も脳のエネルギーとなります。ケトン体1gで9kcalのエネルギーに変換されますが、脂質からケトン体になるまでには一定の時間を要するため、即

効性がありません。全身細胞が即効的に使えるエネルギー源は、やはりブドウ糖なのです。

②糖質（炭水化物）の多い食品

ご飯（白米）、パン、麺類、芋類、砂糖、日本酒、ケーキ、和菓子、清涼飲料水などには糖質が多く含まれます。果物は、もっとも甘味の強い果糖を多く含みますが、白米やパン、麺類などの穀類の糖質と比べ、糖質量は数分の1です。

③糖質（炭水化物）の摂り方

果糖

果糖は、中性脂肪の合成に使われるためブドウ糖よりも脂肪に変わりやすく、果糖が多い果物や砂糖を摂り過ぎると太ります。ただし、空腹時に食べれば、すべてエネルギーになり太りません。また、生の果物は自らの食物酵素でより早く消化されますし、多くのビタミンやミネラルを含んでいるので、健康のために優れた食品です。ただし、食後のデザートとしての食べ方は太る原因になるので、食前の空腹時に食することが健康的で賢い食べ方です。

ブドウ糖

ブドウ糖が多く含まれるのは、白米、パン、麵類、芋類などで、血液中から全細胞に運ばれ、もっとも早くエネルギーに変換されます。

また、ブドウ糖の一部は肝臓にグリコーゲンとして蓄積され、エネルギーが不足したとき、必要に応じて放出されエネルギーになります。

さらに、余分なブドウ糖は中性脂肪として全身の脂肪組織に貯蔵されます。過剰蓄積が続くと、肥満の原因となり、糖尿病や動脈硬化、脂肪肝などさまざまな生活習慣病の原因になります。とくに男性は、皮下脂肪から蓄積される女性と違い、内臓脂肪から蓄積されるため危険です。

過剰な糖分はタンパク質（とくに血管壁の細胞）に結合しAGEという糖化最終生成物に変わり、血管をはじめとする細胞の老化を早めます。これを糖化といいますが、不整脈、狭心症、心筋梗塞、脳梗塞、脳卒中など心臓と脳の血管性疾患を招きます。

ショ糖（白砂糖）

ショ糖は、小腸でブドウ糖と果糖に分解吸収されます。ところが、実際には、人間の消化酵素では十分にショ糖をブドウ糖と果糖に分解できず、かなりの量がそのまま小腸から吸収され血液中に入ったり、大腸に移動したりしてしまいます。大腸に移動したショ糖は悪玉腸内細菌のエサになり、悪玉腸内細菌が増殖します。それだけではありません。ショ糖（砂糖）のまま血液中から全身に運ばれると、ウイルス、真菌（カビ菌）や虫歯菌、水虫菌、白癬菌などの恰好の餌食となり、各種感染症が発症しやすくなります。また、胃に残ったショ糖はピロリ菌を増殖させます。

白砂糖は摂り過ぎると、血糖値が一気に上昇し、血管の負担が大きくなり、血管の老化や糖尿病の原因となります。私（著者）の家族はアルコールを分解する酵素が少ないため、お酒を飲まない分、皆甘いものが大好きでした。それもあって、私は子どもの頃から虫歯に悩んできました。大学時代から40代前半までは歯ブラシを持ち歩き、欠かさず食後、歯磨きをしっかりと行いました。それでも虫歯になり、インプラントを2本入れることに。

ところが、40代後半に、白砂糖が元凶であることを知り、歯だけでなく体の中から蝕まれていたことを知った私は、白砂糖や白砂糖加工食品を10分の1に減らしました。すると、その後は虫歯が進行しなくなりました。ひどかった水虫や爪水虫も、きれいに治ってしまいました。

乳糖

母乳や牛乳に多く含まれている乳糖はブドウ糖とガラクトースが結合した二糖類です。乳児は、消化酵素のアミラーゼが分泌されないため、食物のデンプンを消化できず、乳糖のみがエネルギー源となります。乳糖は腸内で乳酸菌のエサになり、善玉菌を増加させます。しかし、日本人は5歳前後から、小腸内で乳糖を分解する消化酵素ラクターゼの働きが鈍るため消化不良に陥り、下痢をしたり、お腹がゴロゴロしたりします。

牛乳を分解する酵素を持つのは白人のみで、黄色人種や黒人は5歳を過ぎると9割前後の人々が牛乳を分解できなくなります。糖質を分解して乳酸を作るのが乳酸菌ですが、ヨーグルトやチーズ、発酵バター、乳酸菌飲料で飲むと、整腸作用があり、善玉腸内細菌に良い効果があります。

オリゴ糖

ブドウ糖と果糖が多く結合したオリゴ糖は、単糖類や二糖類のように小腸から直接吸収されず、大腸まで到着します。そこでビフィズス菌などの善玉腸内細菌の栄養源となって善玉腸内細菌を増やし、悪玉腸内細菌の増殖を抑えます。

〈オリゴ糖を多く含む食品〉タマネギ、ネギ、ゴボウ、大豆、バナナ、はちみつ、味噌、アスパラガスなど

④炭水化物の摂り過ぎが招く生活習慣病

糖化によるAGE（糖化最終生成物）発生！

エネルギー消費に必要な範囲の炭水化物（糖質）摂取ならまだしも、過剰な摂取が慢性化すると、血液中（血糖値上昇）や体内組織のすべてに糖が多くなります。そこで、糖質が細胞を構成するタンパク質に結びつくことで、タンパク質が変性し、ＡＧＥ（糖化最終生成物）という老化促進物質になることは先に述べた通りです。

人体細胞のほとんどがタンパク質でできているため、血管、心臓や腎臓などの臓器や筋肉、肌、骨などの細胞でＡＧＥがどんどん発生し、糖化が進み出すと、全身の老化スピードがいっそう速くなります。とくにＡＧＥ化がもたらす最大の病気が脳梗塞や心筋梗塞などの血管性疾患と糖尿病などの生活習慣病です。

脳や心臓の血管性疾患……狭心症、心筋梗塞、脳梗塞、脳卒中

血液中の過剰な糖質が血管壁を構成する細胞のタンパク質と結合して糖化が進むと、血管は狭く、硬く、もろくなってゆきます。さらに、摂取した肉（牛、豚、鶏）の脂肪分が血液中に過剰に存在すると、血管壁に付着してプラークを形成します。そこで炎症が進むと、プラークは破裂しやすくなり、動脈硬化を引き起こすために、心臓では心筋梗塞、脳

では脳卒中となります。

世界でもっとも多く白米を食べ、砂糖加工食品を食する、日本酒が大好きな人が多い日本人がもっともかかりやすい病気が、この脳や心臓の血管で起こる血管性疾患です。

私（著者）は、甘党で和菓子やあんパン、あんこを塗った食パン（名古屋の人々が好きなモーニング）を毎日のように食べ、ラーメンやラーメンライスを毎日1食は食べ、農家の父が標高600mの高地（山頂近くの清水を溜めての水田）で作った特別に美味しい白米をお茶碗で2～3杯食べていました。その結果、40代後半には狭心症になり、心筋梗塞の一歩手前、脳梗塞寸前、高血圧（上160、下95）という生活習慣病になっていました。糖化によるAGEが血管を老化させ、血管年齢は60代以上になっていました。

ちなみに、現在の炭水化物（糖質）の摂取量は1日50g前後で、当時の数分の1から10分の1に減り、毎日1時間のストレッチや筋トレを行っています。血管年齢は20代になり、血圧は上が120、下が70へ若返りました。体脂肪も、太っていた40代頃の27％から6％台に下がり、細身筋肉質のアスリートレベルになりました。

糖尿病と合併症

糖質の摂り過ぎが慢性的に続くと血液中の血糖値が上昇します。とくに食後30分から1

時間の血糖値が高い場合は糖尿病になりやすくなります。

糖質が細胞膜を通過し細胞内へ入るためにはインスリンというホルモンが必要です。ところが、血液中の糖が多過ぎると膵臓で作られるインスリンの供給が間に合わなくなります。インスリン不足が慢性化すると膵臓内でのインスリン生産能力がますます低下し、血液中の糖の量が増加して血糖値は上昇したままとなります。当然、血管壁のAGEが増えて、糖尿病による三大合併症を招きます。

糖質の摂り過ぎの他に、精神ストレスと働き過ぎ、不規則な生活や心身のストレスから生じる活性酸素の増加も糖尿病を招く要因です。糖化に活性酸素も加わると、そのダブルパンチで血管の老化はいっそう進行します。とくに毛細血管の多い目や腎臓、神経組織で糖化と活性酸素の影響が多くなると、三大合併症にもつながりやすくなります。

糖尿病の三大合併症

(i) 糖尿病性腎症（腎臓）

腎臓は、血液をろ過し、老廃物を尿として出す働きをします。ろ過する血管の集合体が硬化すると、その機能が低下して老廃物をろ過できなくなります。重症化すると、人工透析療法が必要になります。しかし、人工透析療法が続くほど免疫力が低下し、感染症にかかりやすくなり、生命を落とすこともあります。人工透析療法が必要になる前に、炭水化物を控える食事療法を行い、血糖値を安定させることが急務です。

(ii)糖尿病性網膜症（目）

眼球の奥にある網膜の毛細血管の老化により血管にコブができ、破裂して出血したり、酸素や栄養素が供給されなくなったりして失明に至ります。

(iii)糖尿病性神経障害（神経）

高血糖や毛細血管の動脈硬化が原因で、末梢神経や自律神経に障害が生じ、全身に痺れや痛みをもたらします。

血管性疾患や糖尿病を改善し予防する食事の仕方

(i)主食に未精製の穀物を食べる

主食には未精製の穀物を食べるようにします。その代表は、玄米雑穀ご飯、全粒パン、全粒麺（うどん、そば、パスタ……）などです。

玄米には全栄養素が入っています。白米の部分には炭水化物（糖質）、胚芽にはミネラル・ビタミン・生命、糠《ぬか》等にはタンパク質・良質の脂質・酵素・食物繊維が含まれています。ところが、大抵の人は玄米から胚芽と糠をそぎ落とし炭水化物のみの白米を食べます。白米の炭水化物は単糖のブドウ糖ですので、一気に小腸から吸収され、血糖値を急上昇させます。しかも白米は玄米より美味しいので食欲が進み、ついおかわりをして食べ過ぎになりがちです。この白米で醸造されるのが日本酒ですが、飲み過ぎると、やはり一気に血糖値は上昇し、糖化も進みます。

パン（白）も、うどん、そうめん、ひやむぎ、パスタもすべて精製された穀物であるため、白米とまったく同様です。逆に、生成していない全粒穀物なら、消化器官内での分解消化吸収に時間を要し、血糖値の急上昇はありません。さらに、多く食べることはできないため、糖質摂取量が減り、糖化を防ぐことができます。

日本人は、世界でもっとも多くの炭水化物（糖質）を主食として摂っています。アスリートでない限りは、1日の炭水化物の摂取量は60g前後が適量です。

(ii)年齢や運動量に応じた炭水化物の摂取量

子ども時代の成長期や青年期は、解糖系エンジン中心のエネルギー生成期ですので、糖質が直接のエネルギー源になります。運動量の多いアスリートも糖質が直接のエネルギーとなります。

しかし、30代に入ると、ミトコンドリア系エンジンによるエネルギー生成時代へどんどん移行します。とくに中高年は炭水化物摂取量を減らしてゆくべきです。ですから、青年期と同じ炭水化物量を摂り続ければ、徐々に肥満化し始め、生活習慣病予備軍となります。この年代は働き盛りで、仕事上の責任が大きくなり、多忙を極めます。運動不足と精神的ストレスで活性酸素が大量に発生します。このような状況が進めば、40代、50代にはガンや血管性疾患、糖尿病などの生活習慣病発症のリスクが高くなります。

60代以上は1日の炭水化物が60g以下になるように、徐々に減らすことです。ただ、一気に減らすことは低血糖を招き、危険です。

(iii)糖化を防ぐ食べ方

糖化を防ぐ食べ方は、食後の血糖値を急上昇させないことがコツです。そのために役立つのが懐石料理の食べ方の順序です。最初に食物繊維の多い野菜を生で食べます。生野菜（サラダ）に含まれる食物酵素が消化酵素として働き、消化を助けます。また、生野菜に含まれる食物繊維が糖質の吸収を緩やかにしてくれます。

もし生野菜の前に果物が出れば、空腹状態のまま食べることです。果物は消化がもっとも早くエネルギーになるからです。続けて食物繊維の多い海藻やキノコ、豆類、芋類や発酵食品の納豆、漬物、味噌汁。次に魚介類。食物繊維ゼロのお肉は後回しに！　そして最後に白米ご飯を食べる順序です。ただし、食物繊維の多い玄米雑穀ご飯なら、魚や副菜と一緒に食べても構いません。

2 タンパク質

私たちのすべての人体細胞を作る栄養素はアミノ酸です。摂取されたタンパク質は消化器官で分解消化されて小さいアミノ酸となります。そのまま小腸の絨毛《じゅうもう》細胞から吸収され、血管を通って全身細胞へ運ばれ、人体細胞を作ります。

日本人は長い間、大豆や魚から主にタンパク質を摂取してきました。ところが、1960年代から食生活が欧米化し、肉を毎日のように食べるようになりました。牛、豚、鶏の肉はタンパク質だけではなく、脂分が多く含まれています。それが人体内に入ると消化器官内や血管内でドロドロ状態になります。しかも、こうした肉類は腸内のお掃除役であり、善玉腸内細菌のエサとなる食物繊維をまったく含まず、腸内で悪玉腸内細菌のエサになります。その結果、腸内環境の腐敗や血液の汚れを招き、ガンの最大要因になってしまいます。

戦前まで肉食の習慣がなかった日本人にはガンがほとんどありませんでしたが、現在は

40歳以上の男性の5割、女性の4割がガンになるという世界一のガン大国になってしまいました。ガンにならないための正しいタンパク質の摂り方を実践することが急務です。

①タンパク質は細胞を作る主成分

タンパク質は、人体のすべての細胞を作る主成分です。また、食べた物を分解消化したり、細胞で代謝活動を行ったりする酵素や、神経伝達物質、ホルモン、免疫抗体の材料としても必要です。

一般にエネルギーは炭水化物と脂質から細胞内で生産されますが、もしそれらが不足した場合には、タンパク質がエネルギー源に使われ、1gで4kcalのエネルギーに変換されます。

摂取されたタンパク質は、消化器官でアミノ酸に分解されて小腸から吸収され、肝臓を経て全身細胞へ運ばれます。各組織に適したタンパク質に組み立てられ、人体を構成します。古くなったタンパク質はアミノ酸に分解され、血液で運ばれ、その多くは肝臓内で再び新しいアミノ酸に再生されます。それ以外は、水とアンモニアに分解され、腎臓から尿中へ排出されます。

ちなみに、タンパク質を多く含む食品は、動物性タンパク質が肉、魚介類、卵、乳製品などで、植物性タンパク質は大豆、大豆製品（木綿豆腐、納豆）、小豆などです。

②タンパク質はアミノ酸の組み合わせ

人体のタンパク質は約10万種類ありますが、どれも20種類のアミノ酸の組み合わせでできています。20種類というのは、９種類の必須アミノ酸（イソロシン、ロイシン、トリプトファン……）と11種類の非必須アミノ酸（アスパラギン酸、グルタミン酸……）です。その他に、人体に存在するアミノ酸として、機能性アミノ酸、関節の痛みを緩和するグルコサミン、癒し効果を持つギャバ、血圧やコレステロールをコントロールするタウリンなどもあります。ちなみに、自然界には数百種類のアミノ酸が存在します。

③タンパク質の摂り過ぎに注意

タンパク質のみであれば、体に蓄積されることなく尿とともに排泄されます。この性質を利用して、太る原因になる炭水化物を減らし、タンパク質を多く摂るダイエット法があります。その一つが、米国のインテリ層にブームの豆腐ダイエットです。後で紹介する肉ダイエット法もその一つで、一時的には効果がありますが、肉の脂肪分が悪さをし、さまざまな病気をもたらします。

たとえ魚タンパク質であっても、過剰な摂り過ぎは腎臓に負担をかけ、慢性化すると腎機能低下の原因になります。グルメ趣向で美味しい魚料理ばかり食べ続けているうちに腎臓透析療法を受けるハメになるケースもあります。

④肉タンパク質の過剰な摂り過ぎがもたらす害

肉ダイエット法の結末

「日本人は白米を主食にしているため、炭水化物の摂り過ぎで皮下脂肪や内臓脂肪がつきやすく、血管性疾患の生活習慣病になりやすい！　炭水化物摂取を止めて、お肉を多く食べれば、体内に蓄積されないために太らずダイエットできる！」。このような考えから生まれた肉ダイエット法が米国から入ってきました。たしかに実践した女性たちは、数ヵ月間でかなりのダイエットに成功したかに見えました。

ところが、半年もしないうちに体調不良が生じ、日増しに悪化していきました。しかも、食物繊維が豊富な野菜などの摂取が少ない人ほど、その兆候はより早く現れました。最初の現象は便秘しやすいことです。ガスが溜まってお腹が張り、臭いおならが出ます。ウンチは堅くて切れ切れ、時にはウサギのウンチのようなコロコロのウンチが出ます。肌のツヤが減り、シミや肌荒れもひどくなります。

また、気持ちに張りや気力が失せ、憂鬱感が生じ、集中力を欠き、しだいにうつ状態になります。そこで、心療内科にかかれば抗うつ剤が処方され、続けて精神安定剤、抗不安剤、睡眠薬などが処方されるようになり、薬漬けになってしまうケースが多くあります。ついには、本物のうつ病になり、仕事もできなくなってしまうケースさえあります。

これは、明らかに肉ダイエット法がもたらした結末です。

下痢で悩む小中学生

実は、小学生や中学生に慢性的な下痢の現象が生じています。しかも、その割合は1割から2割近くにも増加しています。

私は、子どもたちの受験対策親子セミナーを全国で開催していますが、訪れる子どもたちの1割以上が下痢状態で悩んでします。慢性的な下痢で悩んでいる子どもたちは、そわそわし、落ち着きがなくなり、1時間も持たず、トイレに駆け込みます。集中力が続かず、勉強にも身が入らず、成績は下がる一方です。学校も休みがちになり、ますます授業についてゆけず、悪循環を繰り返します。

　このような小中学生には、まず腸を改善し、下痢をなくす指導を行っています。下痢が治まれば、勉強に集中でき、成績もアップし、学校を休むこともなくなります。実は、このような子どもたちの下痢の原因も、肉と悪い脂の食べ過ぎにあります。それと、野菜をはじめとする食物繊維の摂取量が非常に少ないことです。

⑤肉食がもたらす問題点

肉食がもたらす問題点は次の三つです。
・肉に含まれる脂分が腸内腐敗をきたす。
・肉には食物繊維がゼロのため、腸内に滞留し便秘の最大の原因になる。
・肉タンパクや肉脂肪が大好きな悪玉腸内細菌が増殖し、腸内腐敗を進める。

　牛は38・5℃、豚は39℃、鶏は41・5℃、羊は39℃と明らかに人間より体温が高いのですが、その肉に多く含まれる脂質（飽和脂肪酸）の凝固温度も高いため、温度の低い人間の体に入ると、サラサラに溶解せずドロドロ状態になります。とくにその脂肪が腸に長く滞留すると、腸壁にへばりつき、さらに血管内へ取り込まれると血液の流れを悪くするためにさまざまな問題が生じます。

おまけに1万5000年前の縄文時代以来、肉を食べてこなかった日本人の腸は食物繊維の多い作物を分解消化するために、欧米人より腸が1・5m長くなっています。大きな塊の肉の分解消化には6～10時間もの時間を要します。そのため肉タンパク質や肉脂肪が腸内に滞留する時間が、日本人の場合は余計に長くなります。おまけに、食物繊維の多い野菜摂取が戦前と比べ現在は半分以下に減ってしまったため、一層長時間腸内に溜まってしまいます。滞留時間が長くなればなるほど、肉タンパク質は腐敗しやすくなります。

一方、肉のタンパク質や脂肪を大好物とするウェルッシュ菌や大腸菌などの悪玉腸内細菌が繁殖し続け、アンモニア、硫化水素、インドール、スカトール、アミン、フェノールなどの有害悪臭物質やガスを大量に発生させます。それらによって腸内腐敗がどんどん進行し、腸壁にさまざまな被害をもたらします。とくにアミンは、ニトロソアミンとなり、大腸ガンの直接の原因となります。それでも食物繊維の多い野菜や発酵食品等を多く摂っていれば、善玉腸内細菌が活性化して悪玉腸内細菌の有害な働きを抑えてしまうのですが、現代人は食物繊維を豊富に含む野菜や海藻、発酵食品の摂取が激減しています。

肉ダイエット中の女性や、毎日の給食でお肉や揚げ物、脂っこい食事を摂る子どもたちは、外では体に最悪の油であるトランス脂肪酸の多いジャンクフードやファーストフード、スナック菓子を食べ、家でも肉や揚げ物を食べます。これでは、腸内腐敗がますます進むばかりです。小中学生の多くが40代の腸年齢になっているのはそのためです。

肉食を続ける大人は便秘気味になり、未消化の肉が腸壁にへばりつき、宿便の塊が増加していきます。子どもたちは、逆に下痢状態になります。鈍くなっている大人の腸と違い、敏感な子どもの腸は、腐敗物が長時間滞留するのを防ぐため、下痢状態となって早く外へ出そうとします。腸内腐敗がひどい場合は、このように慢性的な下痢や便秘になりますが、そこまでひどくなくても、多くの子どもたちの腸には悪玉腸内細菌が多く、腸内環境はどんどん悪化していきます。落ち着きがない、集中力に欠ける、覇気や気力が乏しい子どもたちが増えているのはそのためです。

悪玉腸内細菌によって発生するアンモニア、アミン、硫化水素、インドール、スカトール、フェノールなどの有害腐敗悪臭物質やガスは、腸壁に多大な影響を及ぼします。

小腸には、細かく分解消化されたタンパク質や炭水化物、脂質などの栄養分を摂り入れ吸収する絨毛細胞があります。絨毛細胞を広げれば、なんとテニスコート1枚から1枚半ほどの面積になります。有毒ガスは、この絨毛細胞の網の目をガタガタに破壊し、絨毛細胞の下の腸粘膜にまで穴を開けてしまいます。その穴から十分に消化分解されていない大きな未消化のタンパク質や炭水化物、脂肪分などが取り込まれやすくなります。

腸には、外から侵入した外敵であるウイルスや病原菌、異物を攻撃して、殺したり食べたりして無害化させる免疫細胞の8割が存在しています。免疫細胞の主体は白血球で、リンパ球、顆粒球、マクロファージなどから構成されています。実は、この免疫細胞の7割が小腸に、1割が大腸に存在し、外（食物等）から侵入した敵を倒すという重大な働き（腸管免疫力）を担っています。

腸管へ侵入したのがウイルスや病原菌なら、免疫細胞が攻撃を加えることは当然ですが、腸粘膜が破壊されると、未消化の大きな塊の栄養素が腸に入ってきた場合も、この大きな異物を敵として免疫細胞は排除しようと攻撃を加えます。それを繰り返すうちに、栄養物がたとえ小さく分解されていても、免疫細胞は攻撃を加えるようになります。

これこそ、子ども時代から発症する食物アレルギーの根本的原因です。卵アレルギー、マヨネーズアレルギー、そばアレルギー、小麦アレルギー、大豆アレルギー、乳製品アレルギー、りんごアレルギーなどさまざまな食物アレルギーがあります。本来はすべて、栄養となっているはずの食物ですが、腸内腐敗で絨毛細胞がガタガタになり腸粘膜が破壊された結果、免疫細胞が食物にも異常反応して生じたのが食物アレルギーです。

実は、花粉症、アトピー、ぜんそくなどのアレルギーもすべて、腸内腐敗が直接、間接の原因になっています。どれもすべて、1960年前後から発症し、急増してきました。たとえば、花粉症は、戦前はもちろん、戦後もしばらくは存在しない疾患でした。車が増え、エンジンから排出する排気ガスに花粉が結合し、体に侵入した際、本来異物ではなかったはずの自然物のスギ花粉を異物である化学物質の排気ガスと同じだと勘違いした免疫細胞がスギ花粉に反応し、排除しようとして攻撃を加えることで発症するのがスギ花粉症です。

私は、檜や杉林の中の家で生まれ育ちました。ところが、青年期、都会の国道沿いで生活を続け、26歳で突然ひどい花粉症を発症しました。その後、30年近く、さまざまな花粉症対策を行いましたが、解消の決め手は腸がきれいになったことです。

アトピー性皮膚炎は、食べ物を通して体内に入った食品添加物や農薬、皮膚や呼吸等を通して侵入した化学物質、異物等に免疫細胞が攻撃を加え、皮膚から体外へ排出しようとする代謝活動の一つです。ぜんそくも同様です。その素地になっているのは、腸内腐敗が原因で生じた自己免疫疾患です。さまざまなアレルギー症状も同じです。

ですから、こうした疾患の解消にもっとも必要なのは、腸がきれいになることなのです。私は、このことに気づくまで30年近くかかりました。52歳で肉と牛乳、悪い油の摂取を完全に止め、ご飯は白米を止めて玄米雑穀に変え、炭水化物の摂取をグーンと減らすとともに、生野菜や果物、海藻、納豆などを増やしました。その後、1日の食事量と回数（今は1日1食）を徐々に減らすことで、腸がきれいになりました。

大人の女性に発症する関節リウマチや膠原病も原因は同じです。免疫細胞が小腸に入ってきた食物のタンパク質の大きな塊を異物と勘違いして攻撃するようになります。さらに免疫細胞が、タンパク質で構成されている関節の骨や各器官をつなぐ膠原線維（コラーゲン線維）を攻撃するようになることで発症するのが関節リウマチや膠原病です。

医師は、こうした炎症を抑えるためにステロイド剤を使います。ところが、これは一時的に炎症を抑えるだけで、自己免疫異常を根本から解決するものではありません。それどころか、長期間ステロイド剤を使用すると、その副作用で組織細胞が破壊され続け、症状はますます悪化していきます。後章で詳しく説明しますが、ステロイド剤は生命活動を抑え、弱体化させます。とくにアトピー性皮膚炎にはステロイド剤が常用されますが、かえって難治化させています。

これらの自己免疫異常（疾患）を根本から解消したいのであれば、まず腸をきれいにすることです。併せて、ミトコンドリアを活性化し、代謝活動を強化し、免疫力をアップすることです。

⑥米国牛肉の危険性

スーパー店頭に並ぶ安価な牛肉、コンビニやファミレス、ファーストフード、学校給食等には米国産牛肉が多く使われています。

米国牛肉には除草剤、農薬、抗生物質、人工ホルモン等、危険な化学物質が大量に含まれています。まず、飼料にもっとも多く入っているのが遺伝子組み換えトウモロコシ「キング・コーン」です。誰でもイメージするような「広大な牧草地で放し飼いにされ、自然な牧草を食べながら育つ放牧牛の飼育方法」は昔の話です。米国の9割以上の肉牛は、狭い牛舎に何百頭もの牛が押しくら饅頭のように詰め込まれ、ひしめき合って運動もできず、ストレスがかかる状態で育てられています。エサである配合飼料のメインは、遺伝子組み換えトウモロコシの「キング・コーン」です。

米国の大農場で作られるトウモロコシの9割がこの「キング・コーン」です。キング・コーンとは名前の通り、従来のトウモロコシの4～5倍の収穫量があり、甘みが少ないため直接、食用にはされません。燃料アルコールや家畜のエサ（飼料）、コーン油（サラダ油）の材料になります。なぜ、このトウモロコシが栽培量の9割も占めているかといえば、除草剤の「ラウンドアップ」と組み合わせることで大量に栽培できるからです。

米国最大の大財閥ロックフェラーグループの巨大バイオメーカー「モンサント社」が、自社の除草剤「ラウンドアップ」に耐性能力を持つトウモロコシとして開発したのが、この遺伝子組み換えのキング・コーンなのです。日本の狭い畑の一般農家と違い、何百倍も広大な大農地では「ラウンドアップ」が大量に使用されますが、キング・コーンはこの除草剤に耐性を持つため、いちばん生産効率が高いのです。

事実、ラウンドアップを使うと、雑草はほぼすべて根っこから枯れますが、「キング・コーン」だけは枯れません。そのため、雑草を取る手間が省け、栽培がラクになります。おまけに、米国政府の補助金付きで赤字にならないように保証されています。

日本の農協やホームセンターなどでも、もっとも多く売られている除草剤がラウンドアップです。

実は、ラウンドアップ誕生のルーツはベトナム戦争に使われた枯れ葉剤です。1971年まで10年間続いたベトナム戦争では、一晩でジャングルの葉っぱが枯れてしまうモンサント社の枯れ葉剤（猛毒、発ガン性物質ダイオキシンを主成分）が使用されました。これを基に開発されたのが「ラウンドアップ」なのです。この除草剤が使用される農地で栽培されるキング・コーンは、土中に浸み込んだラウンドアップを根っこから吸い上げて生育します。

さらに農地には、モンサント社の殺虫剤（農薬）や石油から作られたアンモニア系化学肥料「無水アンモニア」も大量に使用されています。キング・コーンは、そうした除草剤や農薬、化学肥料に含まれる化学物質（毒）を大量に吸収して育ったトウモロコシなのです。そのキング・コーンの5割が米国牛の飼育に使われており、日本の家畜（牛、豚、鶏）

用の飼料としても大量に輸入されています。

また、砂糖の代替品としてキング・コーンを原料とした甘味料がコーラや甘い炭酸飲料、加工食品など多くの食品に使われています。間接使用のため、遺伝子組み換えとは表示されていません。

調理油として多く使われているコーン油もキング・コーンが材料になっています。ファーストフードのフライドポテトのカロリーの5割はこのコーン油です。


米国牛の飼育にはキング・コーン以外にも、抗生物質や成長ホルモン「エストロゲン」、肉骨粉など危険な成分が使われています。

米国で製造されている抗生物質の7割は家畜用に使われています。日光も当たらない狭い牛舎に何百頭もの牛が閉じ込められ、押しくら饅頭状態で育てられる肥満牛は、運動不足で免疫力が弱く、感染症にかかりやすいために抗生物質を飼料（エサ）に混ぜて食べさせています。抗生物質を常用すると、胃を4つ持つ牛の腸の中の大量の腸内細菌を殺すことになり、牛の免疫力をますます低下させてしまいます。そのうえ、速く育て肉として売るために成長期間を短縮する成長ホルモン「エストロゲン」（人工女性ホルモンで発ガン性物質）を飼料（エサ）に入れています。北海道大学の検査では、エストロゲンの残留濃度が、米国牛は日本の和牛の１４０～６００倍多いというデータが出ています。

さらに、死んだ牛や豚、犬、象、ネズミなどの動物の死骸を巨大な攪拌機にかけ、ミンチ状にした肉骨粉を含んだ飼料も使われています。この飼料は、米国牛だけでなく、豚や鶏の飼育のエサとしても使われています。

米国牛を多く使っているファミレスやコンビニを20代前後から利用することで、40代に多くなる女性の乳ガンや子宮ガン、卵巣ガン、男性の胃ガン、大腸ガンの発症につながります。


米国牛の9割近くを仕切っているのが世界一巨大な食料メーカー「カーギル社」です。カーギル社は元々世界一の巨大穀物商社でしたが、今は、キング・コーンをベースに米国の牛肉の大部分をコントロールするようになっています。さらに、その資本がカナダにも入り、従来のカナダの放牧牛農家が競争力に負けて倒産の負い目に遭っています。カナダだけでなく、メキシコはじめ、関税貿易協定を結んだ国にも同じような影響が進行しつつあります。ＴＰＰ締結を目指す我が国にも、その影響は出てくる可能性があります。

もはや、日本の牛肉を食べるのでしたら、自然な放牧地で牧草を食べているブランド牛に限られます。単なる国産牛だけの表示では安全ではありません。日本で飼育されている牛や豚、鶏であっても、米国の配合飼料で育てられている可能性があるからです。そのことを考慮してしっかり選択して食べることが賢明です。

⑦健康的なタンパク質の摂り方

日本人は1万5000年前から始まった縄文時代、栗やクルミ、ドングリ、魚、貝などでタンパク質や脂質、炭水化物を摂ってきました。その後、「畑のタンパク」の大豆と魚が主流のタンパク源となってきました。本格的に肉タンパクを摂るようになったのはここ数十年のことです。

肉タンパクはたしかに成長を早め、体格が良くなります。しかし、多く摂り過ぎると、酸性体質となりますし、気が短くて忍耐力や穏やかさに欠けた気質になります。

また、腸内腐敗を招き、免疫力が低下し、ガンをはじめとする生活習慣病を招きやすくなります。肉をほとんど食べなかった戦前の日本人にガンがほとんど見られなかったことからもよくわかります。しかし、肉を多く食べるようになった現在、日本人のガン発症率は男性5割、女性4割というダントツの世界一になってしまいました。

大豆と魚中心のタンパク質の摂り方は、善玉腸内細菌を増やし、腸が腐敗せず、良質な脂質のために大変健康的ですし、1万5000年続く日本人のDNAにも大変合致しています。肉を多く食べる欧米人と比べ体格は少し小さいですが、持久力のある、免疫力の強い、健康的で丈夫な体を作り上げます。性格も穏やかで長寿になります。


細胞分裂が活発な成長期の子どもたちはタンパク質を多く必要としますが、肉は多く摂り過ぎないことです。子どもであっても、あくまで大豆、魚中心のタンパク質を摂ることが日本人に合っています。野菜、海藻、発酵食品も多く摂り、食物繊維と酵素で善玉腸内細菌を増やし、腸内バランスを整え、腸をきれいに保つ必要があります。

大人は成長ではなく細胞の新陳代謝や修復にタンパク質が必要ですが、子どもほど多く摂る必要はありません。気持ちはいつまでも青年であっても、食は青年のままではいけません。肉タンパクをグーンと減らし、食物繊維を増やす、そして炭水化物（糖質）を減らす食事が生活習慣病を招かない基本です。

とくにシニア世代になると年齢的に消化や代謝に必要な酵素が減少し、悪玉腸内細菌が増加します。肉には善玉腸内細菌が好きな食物繊維がまったく入っていないだけでなく、肉タンパクを好む悪玉腸内細菌が増えて腸内腐敗が進み、アンモニア、硫化水素、インドール、スカトール、アミン、フェノールなどの悪臭有害物質が発生します。それが全身に回り、加齢臭や老人臭、認知症の原因となります。

元気なお年寄りがステーキをペロリと食べている様子がテレビなどで取り上げられることがありますが、これはたまたまであって毎日のように食べているわけではありません。しかも、大量ではありません。むしろ、金さん銀さんのように魚の刺身を食べることで脳も体も健康長寿になっているのです。

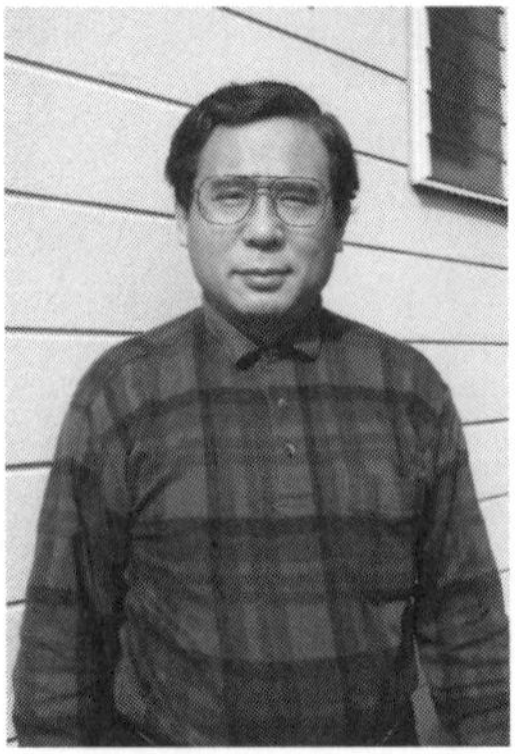
48歳の著者

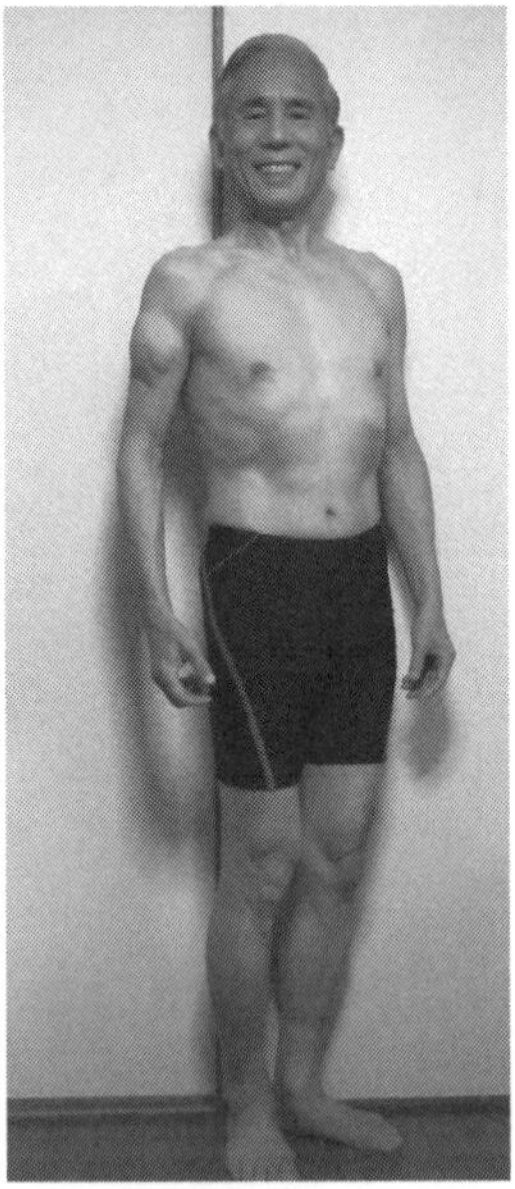
66歳現在の著者

私は52歳から肉をまったく断ちました。炭水化物も減らしました。そこから、頭脳は冴えわたるようになり、直感力、インスピレーション、創造力、頭脳の回転、記憶力が高まりました。多方面に渡る大量の情報を並行処理できるようにもなりました。

40代後半の頃の血圧は上が160、下が95と高血圧でしたし、血管年齢は60代で、狭心症や脳梗塞寸前のいつ倒れてもおかしくない状態でした。それが66歳の現在は、血圧は上が120、下が70で、血管年齢は20代、生活習慣病とは完全におさらばしました。

⑧タンパク質を摂らない草食動物や果実食動物は、なぜ強靭で大きな肉体を持てるのか?

草で生きている牛、笹のみのパンダ、栗や椎《しい》の実中心の熊、木の葉のキリン……彼らは、肉や魚、大豆などのタンパク質を摂らなくても大きくて強靭な肉体を持っています。これはいったいなぜでしょうか、人間と同じ細胞システムのはずなのに。

人間でも同様です。昔の仙人といわれた人は「山菜と霞」を食べていました。しかも、何百歳もの長寿です。その謎は腸内細菌にあります。

牛は4つの胃を持ち、それに連なる長い腸を持っています。草はほとんどが食物繊維です。大量の腸内細菌が食物繊維を食べ、アミノ酸を分泌しています。このアミノ酸を体内の各組織の細胞内で自分のタンパク質に作り変えることによって、牛は大きい強靱な肉体を維持することができるのです。パンダは笹の食物繊維でこれを行っています。

腸内細菌（善玉中心）が食物繊維からアミノ酸を作る草食動物や果実食動物は、大変性格が穏やかです。逆に肉食動物は気が短く、気性が非常に荒くて攻撃的です。人間もまったく同様です。集中力や忍耐力が足りず、カッと切れやすい性格の若者が現代に多いのも肉や悪い脂の食べ過ぎが原因です。ですから、毎日の肉や揚げ物の給食は子どもにとって心身に最悪の食事です。免疫力が低くなるため、ウイルスや病原菌による感染症にかかりやすくなります。草食動物や果実食動物が直接タンパク質を摂る時期は母乳を飲む赤ちゃんだけです。早く細胞分裂して成長するために、肉体を作りやすい母乳からタンパク質を摂取するのです。

日本人も草食動物に近い1万5000年の歴史を持っていますが、1日完全3食になったのは、戦後になってからです。江戸の元禄時代から1日2食になりましたが、それ以前は1日1食でした。これは、本格的な農耕時代になった弥生時代からです。稲作で米を備蓄できるようになったからです。それ以前の縄文時代は、山菜と木の実中心で1日1食あるかないかの時代です。

サーチュイン長寿遺伝子
7種類（Sirt1 ～ Sirt7）

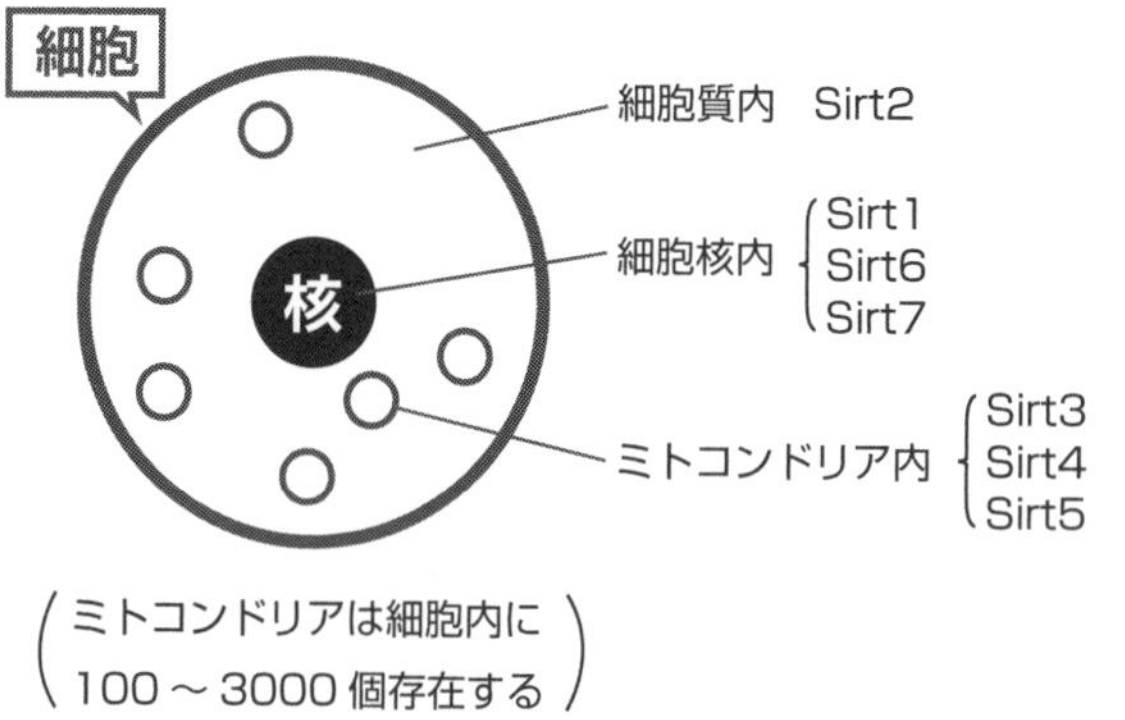

彼らは、現代人と違い、腸内細菌が多く、活性化していて、ミトコンドリア系エンジン中心のエネルギー生産をしていたと思われます。だから、少食でも食物繊維中心の食生活で生きていけたわけです。現代人は戦前と比べ、腸内細菌が半分以下しかありません。

しかし、10年、20年かけて善玉腸内細菌を増やし、ミトコンドリア系中心のエネルギー生産システムに移行する食生活に変えてゆけば、長寿遺伝子がスイッチオンになり、少なくとも5割は長寿アップできるはずです。すでにこれは、マサチューセッツ工科大学のレオナルド・ガレンテ博士はじめ、多くの学者たちが動物実験を通じて実証しています。

3　脂質

脂質は効率の良いエネルギー源です。また、細胞膜や神経細胞、ホルモン、血液の構成成分になります。大きな分類としては、常温で固まっている肉の脂質やバターなどの飽和脂肪酸と、常温で溶けている植物油や魚の脂分などの不飽和脂肪酸の2種類に分けられます。

前に解説したように、牛や豚、鶏などの動物性脂質は摂り過ぎると腸内や血管内をベトベトにし、悪玉腸内細菌を増殖させて腸内腐敗を起こします。その結果、さまざまな生活習慣病やうつ病、アレルギー性疾患をもたらします。一方、植物油は常温ではサラサラに溶けているため、腸内腐敗や血液をドロドロにすることはありません。

いちばん大事なのは、3種類の不飽和脂肪酸（オメガ3、オメガ6、オメガ9）を摂るときのバランスです。日本人の大部分は、オメガ6のリノール酸であるサラダ油などを一桁多く摂り過ぎています。

リノール酸の過剰な摂り過ぎは、子どもたちのアトピーやお年寄りの認知症、血管の老化を招き、心臓病や脳梗塞になりやすくなります。一方、若々しい細胞膜や神経細胞、脳細胞を作るためにはオメガ3やオメガ9を多く摂る必要があります。

ヨーロッパはもちろんのこと、米国でさえ発ガン性の疑いがあるとして製造を禁止されたマーガリンは、我が国では未だに販売されています。マーガリンだけでなく、ショートニング、ジャンクフード、ファーストフード、インスタント食品、コンビニ食の揚げ物などに含まれる油は、ガンや生活習慣病をもたらす最悪の「トランス脂肪酸」です。

①脂質の種類と役割

ここで、脂質の種類とそれぞれの役割について見ておくことにします。

中性脂肪（単純脂質）→エネルギー源

1g当り9㎉のエネルギーを作ります。炭水化物が4㎉ですから、大変エネルギー効率が良いのです。ただし、エネルギーに変換されるまでに時間を要します。

リン脂質（複合物質）→脳や神経細胞のメインとなる構成成分

脳細胞や神経細胞は、その60％が脂肪酸で、40％がタンパク質でできています。

コレステロール（ステロール類）→細胞膜、ホルモンを作る材料

細胞膜は脂肪酸（メイン）とタンパク質からできています。細胞膜を簡単に水溶性の物質が透過しないように油分が多いのです。

②脂質の摂り過ぎ

エネルギー、神経細胞、細胞膜、ホルモン、血液の構成成分などに使われる以上に摂取した脂質は中性脂肪となって、肝臓や全身の脂肪組織に蓄積されます。必要に応じてエネルギーになりますが、過剰な摂取が慢性化すると、肥満、メタボになり生活習慣病を招きます。

③飽和脂肪酸

肉や乳製品などの脂分は常温で固まっていますし、牛や豚には固まっている脂身や白いラード部分が多く含まれています。これらの脂分は凝固温度が高いために、体温の低い人間の体内に入ると腸内で固まりやすく、血液をドロドロにしやすいのです。肉を多く食べ過ぎて過剰な脂質が血管内で固まると、高血圧や動脈硬化を引き起こし、生活習慣病を招きやすくなります。比較的脂質の少ない鶏肉を、脂分の多い皮を取り除いて食べればヘルシーです。

戦前、及び終戦直後まで長寿県として日本一だった沖縄が、現在、中位県にまで陥落してしまった原因は、米軍駐留によって始まったファーストフード店の増加でいち早く高脂防食品が広まってしまったことにあります。

④不飽和脂肪酸

先に述べたように、不飽和脂肪酸は常温で溶けている植物油や魚の脂油に含まれていて、オメガ3（α-リノレン酸、魚のDHAやEPA）、オメガ6（リノール酸）、オメガ9（オレイン酸）の3種類があります。このうちオメガ3（α-リノレン酸）とオメガ6（リノール酸）は体内で合成できないため、食品から摂取する必須脂肪酸です。

オメガ6（リノール酸、γ-リノレン酸）

(i)リノール酸（オメガ6）

主に、紅花油、ひまわり油、コーン油、大豆油などのサラダ油（調理油）に含まれています。中でも、お中元、お歳暮の代表商品で一般の家庭で多く使われている調理油（サラダ油）がこのリノール酸をもっとも多く含んでいます。

リノール酸は酸化しやすく、体内に入ると過酸化脂質（酸化した悪い油）に変化する欠点を持っています。必須脂肪酸ですが、過剰に摂取すると、細胞膜が硬くてもろくなり、炎症を起こしやすくなります。そのために、肌の老化が加速し、アトピーやアレルギー症状を引き起こしやすくなります。

また、リノール酸の過剰摂取は、ヒスタミンなどのアレルギー炎症物質を多く作り出し、花粉症、アトピー、ぜんそくなどを引き起こす原因になります。また、血管細胞膜の老化が加速することで心臓病を招きやすくなり、肺ガン、大腸ガン、乳ガンなどの原因にもなります。6割が脂質で構成される脳細胞や神経細胞の老化も進み、脳力の低下、多動性、集中力の欠如、脳の老化、認知症の直接の原因にもなっています。

外食やスーパーの弁当にはサラダ油で揚げたトンカツ、天ぷら、フライドチキンなどの揚げ物が多いですが、油はトランス脂肪酸に変化しています。家庭でもサラダ油は高温加熱調理で酸化し、トランス脂肪酸に変化します。日本人が好きな天ぷらを揚げる際は、オメガ6とオメガ3が半々のゴマ油を低温圧搾（生圧搾）で作った竹本油脂の太白ゴマ油か、オメガ9の菜種油が良質でおすすめです。ただし、あまり高温で揚げ過ぎないことがコツです。

(ii) γ-リノレン酸

食品を通して摂取されたリノール酸（オメガ6）から体内で合成される脂質がγ-リノレン酸です。γ-リノレン酸は、リノール酸と違い、安定した脂質として細胞膜を作るとともに、プロスタグランジンという生体調整ホルモンの原料にもなります。プロスタグランジンは、血圧、血糖値を調整して高血圧や糖尿病を予防したり、血液をサラサラにして血流を良くし、心筋梗塞や動脈硬化を予防したりします。アトピーや気管支喘息にも有効です。

γ‐リノレン酸の生産は40歳を過ぎると低下していきますが、その原因は動物性脂肪（牛・豚・鶏）の摂り過ぎ、過剰なストレス、糖尿病、アルコールの飲み過ぎ、睡眠不足や不規則な生活習慣にあります。

γ‐リノレン酸を直接多く含む食品には、わかめ、こんぶがあります。とくに、中高年はわかめやこんぶを多く摂取することが大切です。

オメガ3（α‐リノレン酸、魚のDHAとEPA）

(i) α‐リノレン酸

α‐リノレン酸は体内では合成されないため、食品から摂る必要がある必須脂肪酸です。α‐リノレン酸は体内でＤＨＡやＥＰＡへ変換されます。α‐リノレン酸は柔軟で安定した脂質として細胞膜を作るため、肌の艶が良くなり、若々しくなります。血管がしなやかに若返り、心筋梗塞や狭心症、脳梗塞の予防にもなります。血液もサラサラになり、高血圧も下がります。脳細胞が活性化し、学習能力の向上や認知症予防につながります。アレルギー疾患を抑制する働きもあります。

私は、子どもたちの学習と能力開発を指導する中で、アトピー性皮膚炎で悩んでいる小中学生や高校生が1割を超えていることを知り、学習指導と共に食の指導もしています。軽いアトピーは、オメガ6（リノール酸）を数分の1に減らし、オメガ3へチェンジするだけで治まってしまうケースが多くあります。さらにひどいアトピーやぜんそく、花粉症も、腸をきれいにする食生活に根本的に切り替えることで改善します。

〈α‐リノレン酸を多く含む食品〉

亜麻仁油、エゴマ油、シソ油にとくに多く含まれますが、くるみ、ナッツ、アーモンド、ゴマ、海藻にも含まれます。

〈摂取方法〉

亜麻仁油、エゴマ油、シソ油のα‐リノレン酸は熱に弱いため、サラダなどにかけて生で食べることが大切です。サラダにかけない場合は、私は小スプーン1杯を毎日飲んでいます。ミスユニバースの女性たちがスプーン1杯のオメガ3かオメガ9（オリーブオイル）を毎日飲んでいることは有名です。

(ii) DHA(ドコサヘキサエン酸)、EPA(エイコサペンタエン酸)

DHAは、脳の神経細胞(ニューロン)の突起の先端部分に多く存在し、神経細胞を活性化して情報伝達をスムーズにする働きをする重要な成分です。学習能力や記憶力などの脳の働きを高めたり、認知症(アルツハイマー型認知症、老人性認知症、血管性認知症)の予防や改善に効果があります。EPAとDHAは、どちらも背の青い魚に含まれていますが、EPAは人体内でDHAへ変換されて活用されます。DHAは血管壁細胞を柔軟にし、血流を良くします。その結果、高血圧や心筋梗塞、脳梗塞、動脈硬化などの生活習慣病への予防効果が期待できます。

ガン細胞の発生や増殖、転移を防ぐ効果もあります。DHAは、乳幼児や胎児の脳、視神経をはじめ、全身の神経細胞の発育に必須の栄養素です。足りないと、さまざまな障害が出やすくなります。

頭脳の優秀な子に育てるには、母親が妊娠中から青魚やα-リノレン酸を含む食品を多く食すること、子どもが生まれたらたくさん食べさせることが大切です。

DHA、EPAを多く含む青魚は、いわし、さば、さんま、あじ、かつお、ぶり、うなぎ、まぐろなど背の青い魚ですが、いくつか注意することがあります。

①日本人が大好きなまぐろは、水銀、ダイオキシンなどの有害物質の蓄積残留濃度が高いため、極力避けましょう。
②α-リノレン酸と同様にDHA、EPAは酸化しやすいため、新鮮なうちに食べることが大切です。鮮度が落ちると酸化が進み、過酸化脂質が増え、かえって逆効果になります。
③刺身で食べることでDHA、EPAを多く摂取できます。ただし、煮たり焼いたりするとその20%が流出してしまいますし、揚げ物にすると50~60%流出してしまいます。

オメガ9（オレイン酸）

オメガ9のオレイン酸がもっとも多く含まれるのがオリーブオイル（油）です。1960年代の調査で、オリーブオイルを毎日摂っている地中海地域の人々が他のヨーロッパの国々の人々と比べ、心筋梗塞が極めて低いことが発見されたのがきっかけで、オリーブオイルの効果が世界的に認識されました。

牛脂や豚脂は食べ過ぎると、生活習慣病の原因となります。オリーブオイルにはポリフェノールやビタミンEなど酸化を防ぐ抗酸化物質（フィトケミカル）が多く、その脂肪酸は安定していて酸化しにくいので、長期保存もできます。また、熱にも強く、加熱料理に使っても便利です。腸内環境を整え、活性酸素の発生を防ぎ、動脈硬化や心筋梗塞の予防になります。

オレイン酸がもっとも多いのがオリーブオイルです（75％がオレイン酸）。化学物質が含まれない低温圧搾のエキストラバージンオリーブオイルがとくにおすすめです。

次にオレイン酸が多いのが菜種油（58％がオレイン酸）で、米油（41％がオレイン酸、38％がリノール酸）、ゴマ油（40％がオレイン酸、45％がリノール酸）と続き、アボカド、ココナッツオイル、ピーナッツ、アーモンドにも含まれています。

3種類の不飽和脂肪酸についてそれぞれ見てきましたが、3種類をバランス良く摂ることが大切です。

先に述べたように、人間は、オメガ9は体内で作り出せますが、オメガ3とオメガ6は体内で作ることができません。外から食事で摂る必要があります。ところが、日本人の多くがオメガ6をオメガ3の20～50倍摂っています。これは明らかに偏っています。せいぜいオメガ6はオメガ3の5倍以内に抑えることが適正量です。オメガ6を摂り過ぎないこととオメガ3を多く摂ることをいつも心がけることが肝要です。ちなみに、エゴマ油にはオメガ6が20％、オメガ3が60％、オメガ9が20％入っていますから、とてもバランスのいい食品です。

⑤トランス脂肪酸は最悪の有害な油

トランス脂肪酸とは、常温では凝固していない植物油を工場で固めて作ったマーガリンやショートニングをいいます。具体的には工場で植物油から高温下で水分を飛ばし、化学溶剤を添加し、水素をくっつけて酸化しないで日持ちする飽和脂肪酸（常温で固まっている）にします。

油を使って加工食品を作る際に、液状では使えないため、植物油を固めたマーガリンやショートニングを使います。加工食品やスナック菓子、スイーツ、表面につやを出したパンにマーガリンやショートニング（合成油脂）は多く使われています。つやのないフランスパンには使っていません。

また、リノール酸であるサラダ油（調理油）を高温加熱して作られたファーストフード、ジャンクフード、インスタント食品、加工食品、コンビニ食にも、変化した多くのトランス脂肪酸が含まれています。液状の石油の水分を飛ばし、水素をくっつけて固形状にしたものがプラスチックであるように、マーガリンは、まさしく植物油から水分を飛ばしてプラスチック状にした物といえます。そのマーガリンが人体内に入ると、プラスチック状態のままで十分には溶けません。

サラダ油の高温加熱で生じるトランス脂肪酸やマーガリン、ショートニングに含まれるトランス脂肪酸に悪玉活性酸素が作用することで、脳の神経細胞が破壊されやすくなります。とくに、記憶の脳である海馬へのダメージは大きいものがあります。サラダ油やトランス脂肪酸を多く摂取していると、脳の神経細胞（ニューロン）同士をつなげているシナプスの接合部が錆びついてきて、学習能力や記憶力が低下します。それが認知症の原因にもなっていますし、子どもの注意欠陥障害（ＡＤＤ）や注意欠陥多動性障害（ＡＤＨＤ）の原因にもなっています。

２０１４年２月、米国食品医薬品局（ＦＤＡ）は「マーガリンは発ガン性の疑いがある」として製造を禁止しました。ヨーロッパは、それ以前から製造していません。一方日本では、未だに製造販売されています。

２０１５年６月には、同じＦＤＡが「２０１８年６月までに、食品からトランス脂肪酸を全廃する」方針を決定しました。日本政府は、世界的に見ても対応が遅れており、国民の健康よりもメーカー優先になっています。

このままだと、私たち日本人は自己防衛しかありません。幸い、２０１４年からＮＨＫでオメガ６（リノール酸）を減らし、オメガ３（α‐リノレン酸）を多く含むエゴマ油、亜麻仁油、シソ油を多く摂ると健康になるという番組が多く放映されるようになり、国民に徐々に浸透しつつあります。

オメガ６が多い油やトランス脂肪酸の摂取を止め、オメガ３やオメガ９などの良質の油を２～３ヵ月間摂り続ければ、細胞膜の錆が消え、肌が若返ります。さらに続けると、神経細胞が若返り、頭も良くなり、認知症を防止することもできます。そのうえ、血管も若返って血圧が下がり、心臓や脳の血管性疾患を防止することにもつながります。

実践脳科学を提唱している私は、食に関しても「何を食べたら体はどうなるか？」を自分の体で実験をやり続けてきました。52歳から肉は一切止めました。すると徐々に腸が改善し、快便が1日3回出るようになり、体がスッキリ軽くなったのです。肉のタンパク質や脂質が腸内腐敗と便秘の原因であると確認しました。その後植物油も大幅に減らしてみました。そうしていると、肌が乾燥してカサカサになり、かゆくなりました。冬場には足のかかとのひび割れも生じました。そのとき、細胞膜を作っている主成分が間違いなく脂質であることを確認しました。その後、エゴマ油か亜麻仁油のオメガ３、オリーブオイルのオメガ9を毎日多めに摂るようにしました。すると、徐々に肌はきめ細かくてスベスベになり、少しあったシワやシミも消えてしまいました。男の私でも効果てきめんですから、女性ならもっと悦ばしいことでしょう。

(2)他の栄養素（非カロリー栄養素）

三大栄養素（カロリー栄養素）以外に、非カロリーですが、人体に欠かせない必須の栄養素があります。それが①ビタミンと②ミネラル、③酵素の三つです。このうち①と②は補酵素ともいいます。

すべての代謝活動には、酵素と補酵素がタッグを組んで触媒として働きます。ですから、もし酵素と補酵素がなければ生命活動が維持できません。不足すれば病気になります。

その他に、④フィトケミカル（抗酸化物質）、⑤食物繊維、⑥生命エネルギーも健康に欠かせない非カロリー栄養素です。

1　ビタミン（13種）

三大栄養素（糖質、タンパク質、脂質）が細胞内に運ばれた後、体のさまざまな組織を形成したり、エネルギーを作ったりするとき、潤滑油の働きをするのがビタミンです。たとえば、ビタミンがなくては、ブドウ糖、脂肪酸、アミノ酸を分解してエネルギーを作る代謝活動は行われません。ビタミンはすべての代謝活動を担う酵素を助ける補酵素としての重要な働きを担っているからです。

ビタミンには13種類あり、大きくは水に溶けやすい水溶性ビタミンと油に溶けやすい脂溶性ビタミンに分類できます。

・水溶性ビタミン：ビタミンB群（B_1、B_2、ナイアシン、パントテン酸、B_6、葉酸、B_{12}、ビオチン）、ビタミンC

・脂溶性ビタミン：ビタミンA、D、E、K

現代の日本人にとくに不足しているビタミンは次のものです。

①ビタミンB_1

ミトコンドリアがATPを作り出すときに働く酵素を補助するのがビタミンB_1です。このビタミンは米糠に多く含まれています。その糠をそぎ落としたのが白米ですから、白米を食べている日本人はビタミンB_1不足になりがちです。

元禄時代から白米を食べるようになった江戸では、得体のしれない江戸病が流行りました。参勤交代で地方の藩から上がってきた武士たちがかかった病気です。地方に戻ると治るため、「江戸病」といわれていました。これはビタミンB_1不足からくる脚気《かっけ》でした。現代はビタミンB_1が多く含まれる豚肉などの脂肪を多く摂るようになったため脚気は減りましたが、それでも、脚気に近い症状の手足のしびれ、疲労感、息切れ、動悸が現れることがあります。これは、ビタミンB_1不足でミトコンドリアのATP作りが弱体化しているからです。ビタミンB_1を多く含む玄米や全粒穀物、大豆、ゴマなどを多く摂る必要があります。

【ビタミンB_1が多く含まれる食品】玄米、全粒穀物、大豆、ゴマ、こんぶ、のり、豚肉

②ビタミンB_6、パントテン酸、ビオチン、ビタミンK

ビタミンB_6、パントテン酸、ビオチン、ビタミンKは、食物から摂り入れる以外に、腸

内細菌も生産しています。ところが、善玉腸内細菌が減少し、悪玉腸内細菌が増加して腸内腐敗を起こすと、善玉腸内細菌の働きが弱まり、ビタミンB_6、パントテン酸、ビオチン、ビタミンKの生産が減ってしまいます。

とくにビタミンB_6は、精神安定ホルモンの王様であるセロトニン合成に欠かせない重要なビタミンで、脳神経の発達にも欠かせません。現在、うつ病患者１１０万人、うつ傾向のある人が１０００万人といわれ、さらにこの傾向は進行中ですが、うつ病の大きな原因の一つが精神安定ホルモンのセロトニンが不足することです。セロトニンはタンパク質のトリプトファンから合成されますが、そのとき関わるビタミンがB_2→B_6→ナイアシンの順になります。ところが、善玉腸内細菌の減少によってB_6が減少すると、セロトニンの合成も低下してしまうわけです。B_6が多く含まれている青魚を摂ることと、善玉腸内細菌を増やすことが大切です。

ちなみに、パントテン酸は抗ストレスビタミンの働きもしています。

③ナイアシン

セロトニンを合成するために必要なB_6とともに欠かせないビタミンがナイアシンです。青魚、大豆、果物に多く含まれています。

④ビタミンB_{12}

貧血、ぐっすり眠れない不眠症、認知症の原因の一つにビタミンB_{12}不足があります。このビタミンB_{12}を補う食品は発酵食品や魚介類です。発酵食品の場合は、微生物がビタミンB_{12}を産生しています。

2 ミネラル

人体は96％が酸素、炭素、水素、窒素の4元素でできています。残りの4％が50種類の元素で無機質のミネラルです。ミネラルもビタミンと同じく、三大栄養素（糖質、タンパク質、脂質）が体を作り、エネルギーになるための潤滑油として働きます。また、体内の代謝活動に触媒として働く酵素を助ける補因子としての働きもしています。

ミネラルは、過剰に摂り過ぎても不足しても良くありません。どちらも病気の原因になります。現代人はナトリウムを過剰に摂り過ぎており、高血圧や脳卒中などの原因となっています。逆に必要な多くのミネラルが極度に不足しています。そのため、必要以上の食事を摂りながらも代謝活動が低下し、ミトコンドリアが十分に働けなくなっています。

①現代人が極度なミネラル不足になった原因

野菜、海藻の摂取不足

米国では生活習慣病対策のために、戦前と比べて野菜の摂取量が2倍になっています。とくにインテリ層は肉食が極端に減少し、野菜の摂取が数倍にもなっています。しかも、生野菜、生果物食といったローフード化も進んでいます。それが、数百万人のインテリ層がガンや生活習慣病を克服した要因の一つになっています。

逆に日本は、食物繊維ゼロの肉食が増加する一方で、野菜や海藻の摂取量が戦前と比べ半減してしまいました。

スーパーの野菜に含まれるミネラル量は戦前野菜の数分の1

土壌中のミネラルを産生するのは、土壌中に住む微生物群です。戦前までは土壌1g中に10億匹以上の微生物が存在していました。ところが、戦後は米国から入ってきた農薬や除草剤、化学肥料を使うようになり、田畑の微生物群が極端に減少してしまいました。その結果、ミネラルが数分の1しか含まれない野菜がスーパー店頭に並ぶようになったのです。農薬や化学肥料を使わない自然栽培野菜や有機栽培野菜なら、ミネラルは多く含まれています。

白米、パン、うどん、食塩、白砂糖等の生成食品がミネラル不足を招いた！

主食の米、パン、麺類は精製することでミネラルを捨ててしまいました。国の方針で、食塩（塩化ナトリウム）と白砂糖を普及させ、ミネラルを全部捨ててしまったのです。その食塩の摂り過ぎは高血圧を招き、白砂糖の摂り過ぎは糖尿病や虫歯、水虫、感染症（ウイルス、病原菌）に弱い免疫力低下を招いてしまいました。

玄米、全粒小麦、雑穀、天然塩（自然海塩や岩塩）粗糖（きび糖やてんさい糖）へ戻せばミネラル不足を補えます。天然塩なら減塩する必要はありません。

冷凍食品、レトルト食品、水煮食品はミネラル全滅！

スーパーにある冷凍食品、レトルト食品、水煮食品は、ミネラルがほとんど入っていません。冷凍食品を多く使う外食産業の食事もミネラルが極端に不足しています。

加工食品は合成添加物「リン酸塩」が多く使われ、ミネラルの吸収を阻害！

詳しくは第Ⅰ部4章(2)参照。

②ミネラル欠乏がもたらす子どもの発達障害や大人のうつ病、生活習慣病

子どもたちの発達障害や学習障害の重大要因

20年近く全国の子どもたちの能力開発や学習指導をする中で気づいたことは、年々、学習障害や多動性、高機能自閉症やアスペルガー症候群、広汎性発達障害などの発達障害が増加していることです。今や小中学生の1～2割にも及び、落ち着きの欠如や無気力、集中力欠如などまで含めると、子どもたちの半数近くになります。

その原因は、4章で後述しますが、脳毒、神経毒となって蓄積されている重金属や有毒な化学物質によることがわかりました。そして、その毒物を排毒（デトックス）するためには、ミトコンドリアの活躍による代謝活動が絶対必要条件です。

そのミトコンドリアの活性化のために欠かせない栄養素が酵素と補酵素です。現代の子どもも大人も、酵素と補酵素が極端に不足しています。その補酵素の中の重要な栄養素がミネラルです。この10数年間、ミネラルの供給によって、子どもたちの学習障害や各種発達障害が改善しました。

ミネラルをサプリメントで補給する人がいますが、私は経験上おすすめしていません。あくまでサプリメントは、加工品であって自然界にはまったく存在しない食品だからです。私

のやり方は、ミネラルやビタミンの補酵素、酵素をたっぷり含んだ自然界や無農薬の植物で手作り酵素を自分たちで作ってもらい、摂取してもらっています。もちろん、アミノ酸、脂質、糖質、抗酸化物質などすべての栄養素をまるごと含んでいます。詳しくは第Ⅱ部2章を参考にしてください。

大人のうつ病や冷え性、肥満や生活習慣病

大人のうつ病や冷え性、肥満、生活習慣病の原因の一つがミトコンドリアの不活性です。子どもと同様にミネラル不足が重大な原因ですが、併せてビタミンや酵素の不足、運動不足も関係しています。

子どもも大人も、ミネラルを多く含む食品、手作り酵素を多く摂ることでミネラル不足を補うことが必要です。

③日本人にとくに不足しているミネラル

カルシウム

健康で丈夫な骨や歯を作るのがカルシウムで、体重の1～2％（1kg前後）を占め、その99％が骨と歯に存在しています。多雨気候の日本は雨で土中のカルシウムが流れてしま

うため、もともと不足しています。そのうえ、化学肥料で育てるとますます作物のカルシウムが少なくなります。

カルシウムとリンが1対1で結合し、リン酸カルシウムとなって骨や歯を作ります。ところが現代人は、化学肥料過多と加工食品の食品添加物、レトルト食品、外食でリンを過剰摂取しているため、カルシウムとリンのバランスが崩れ、骨に貯蔵していたカルシウムが放出してしまいます。

牛乳の摂り過ぎも一気にカルシウムが増え過ぎるため、体内のバランスを保とうとして骨からカルシウムが血液中へ流れ出てしまいます。骨粗鬆症にもつながります。しかも、日本人の9割は牛乳の乳糖を分解する酵素（5歳から減少）がないために腸内環境も悪くします。インスタント食品や甘い清涼飲料水もカルシウムの吸収を阻害します。

・カルシウムを多く含む食品：ひじき、ゴマ、こんぶ、わかめ、干しエビ、チーズ、ヨーグルト、しらす干し、桜えび（干しエビ）

カリウム

カリウムとナトリウムは体液の主要な構成成分です。細胞内の水分にはカリウムが、細胞外の水分にはナトリウムが存在することで一定の浸透圧が保たれています。ところが現代人は、ナトリウムの過剰摂取とカリウム不足でその浸透圧のバランスが崩れています。その結果、高血圧、不整脈、心不全になりやすくなっているのです。

ナトリウム過多の原因は食塩（塩化ナトリウム）の摂り過ぎであり、カリウム不足は精製食品や肉類、インスタント食品の摂り過ぎです。そもそも、スーパーの野菜はカリウムなどのミネラルが極端に減少しています。

・**カリウムを多く含む食品：わかめ、こんぶ、ひじき（干）、のり、大豆、小豆、豆類、アボカド、桜えび（干えび）、ゴマ、芋類、パセリ、よもぎ、自然栽培野菜**

・ナトリウムの摂り方：食塩を避けて天然塩（自然海塩）を摂ればナトリウム過多とはなりません。

鉄

鉄は、酸素を運搬するヘモグロビンの主成分です。ですから、鉄分が少ないと血液を通して酸素が十分に運ばれないため、細胞は酸欠を起こし、貧血状態になります。とくに女性に多く見られます。

・**鉄を多く含む食品：ひじき（干）……断トツに多い、のり、ゴマ、大豆、小豆**

マグネシウム

マグネシウムは半分以上が骨に存在し、カルシウムとともに骨を形成する重要なミネラルです。また、体内の３００種類以上の酵素の働きを助ける必須のミネラルです。ミトコンドリアによるエネルギー生産、タンパク質の分解、体温調整、血圧調整、神経伝達、神経の興奮抑制、筋肉収縮などにも重要な働きをしています。とくにミトコンドリア活性化には、マグネシウム中心にミネラルが欠かせません。

マグネシウムとカルシウムはバランス良く摂る必要があり、カルシウム対マグネシウムの割合は2対1が基本です。マグネシウム不足は、高血圧や不整脈、心臓病、イライラ、不安感、抑うつなどの精神疾患や神経障害の原因にもなります。

非ストレスホルモンの合成には大量のマグネシウムが必要ですが、ストレスの多い日本人にはマグネシウムが極端に不足しています。また、マグネシウムが不足すると、カルシウムが細胞内で石灰化し、情報伝達系や神経系、免疫系に異常や障害が起こります。

・マグネシウムを多く含む食品：ゴマ、ひじき（干）、わかめ、玄米、納豆、カキ、ピーナッツ

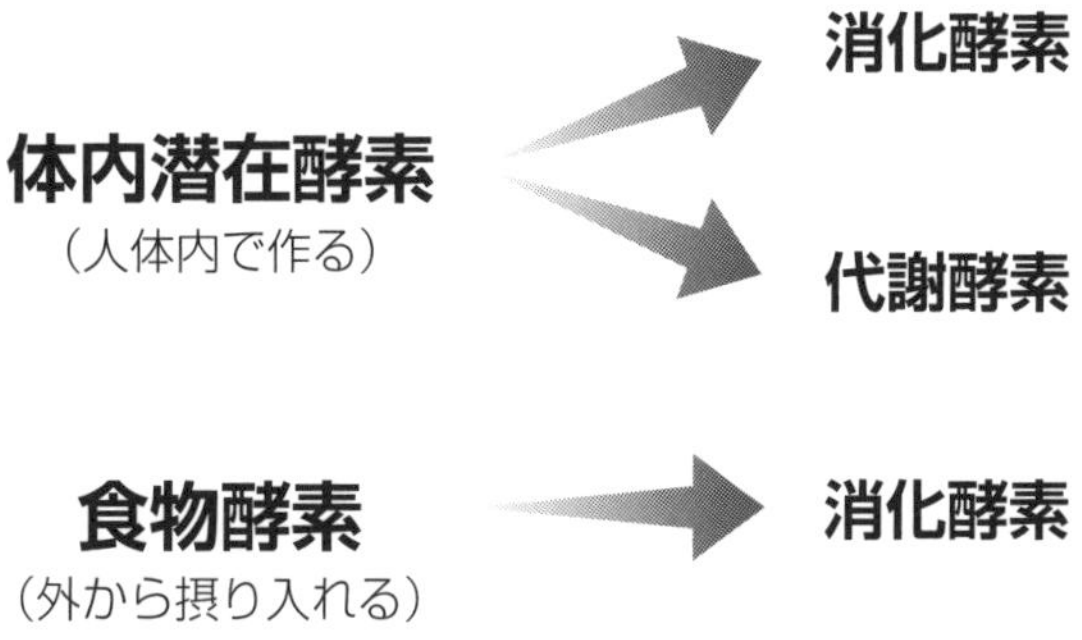

3 酵素

酵素こそ、若々しく健康長寿のための最大の鍵です。三大栄養素（炭水化物、タンパク質、脂質）をいくら摂っても、酵素がなかったら肉体を作ることも、エネルギーを作ることも一切できません。食べた物を体が利用できる栄養素にするための消化活動や、生命維持に欠かせない代謝活動には酵素の働きが欠かせません。本書で強調しているミトコンドリアも酵素がないと働けません。

①そもそも酵素とは

酵素には、潜在酵素と食物酵素の2種類があります。

「体内潜在酵素」……私たちの体の中で作られる酵素です。これには、消化活動を行う**消化酵素**とあらゆる生命活動を行うための**代謝酵素**の2種類があります。

「食物酵素」……食物の中に含まれている消化酵素で、食物から摂り入れます。

消化酵素

(i)食物に含まれている消化酵素

・ジアスターゼ：タンパク質や脂肪を消化する大根やカブに含まれている消化酵素。焼き魚に大根おろしを添えることで焦げにある発ガン性物質をジアスターゼが分解してくれる。

・パパイン：肉や魚のタンパク質を分解消化する酵素。パパイヤやパイナップルに含まれている消化酵素。

(ii)人の消化器官内に存在する24種類の消化酵素

・アミラーゼ：唾液中の炭水化物を分解する消化酵素
・ペプシン：胃液にあるタンパク質を分解する消化酵素
・リパーゼ：胃液にある脂質を分解する消化酵素
・トリプシン：膵臓から分泌され、タンパク質を分解する消化酵素
・マルターゼ：小腸にある炭水化物を分解する消化酵素
など24種類

代謝酵素

すべての生命活動に関わっている酵素が代謝酵素です。細胞分裂や再生、修復、入れ替えなどの新陳代謝のために、思考や運動などさまざまな生命活動に必要なエネルギーを作る解糖系エンジンやミトコンドリア系エンジンが働くために、免疫力や自然治癒力を高めるために、さらに排泄や細胞内の解毒などのためには代謝酵素の働きが欠かせません。

私たちの体内には5000種類以上の代謝酵素があります。なぜそんなにたくさんあるかというと、1種類の酵素は一つの働きしかできないからです。

問題は、体内で消化酵素や代謝酵素を生産できる能力は年齢とともに衰えて行くということです。90歳では20歳の10分の1にまでダウンしています。体内潜在酵素を作れなくなったときが寿命となります。

②若返り、健康、長寿の秘訣は体内潜在酵素の節約にあった！

ですから、体内潜在酵素を無駄使いせずに節約することが、いつまでも若々しいままで健康長寿する最大の秘訣ですし、150歳、いや200歳でも可能になります。こう述べると「嘘だろ！　信じられない！」と思われるでしょう。たしかに、それが世間一般の常識でしょう。

しかし、過去の歴史を紐解くと、必ずしも嘘ともオーバーともいえません。たとえば、日本人には馴染みの薄い旧約聖書には、4000年前のテラ（アブラハムの父）は205歳、アブラハムは175歳、妻サライは127歳、息子イサクは180歳、イサクの息子ヤコブは147歳まで生きたと記されています。同じ時代のバビロニアでも、200歳まで長寿した人たちが多くいました。日本の古事記に登場する人物たちも途方もなく長寿であったと記されています。

なぜ4000年前は、そのような長寿が可能だったのでしょうか。考えられる要因は、次の通りです。

ⓐ生食（ローフード）を摂り、1日1食以下の少食であったため体内潜在酵素が節約されていた。

ⓑ酵素と補酵素（ビタミン、ミネラル）が豊富に含まれた野菜や果物を主に食していたため、ミトコンドリア系エンジンと代謝機能が大変効率良く働いていた。

ⓒ長寿遺伝子が十分に働いていた。

どういうことか、もう少し詳しく解説しましょう。

ⓐの生食とは新鮮な野菜や果物、木の実、魚介類などで、これらを生で食べると、消化酵素を外から摂り入れることができ、体内潜在酵素を大幅に節約できます。現在のように煮たり焼いたりの加熱料理ですと、酵素を構成するタンパク質の構造が熱で変化してしまいます。そうして酵素は48℃から壊れ始め、70℃でほとんど壊れてしまいます。ですから、加熱調理すると、食物から酵素を摂ることができません。

4000年前の料理は、現在のような加熱処理中心にはなっていませんでした。おまけに、4000年前の人々は1日1食以下の食事だったため、消化分解、吸収、排泄などに使われる体内潜在酵素の消費も少なかったことでしょう。

次はⓑについてです。当時のチグリス・ユーフラテス流域は現在のように砂漠化が進行したナイル川流域とは違い、水がとても豊かで、肥沃な土地には大量の土壌微生物が生み出すミネラルやビタミン、アミノ酸が土壌中に豊富にありました。その栄養素を吸収して育った野菜や果物には、たっぷりとミネラル、ビタミンといった補酵素が含まれ、フィトケミカル（抗酸化物質）も含まれていました。

ミトコンドリアがエネルギーを作るためには酵素と補酵素（ミネラル、ビタミン）の働きが必要なことはこれまで述べてきた通りですが、酵素や補酵素が豊富な食べ物を摂っていたため、ミトコンドリアのエネルギー生産効率が大変良かったことがうかがわれます。

さらに、フィトケミカルが豊富で取れ立てのものを食していたため、活性酸素による老化もかなり抑えられたのだと思われます。

ⓒの長寿遺伝子については、少食だったことで長寿遺伝子がスイッチオン状態になりやすかったため、そのことも200歳近い寿命を可能にしたと考えられます。

4 フィトケミカル（抗酸化物質）

植物が紫外線にさらされると、活性酸素が発生し、植物の細胞が錆びつきます（酸化します）。紫外線以外にも活性酸素を発生させる原因はありますが、その活性酸素を打ち消し、酸化を防ぐために植物自身が持っている物質がフィトケミカル（抗酸化物質）です。

人間にとっても、活性酸素は錆び（酸化）による老化促進やガン発生などの最大の原因です。1章で述べたように、ミトコンドリア系エンジンがエネルギーを作るときに酸素を使います。そのとき、必ず活性酸素が発生します。活性酸素は、ウイルスや病原菌、ガン細胞などを殺す働きもしますが、過剰に発生すると、100倍もの破壊力を持つ悪玉活性酸素（ヒドロキシルラジカル）も大量に生じます（1章⑴）。この悪玉活性酸素こそが老化やガン、生活習慣病の最大の原因となります。この活性酸素を打ち消すのがフィトケミカル（抗酸化物質）なのです。

フィトケミカルにはポリフェノール、ベータカロチン、カロチノイド、ビタミンA・C・Eなどがあります。これらは主に野菜や果物の細胞質と細胞膜の間に存在し、香りや辛味の成分、色素成分もフィトケミカルです。たとえば、ブドウやブルーベリー、りんごなどの皮に近い部分に多く存在しています。ですから、丸ごと皮まで食べることでフィトケミカルを摂取できます。

フィトケミカルの種類は数千種類以上もあります。一つの果物や野菜の中に、ポリフェノールだけでも約300種類、カロチノイドだけでも600種類以上含まれていますが、それでも1種類よりも複数の野菜や果物を摂るほうがフィトケミカルを効果的に摂ることができます。目安として7色の野菜や果物を多種類摂ると良いでしょう。

・赤：トマト、梅干し、スイカなど（リコピン、カプサンチン）
・オレンジ：人参、みかんなど（β - カロチン）
・黄：タマネギ、バナナなど（フラボノイド）
・緑：ブロッコリー、ピーマン、ホウレンソウ、オクラ、キュウリ、春菊など

・紫：ナス、ブドウ、ブルーベリーなど（アントシアニン、ポリフェノール）
・黒：ゴボウ、さつまいも、ジャガイモ、ゴマ、海藻など
・白：大根、キャベツ、白菜、ネギ、キノコ、タマネギ、りんごなど
こうした食品からフィトケミカルを効果的に摂るには、加熱したり、包丁で細かく切ることは避けたほうがいいでしょう。

5 食物繊維

食物繊維は、人間の消化酵素では消化できません。そのため不要なものと考えられていた時代もありましたが、食物繊維が足りないとひどい便秘になったり、お腹が張ったり、ガスが溜まったりします。

先人たちは経験則で、食物繊維こそが腸を整える要素であるという知恵がありました。1971年、イギリス人医師バーキットが「食物繊維の摂取量が少ないと、大腸ガンの発生リスクが高くなる」ことを発表して世界的に注目されました。食物繊維を多く摂るアフリカ人がヨーロッパ人と比べ、極端に大腸ガンが少ないことに注目してスタートした研究です。

①食物繊維の働き

大きくは以下の二つの働きがあります。
ⓐ腸を清掃し、きれいにする
ⓑ腸内細菌（善玉）のエサになる

牛は草（食物繊維）しか食べていないのに、なぜ大きな肉体を維持しているのでしょうか。

それは、大量の腸内細菌がセルロース（食物繊維等）を分解し、単糖類を作っているからです。その単糖類からタンパク質まで作っています。笹のみを食べるパンダや他の草食動物も皆同じです。人間の場合も、消化酵素では食物繊維は分解されませんが、善玉腸内細菌が食物繊維を分解してアミノ酸や単糖類、ビタミン、ミネラルを作ってくれます。

②食物繊維の種類

食物繊維には、水に溶けない不溶性食物繊維と、水に溶ける水溶性食物繊維の2種類があります。

・不溶性食物繊維

大腸で水分を吸収して便のかさを増やします。さらに腸壁を刺激し、蠕動《ぜんどう》運動を促すことで排便をスムーズにします。便秘も解消します。玄米、穀類（全粒）、大豆などの豆類、ゴボウなどの根菜類に多く含まれています。

・水溶性食物繊維

腸内のコレステロールを吸着し排出します。ナトリウムを排泄する働きもあるため、高血圧予防にもなります。熟した果実、海藻類、こんにゃく、芋類、ゴボウ、キャベツや大根などの野菜類に多く含まれています。とくに、海藻のヌルヌル成分である「フコイダン」も水溶性食物繊維で、これはピロリ菌から胃を守り、ガンを撃退します。同じく水溶性食物繊維である「アルギン酸カリウム」は悪玉コレステロールを減らし、善玉腸内細菌を増やします。

不溶性、水溶性の区別なく、すべての食物繊維は善玉腸内細菌を増やし、腸内環境を改善します。ところが残念なことに、現代日本人の食物繊維摂取量は戦前の半分以下しかありません。そのうえ、年齢が低いほど食物繊維摂取量は少なくなっています。一方、米国は我が国とまったく逆になり、食物繊維摂取量が2倍になり、ガン患者は年々減少しています。

　肉は食物繊維がゼロです。そのため肉ばかり食べていれば、腸壁は肉の脂分がドロドロにへばりつき、腸の蠕動運動による腸内での肉や食物の移動がスムーズに行われなくなります。その結果、便秘にもなりやすくなります。肉タンパク質の腸内滞在時間が長くなればなるほど、肉タンパク質が好きな悪玉腸内細菌が増加し、腐敗によるアンモニア、アミン、インドール、硫化水素、スカトール、フェノールなどの有害物質が大量に発生し、大腸ガンをはじめ、生活習慣病が発症しやすくなります。

　では、自然界のライオンは肉食なのに、なぜガンにならないのでしょうか。彼らは草食動物の内臓を食べているからです。草食動物の内臓（腸）には食物繊維がありますし、善玉腸内細菌も豊富です。つまり、ライオンは間接的な草食動物なのです。しかも、ライオンは1週間に1回しか獲物を捕って食べません。人間は1日3食も食べますし、肉をよく食べるのですからライオン以上の肉食動物になってしまったともいえるのです。

3章　腸内細菌は第二の臓器

私たちの人体は、DNAを有する3種類の生命体（小細胞体）から構成されています。一つが60兆個の解糖系生命体です。二つ目が数京個のミトコンドリア系生命体です。どちらも固有のDNAを有しています。この二つが共存し、私たちの人体細胞を形成していることは先に述べた通りです。三つ目が腸内細菌です。正確には腸内細菌を含む人体常在菌です。

人体常在菌には、腸内細菌と皮膚常在菌の2種類があります。腸内細菌は1000兆個、1000種類以上あり、重さは2kgにもなります。嫌気性のため培養できない腸内細菌も含めれば、さらに何倍もの数になります。皮膚常在菌は1兆個です。

その他に口腔内には100億個の常在菌が存在し、鼻腔内や喉頭内（気管より奥には存在しない）にも存在します。

このように常在菌は人体の隅々にまでくまなく存在し、人体を外敵からガードしたり、ミネラルやビタミン、アミノ酸などの栄養素を産生してくれています。もし人体常在菌が存在しなければ、私たちは生きてゆけません。

この章では、「第二の臓器」といわれる腸内細菌の働きと、腸内細菌が私たちの体と精神に与える重大な影響力について解説します。

(1) 1000兆個(2kg)も腸内に存在

腸内細菌は小腸の最終出口付近の回腸から大腸にかけて大量に存在しています。胃で消化された食べ物は、6m前後もある小腸でブドウ糖やアミノ酸、脂肪酸などに分解され、水分とともに消化・吸収されます。残りカスのみが大腸に送られます。1・5mほどある大腸は、さらに水分を吸収して大便を作り、直腸に溜めておいて肛門から排便します。

この回腸から大腸にかけて1000種類、1000兆個(2kg近く)もの腸内細菌が棲息し、腸壁腸粘膜に沿って存在しています。まるでお花畑のように見えるため、腸内フローラと呼ばれています。

腸内細菌は大腸に送られてきた残りカスを食べて生きています。腸内細菌の寿命は数日で、頻繁に新しい菌と入れ替わっています。死んだ菌は、便と一緒に排泄されます。便の約8割は水分で、約1割が腸内細菌の死骸、約5％が剝がれ落ちた腸粘膜であり、食べカスは約5％にすぎません。

(2)自然界の微生物

腸内細菌の説明の前に、自然界の土壌などに棲息する微生物の種類を紹介します。土壌中など自然界には0・1ミクロンから1ミクロン大の微生物が1g中に数十億個も棲息しています。その種類は、発酵菌（善玉菌）、腐敗菌（悪玉菌）、中間菌、病原菌の4種類です。

1　発酵菌（善玉菌）

発酵の働きをする菌です。たとえば、稲わらに棲息している納豆菌は、1g中に20億個も存在しています。発酵菌の中のミトコンドリアが酸素とブドウ糖を使ってエネルギー（A

TP）を生成するとき、酵素（ナットーキナーゼ）、ミネラル、ビタミン、アミノ酸などを産生します。

2 腐敗菌（悪玉菌）

有機物を腐敗させ、毒素（悪臭有害物質）を発生させます。

3 中間菌

善玉菌でも悪玉菌でもありませんが、腸内環境が悪くなると悪玉菌と同じような働きをする菌です。枯草菌など数多く存在します。

4 病原菌

感染症の原因になる菌です。炭疽菌、結核菌、破傷風菌、病原性大腸菌（O‐157）、サルモネラ、赤痢菌、コレラ菌、結核菌、ブドウ球菌（病原性）、梅毒菌……

植物は土壌微生物なくしては育ちません。

(3)腸内細菌の種類

腸内細菌には、善玉菌、悪玉菌、中間菌（日和見菌）の3種類があります。

①善玉菌：ビフィズス菌、乳酸菌、酵母菌、麹菌、酪酸菌……
②悪玉菌：ウェルシュ菌、大腸菌（有毒性）、ブドウ球菌（有毒性）……
③中間菌（日和見菌）：レンサ菌、バクテロイデス菌、枯草菌、大腸菌（無毒性）、納豆菌……

善玉菌と悪玉菌を合わせると、腸内細菌全体の3割を占めます。残り7割が中間菌です。実は、悪玉菌といえども腸に必要な働きをする存在です。問題は、悪玉菌の量が増え過ぎた場合で、人体にさまざまな悪影響をもたらすことから悪玉菌と呼ばれています。

全体の7割を占める中間菌は、善玉菌か悪玉菌の優位なほうへ傾きます。つまり、善玉菌が優位であれば中間菌は善玉菌の働きをし、悪玉菌が優位であれば悪玉菌として働きます。まるでシーソーゲームのように、パワーの強いほうへ日和見しているわけです。腸内細菌にも意志があるのです。

(4) 善玉菌の働き

①体内潜在酵素で分解できなかった食物繊維を食べて分解し、アミノ酸を作ります。

②小腸で、消化吸収で残った食べカスの炭水化物、大豆や魚などのタンパク質などを食べて分解し、酵素、アミノ酸、脂肪酸、ブドウ糖などにします。

③ビタミンB群（ナイアシン、B_6、ビオチン、B_{12}）やビタミンKなどを合成して作ります。

④酸性の性質を持った乳酸や酢酸、酪酸などの有機酸、揮発性脂肪酸を産生します。この酸性の性質によって外部から侵入した有害菌を攻撃排除したり、病原菌の増殖を抑えたり、免疫力をアップしたりして、感染症予防の第一バリアとして働きます。

⑤大腸の善玉菌は小腸の免疫機能をコントロールしています。

⑥善玉菌が産生した酵素が、さらに腸内での分解、消化、吸収、排泄などを応援しています。

⑦善玉菌の乳酸菌は、セロトニンやドーパミンの前駆体物質であるトリプトファンやフェニルアラニンなどの必須アミノ酸を作っています。他にも、善玉菌は100種類の内分泌

ホルモンの前駆体物質を作っています。
⑧悪玉菌が作るニトロソアミンなどの発ガン性物質を善玉菌が分解します。
⑨放射性物質が体内へ侵入しないように排除します。
⑩脳に働きかけ、心をポジティブにします。
⑪善玉菌が大量に存在すると、野菜や果物からアミノ酸を生産します。牛、オランウータン、パンダ、象などが強靱な肉体を維持できるのは、食べた草や果物からアミノ酸を生産できる腸内細菌の働きがあるからです。

(5)悪玉菌の働き

1　悪玉菌（有毒性）の有用性

①ビタミンを合成する
②病原性大腸菌（O－157）を殺す
③有害な病原菌を殺す

2　悪玉菌の有害性

①動物性タンパク質をエサにして増殖します。肉を多く食べる人ほど悪玉菌が多く増殖しやすくなります。

②悪玉菌が肉タンパク質から窒素（N）と硫黄（S）を含んでいるアミノ酸を産生するため、アンモニアや硫化水素、アミン、インドール、スカトール、フェノールなどの悪臭有害腐敗物質が発生します。アミンは亜硝酸塩（漬物やハム、ソーセージに使われている食品添加物）と結合し、ニトロソアミンに変化し、直接、大腸ガンの原因になります。インドールは腎臓の毒素、アンモニアは肝臓の毒素です。さらに、悪玉菌が産生した腐敗物質は血液を通じて全身に運ばれ、さまざまな病気の原因になります。臭いオナラだけでなく、臭い体臭の原因にもなり、しみや肌荒れ、吹き出物の原因にもなっています。

③免疫力が低下し、感染症やアレルギーを発症しやすくなります。

④白砂糖（ショ糖）や白砂糖を使った加工食品を多く摂ると、白砂糖が好物の悪玉菌や病原菌、ウイルスが増加します。

(6)中間菌(日和見菌)の働き

中間菌は独自性を持って働くのではなく、善玉菌か悪玉菌かのどちらか優位なほうへ傾き、加担します。

たとえば、善玉菌が2割、悪玉菌が1割の場合、中間菌（7割）は善玉菌側に加担するので、9割が善玉菌の働きをします。

これが腸内細菌の健全なバランス状態です。

逆に、悪玉菌が2割、善玉菌が1割の場合は、中間菌は悪玉菌側に加担してしまい、9割が悪玉菌の働きを行います。

その結果、腸内腐敗がどんどん進行し、精神的にも肉体的にもさまざまな病気が発症するようになります。

現代人の腸内細菌は、戦前までの日本人と比べて半減し、しかも、悪玉菌優位状態で腸内腐敗が進んでいます。

(7)腸内細菌が減少した原因

①善玉菌のエサとなる食物繊維（野菜）の摂取不足（半減）が原因で善玉菌が減少。しかも、年齢が下がる程、食物繊維の摂取が不足。
②本物の発酵食品の摂取不足が原因で善玉菌が減少。しかも、スーパーの発酵食品のほとんどが食品添加物まみれで熟成が極端に不足。
③抗生物質、医薬品、農薬、化学物質、食品添加物、抗菌グッズ、塩素（水道水）が腸内細菌を殺す。とくに抗生物質は、腸内細菌を強力に殺し、ダメージを与えるため、厚労省は3日間以上連続して処方しないように指導しているが、医療現場では無視されるケースが多い。

(8)悪玉菌が増殖した原因

①肉食の増加により動物性タンパク質（肉）の摂取が増えたが、その分解消化には長時間

（6～10時間）を要し、大量の消化酵素が消費されます。しかも、未消化のタンパク質が大腸内に長期間滞留することで、肉タンパク質が大好物のウェルシュ菌や大腸菌などの悪玉菌が大繁殖をします。

②食物繊維成分をまったく含まない肉の脂分がドロドロ状態で腸壁にへばりついたまま、長時間腸内に滞留します。それが便秘や宿便の原因となり、悪玉菌がいっそう繁殖します。

③白砂糖やトランス脂肪酸（コンビニ食、ファーストフード、ジャンクフード、スナック菓子、インスタント食品に含まれている）を多く摂ることで、悪玉菌が増加します。

④精神的ストレスが大腸にダメージを与え、悪玉菌が増加します。精神的ストレスが持続すると、いつも緊急状態のままでリラックスすることがなく、交感神経はいつも優位なままになります。腸の蠕動《ぜんどう》運動が低下し、便秘になります。腸内腐敗が進むため、悪玉腸内細菌も増殖します。その一方、極度な精神的ストレスは善玉菌にダメージを与えて善玉菌を減らすため、腸内環境はますます悪化します。これがうつ病の原因にもなります。

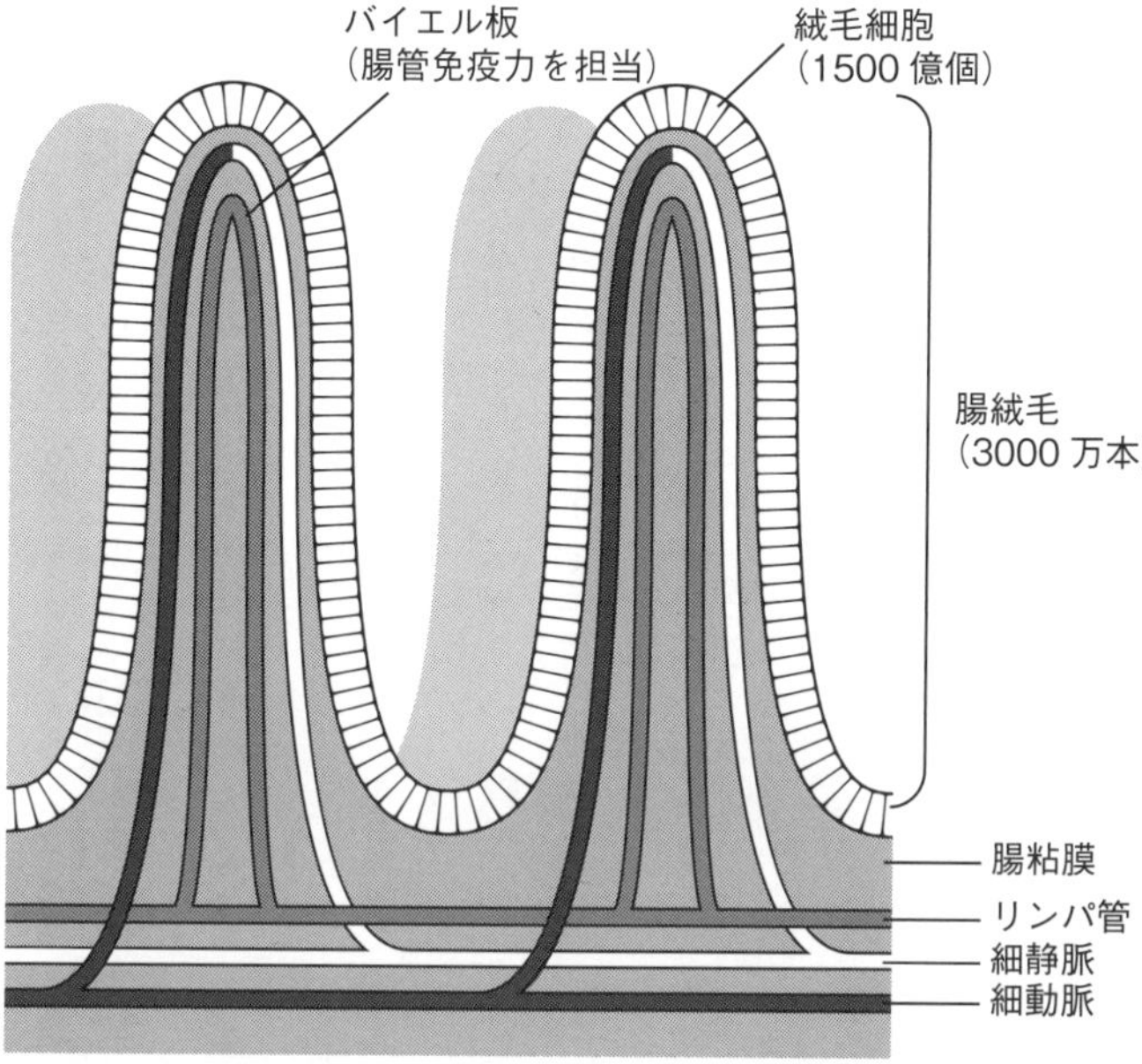

腸絨毛の断面図（絨毛細胞から分子レベルの栄養素が取り入れられる）

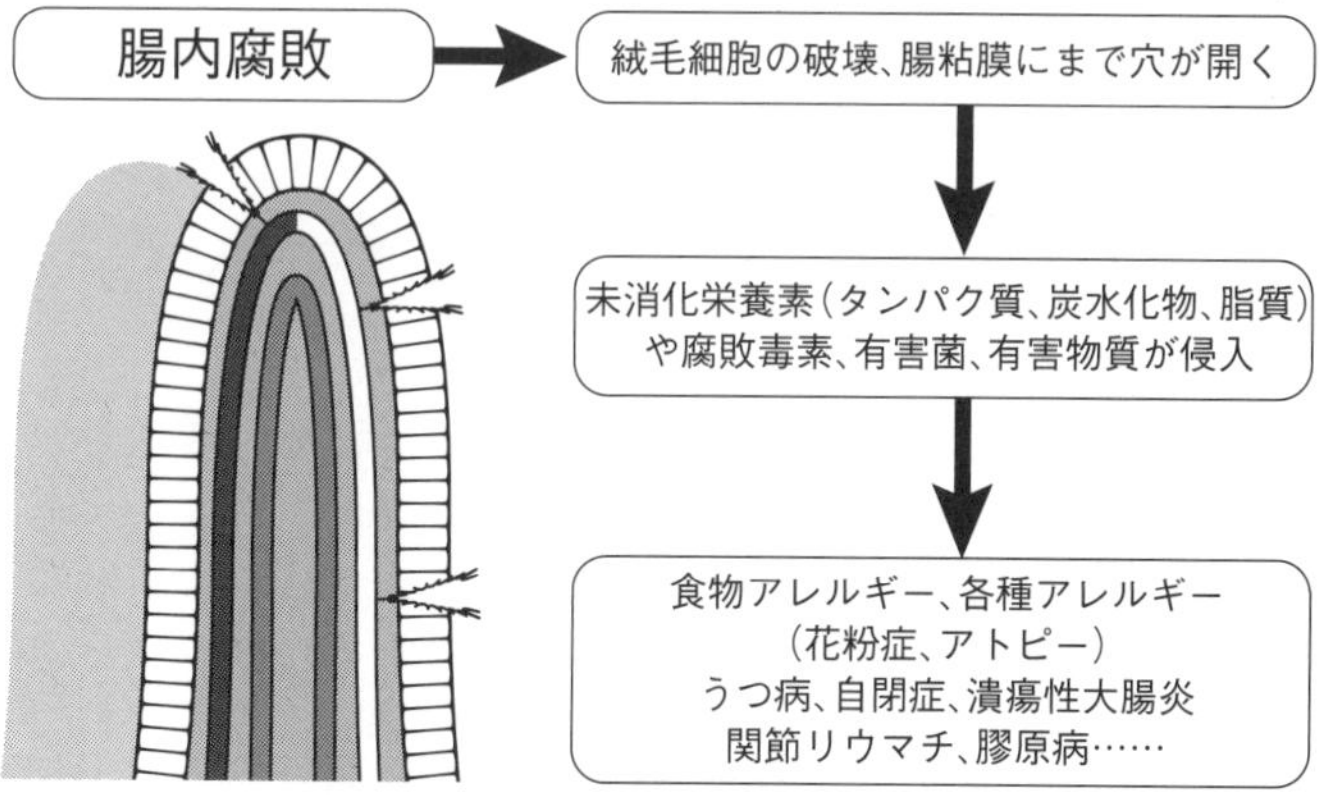

リーキーガット症候群（腸管壁浸漏症候群）

(9)腸内腐敗がもたらした現代病(奇病)

腸内腐敗が進行し、増殖した悪玉菌が大量に発生させるアンモニアや硫化水素、アミン、インドール、スカトール、フェノールなどの有毒物質によって腸壁に炎症が起こります。小腸の腸壁には、小さく分解消化されたアミノ酸、糖、脂肪酸、酵素、ビタミン、ミネラルなどの栄養素を血液中へ取り込む絨毛《じゅうもう》細胞がびっしり存在しています。広げればテニスコート1枚半分にもなります。その絨毛細胞の表面は、細かい網目状になっています。ところが有害毒素で腸壁に炎症が生じると、絨毛細胞が破壊され、腸粘膜にまで大きな穴が生じてしまいます。その穴から、未消化の栄養素や有害毒素、化学物質(食品添加物、農薬……)が侵入します。この現象をリーキーガット症候群(腸管壁浸漏症候群)といいます。

免疫細胞は、腸壁から侵入した未消化のタンパク質や炭水化物、脂質を異物(敵)と見なし排除しようと攻撃を加えます。

腸管には全身の免疫細胞(リンパ球、顆粒菌、マクロファージなどの白血球)の70%が集まっています。異物が体内に侵入しないために腸管に結集しているのです。絨毛組織内にはリンパ腺のバイエル板が張り巡らされており、免疫細胞が外から入ってくる敵を防ぐ防衛軍のようにして待ち構えています。これが腸管免疫の仕組みですが、食べた物にも反応してしまうと食物アレルギーが発症します。卵の未消化タンパク質に反応するのが卵アレルギー、そばの未消化炭水化物に反応するのがそばアレルギーです。

家庭や保育園、学校、外食で多くの肉や酸化した悪い油、トランス脂肪酸、食品添加物を摂るようになった子どもたちの腸内では腐敗が進み、腸年齢はすでに20歳も30歳も老化します。20代で腸年齢が平均45・7歳、30代で平均51・3歳になっているというデータも報告されています。年齢が低いほど腸内腐敗が進みやすいのですが、子どもたちを指導していても、もっとも腸内腐敗が進んでいるのが小中学生ではないかと思わされます。

腸内腐敗は、大人には自己免疫疾患という形で現れます。女性の場合はとくに関節リウマチや膠原病《こうげんびょう》として、男性の場合は潰瘍性大腸炎（クローン病）として現れます。これは、免疫細胞が、侵入した未消化タンパク質を外敵かどうかの区別がつかなくなってしまい、自分自身のタンパク質で形成する骨や内臓器官、大腸までも攻撃することで生じた奇病です。男性に多い潰瘍性大腸炎（クローン病）は、精神的ストレスも大きく影響しています。

自動車エンジンが排出する排気ガスと結合し、侵入した花粉を異物（外敵）と勘違いして、免疫細胞が攻撃を加えることで生じるのが花粉症です。これにも腸管腐敗が関係しています。全身の血液中に存在する免疫細胞も腸管腐敗の影響で異物に対して異常な反応をするようになります。気管や皮膚から侵入する異物を攻撃することで起こるアレルギー性疾患がアトピー性皮膚炎やぜんそくなどです。

⑽うつ病は悪玉菌がもたらした疾患

現在、我が国のうつ病患者は１００万人を超えています。さらに、うつ傾向を示している潜在的うつ病は１０００万人にも及んでいます。精神医療学界では、このまま推移すれば、20～30年後には国民の半数がうつ病を発症すると警告をしています。

現代社会は仕事や人間関係などが原因で精神的ストレスが大変強くなったといわれます。果たして、それだけが原因でしょうか。いつの時代もさまざまなストレスを抱えながら、人間は生きています。にもかかわらず、戦前までの我が国には、うつ病という病気はほとんどありませんでした。現代人は、それだけ精神的にヤワになってしまったのでしょうか。うつ病を扱う心療内科が誕生して10年あまりですが、今も心療内科が凄まじい勢いで増え続けています。どこの駅に降り立っても、真っ先に目に入る病院の看板が心療内科クリニックです。

うつ病の始まりは、「やる気が出ない」「不安を感じる」「気が滅入る」「倦怠感（だるい）がある」「眠れない」といった症状です。昔も今もさまざまなストレスの中で生きているのは同じでしょうが、なぜ現代においては、それがうつ病として発症してしまうのでしょうか。その最大の原因が、悪玉腸内細菌増加と善玉腸内細菌の減少によって腸内細菌のバランスが崩れ、腸内腐敗が深刻になっていることです。

現代医療では、うつ病の原因は精神安定ホルモンのセロトニン分泌の不足にあると考えられています。しかし、「腸と脳」の関係に関するこの10年あまりの最先端の研究で、実は腸内細菌が産生する神経伝達物質が脳に多大な影響を与えていることがわかってきたのです。詳しく見てみましょう。

1　セロトニン不足

「覚醒・精神安定」のホルモンと呼ばれるセロトニンは、太陽の光を浴びる朝から分泌され、日暮れとともに分泌が止まります。朝日を浴びると、頭がすっきりして爽快な気分となり、「よし！　今日もやるぞ！」とやる気や集中力が増すのは、セロトニンが分泌されるからです。

ところが残念ながら、現代人にはこのセロトニンが不足している人が多いのです。その原因は、生活習慣の乱れと善玉腸内細菌の減少によってセロトニンの分泌が低下していることにあります。

セロトニン不足は夜の睡眠不足にもつながります。うつ病やうつ状態になる人々の多くが、夜になっても眠くならない、床に入っても頭が冴えて寝つきが悪い、やっと寝つけたと思っても何度も目が覚めてしまう、結局朝の目覚めが悪くスッキリ早く起きられないと訴えます。

それは、日中のセロトニン分泌が少ないと、睡眠ホルモンとも呼ばれる内分泌ホルモンのメラトニンの量も減ってしまうからです。

睡眠を促進するメラトニンは、夜のうちに分泌されます。睡眠時間を安定させる体内時計の役割を果たしますし、子どもにとっては夜間の睡眠中にしっかり成長ホルモンとしての働きをし、大人にとっては若返りホルモンとしての働きをします。また、1日の疲労を取る修復ホルモンとしての役割も果たします。

メラトニンは夕方暗くなると分泌が始まり、午後10時から午前2時の間が分泌のピークを迎えます。その後、朝には分泌が止まります。寝室を暗くすることもメラトニン分泌量を増やすコツです。何よりメロトニンの量は日中のセロトニンの量に比例するので、セロトニン不足を防ぐことも大事です。

【コラム】精神安定をコントロールするセロトニンは腸で作られる

昼間の覚醒を促すセロトニンと、夜間の睡眠を促すメラトニンはそれぞれ、昼間優位になる交感神経と夜間優位になる副交感神経に交互に働きかけています。つまり、セロトニンとメラトニンは自律神経のバランスに大きな影響を与えているのです。

実は、メラトニンはセロトニンから合成されて作られています。さらに驚くべきことは、セロトニンは脳ではなく、腸で作られ、そのほとんどは腸に存在しています。生物進化上、腸こそ「第一の脳」だったからです。しかも、その90％が小腸にあり、夜間に活発に働いています。残り8％のセロトニンは血液の血小板内にあり、脳に存在するセロトニンは全体のわずか2％にすぎません。

夜、メラトニンがしっかり分泌され、ぐっすり睡眠をとっていると、その間に腸ではセロトニンが作られています。朝日を浴び目覚める頃から、そのセロトニンの分泌が始まり、精神的にも肉体的にも覚醒して日中の活動を促す仕組みになっています。

セロトニンの生産が少ないと自律神経失調症になり、うつ状態やうつ病にもなります。セロトニンが不足すれば、セロトニンから合成されるメラトニンも不足します。セロトニンとメラトニンの不足は、そのまま自律神経のバランスを崩すことにつながり、自律神経失調症をもたらします。その結果、うつ状態やうつ病になります。現代人にうつ状態が増えている原因がここにあります。また、子どもたちの無気力感や集中力の欠如、多動性、落ち着きのなさなどの原因にもなっています。

逆にセロトニンの生産が多い人は、腸がきれいで善玉腸内細菌が多い人です。セロトニンが多いとメラトニンも多くなり、睡眠を十分取ることもできます。日中は、精神が安定、充実し、やる気十分です。

セロトニンの90％が腸に存在すると述べましたが、腸内腐敗がひどくなるにつれて、腸内におけるセロトニンが不足となり、脳のセロトニン不足を招いています。

セロトニンは、トリプトファンというタンパク質から分解された必須アミノ酸から合成されます。大豆類や豚肉に多く含まれています。ところが、豚肉は日常的に多く摂れば、その脂分が腸内をドロドロ状態にします。おまけに、豚肉のタンパク質（牛肉も同様）を恰好のエサとする悪玉腸内細菌を増やし、腸内腐敗をもたらします。

一方、トリプトファンを摂り入れるのに良い納豆や豆腐などの大豆食品摂取が昔と比べ、現代人は減少しています。さらに、トリプトファンからセロトニンを合成するにはビタミンB群の働きが欠かせません。このビタミンB群は、食品から摂取するだけでは足りません。もっとも多くダイレクトに産生しているのが善玉腸内細菌です。

ところが現代人は、この善玉腸内細菌が不足しているため、この点でもセロトニン合成が間に合っていません。大豆タンパク質と食物繊維中心の食事に切り替えれば、善玉腸内細菌を増やすことができますし、結果的にセロトニンを増やすこともできます。

善玉腸内細菌が多いと、腸内細菌全体の7割を占める中間菌（日和見菌）も善玉菌として働きますから、セロトニンはもちろん、幸せホルモンといわれるベータエンドルフィンの分泌にも貢献してくれます。これらは、どちらもストレスを和らげる抗ストレスホルモンです。

逆に悪玉腸内細菌が増加すると、中間菌（日和見菌）は悪玉菌として働き、さまざまなストレスホルモンを合成します。ストレスホルモンとは、闘争ホルモンのアドレナリンや恐怖ホルモンのノルアドレナリンなど精神的ストレスをもたらすホルモンです。不安、心配、あせり、恐怖、焦燥感、イライラ、キレるなどのネガティブな感情を引き起こします。野菜や海藻、果物をあまり食べず、肉や揚げ物、ファーストフードばかり毎日食べている人には、その傾向にあります。これには、動物性タンパク質の多い食べ物のせいで酸性体質になっていることも関係しています。

2　腸内細菌が人の心にダイレクトに影響を与えている

人間の大脳には、全体で1000億個以上の神経細胞が存在し、ネットワークを張り巡らし、情報交換をしています。一方、腸には1億個もの神経細胞が存在し、腸管の周囲を覆い、ネットワークを張りめぐらせています。これを「腸管神経系」といい、脳についで2番目に多い神経細胞はちょうど犬の脳の神経細胞の数と同数です。

腸の1億個の神経細胞の中で、大脳の1000億個の神経細胞とつながっている神経細胞はわずか5000個しかありません。それ以外の腸管神経は大脳とは独立した神経系を組織していて、まさしく「腸脳」としての働きをしています。だから、私たちの脳の意志で腸脳をコントロールすることはできません。

腸脳は、大脳からの神経伝達経路とは異なる「迷走神経」という直通回路を使いダイレクトに大脳に働きかけています。善玉腸内細菌が合成するセロトニンもベータエンドルフィンなどの抗ストレスホルモンもダイレクトに大脳に働きかけています。一方、悪玉腸内細菌が合成するアドレナリン（闘争ホルモン）やノルアドレナリン（恐怖ホルモン）などのストレスホルモンも、ダイレクトに大脳に働きかけることができるのです。

⑾悪玉菌が作る毒素が「自閉症」の原因

２０１５年2月に放映されたＮＨＫスペシャル『腸内フローラ解明！　驚異の細菌パワー』の中で、自閉症に腸内細菌が関わっている説が紹介されました。米国のカリフォルニア工科大学のイレイン・シャオ博士が２０１３年に発表した論文です。

従来は、自閉症はじめ、さまざまな脳の発達障害の原因として幼児期に打ったワクチンに含まれる有機水銀やアルミニウム塩、環境中にある水銀やカドミウムなどがその原因として挙げられていました。これらが神経細胞に蓄積され脳障害や神経障害を引き起こしているからです。

シャオ博士は腸内細菌が作り出す「４ＥＰＳ」という毒素も自閉症の原因になっていることを発表しています。マウスの実験で、腸壁（絨毛細胞）に隙間が空いているマウスには腸内細菌が作る「４ＥＰＳ」という毒素が腸壁へ侵入し、血液中に流れ込むために、「４ＥＰＳ」が正常なマウスの80倍にまで増えていることがわかりました。このマウスは１分間に正常マウスの３分の１しか鳴き声を発せず、コミュニケーション障害を起こしていることがわかりました。

ところが、別の腸内細菌が産生する整腸剤（バクロテロイデス・フラジリス）をこのマウスに与え続けたところ、症状は改善しました。これを人間に置き換えてみれば、悪玉腸内細菌の増殖で腸内腐敗を起こし腸壁に穴が開き、悪玉腸内細菌が生み出す「４ＥＰＳ」が血液中に侵入すると、自閉症になる可能性が考えられます。逆に善玉腸内細菌が多ければ、腸内腐敗は生じず、「４ＥＰＳ」が血液中に入ることはなくなります。

他にも、自閉症と腸疾患の関連を指摘する研究が増加しています。米国疾病予防管理センター（ＣＤＣ）によると、自閉症児が慢性的な下痢や便秘を体験する確率は健常児よりも３・５倍以上高いという報告があります。

米国アリゾナ州立大学の研究者らが、自閉症児と健常児から採取した便中の腸内細菌を分析した結果、自閉症児の腸内細菌の種類がとても少ないことがわかったと報告しています。

また2016年、「福井大学子どものこころの発達研究センター」の栃谷史郎特命助教授が率いる研究チームは、腸内細菌が少ない母親から生まれた子どもに発達障害が現れる可能性があることを、妊娠マウスの実験が示したと報告しています。

⑿腸内腐敗による「腸脳」の休眠と精神力低下

先述したように、小腸壁には1億個もの神経細胞が存在し、「腸脳」の役割を果たしています。「人体にとって、食べて良いものか悪いものか」「今、自分の体に必要な微量元素（ミネラル）やビタミン、酵素などを含む食物は何か」などと、直感で判断しているのが腸脳です。

残念ながら、大脳の神経細胞とつながっている腸脳の神経細胞はわずか5000個しかありませんから、余程きれいで研ぎ澄まされた神経でない限り腸脳の直感力（＝腸感力）

唯一、飲んで腸内環境を整え、健康に良いお酒は寺田本家（メーカー名）の「五人娘」などの発芽玄米酒です。これは、無農薬玄米を生発酵させ、加熱殺菌せずに生のまま販売している自然酒です。

【コラム】腸内環境の形成過程

母体内にいる胎児はまったくの無菌状態にあります。出産時に産道を通過する際に初めて、母親の常在菌をもらいます。その後、母乳やミルクからのビフィズス菌が赤ちゃんの腸内に定着し増殖します。さらに、母親とのスキンシップや、家族、周囲の環境との接触を通して多種多様で大量の菌を取り込み、腸内細菌が定着していきます。

幼児期の砂遊びやペットとの触れ合いなども大切で、5歳頃に腸内細菌をはじめとする人体常在菌は定着します。定着した腸内細菌の形態や種類は、誰一人同じ指紋を持たないように、あるいは個性も顔も違うように違います。もし似ているとしたら、母親の腸内細菌でしょう。ですから、母親が独身時代から、いい加減な食生活をし、腸内環境が腐敗していると、生まれた子どもの免疫力が低く、アレルギーなどを発症しやすくなります。

また、帝王切開や極度の潔癖な清潔環境でも常在菌の定着と繁殖が乏しくなり、免疫力が低下し、病原菌やウイルスによる感染症にかかりやすい子どもになります。

テレビコマーシャルなどで、清潔こそ健康にいいことであり、そのためには抗菌グッズや消臭スプレー（ファブリーズなど）、殺菌スプレー、防虫スプレーなどが有効であると宣伝していますが、それらは農薬系の化学物質まみれのため、人体常在菌（腸内細菌や皮膚常在菌など）を殺してしまいます。

5歳以降に、どんなに生きた発酵食品を食べても、発酵菌そのものが腸内に棲み着くことはなく、ましてや繁殖はしません。いかにも発酵菌が腸内に定着するかのごとくコマーシャルしているものもありますが、あくまで、すでに腸内に常在している腸内細菌のエサとなったり、腸内環境を整えるためのものです。

安易に抗生物質や農薬野菜、食品添加物入りの食品を摂って腸内細菌を殺さず、肉や酸化した油類を摂り過ぎて悪玉菌を増やさないことです。

それぞれの民族には数千年以上継承してきた食の伝統がありますが、その違いが腸内細菌の形態にも大きな違いをもたらしています。たとえば、日本人のみ縄文時代から食べてきたわかめやこんぶなどの海藻を分解する腸内細菌は、日本民族の腸内にしかいません。

ですから、海外で生活するときは１００％一気にその国の食文化に変えてしまうことは、腸内細菌にとって大変危険なことです。イチローがメジャーリーグで長く活躍できるのも、ハンバーガーなどの米国食にせず、あくまで日本からの食材にこだわり続けているからです。他のメジャーリーガーになった日本人選手の多くが故障したのも、すぐに米国の食生活に変えてしまったことが原因の一つだと考えられます。

4章　体内に蓄積する化学物質はすべて毒

農薬を飲めば即死します。環境汚染で生じた水銀による水俣病やカドミウムによるイタイイタイ病など、劇毒や猛毒の化学物質がもたらす被害は周知の事実です。

毒は農薬だけではありません。自然界に存在しない化学物質はすべて、人体内に侵入したら蓄積し続けて毒となり、じわじわとさまざまな病気をもたらします。たとえば、農薬、食品添加物、医薬品、化学肥料、放射性物質、環境ホルモン（ダイオキシンなど）、抗菌剤、殺菌剤、消臭剤、重金属など、さまざまな化学物質が私たちの日常生活に溢れています。どれも大量に飲めば即死しますが、致死量に達していないし、法律の許容量内だからといって毎日の食事や飲料、日常生活用品から日々摂り入れながら人体内に蓄積され続けると、化学物質は数年、数十年の年月を経て病気の原因となります。

とくに農薬、食品添加物、除草剤、医薬品の多くは石油性製品のため、体内に入ると脂肪に溶け込み、体内脂肪に溜まり続けます。さらに、脂質（コレステロール）が６割を占める細胞膜や、細胞内に存在するＤＮＡを覆う細胞核膜を通過して細胞核へ侵入し、蓄積されます。当然、ＤＮＡは傷つき、ガン細胞化します。

脳の神経細胞をはじめ、脊髄や中枢神経の神経細胞、さらに60兆個の全身細胞まで伸びる末梢神経の神経細胞も、６割が脂質（コレステロール）から構成されています。その神経細胞に化学物質が侵入し、溶け込み、蓄積します。

脳から末端の細胞まで、その間の情報のやり取りはすべて神経細胞を通して行われます。ところが、神経細胞に化学物質が蓄積されると、情報をやり取りするための電気信号や神経伝達物質の流れを妨害するために、さまざまな脳機能障害や神経機能障害が生じます。それが、子どもたちの自閉症、多動性障害、注意欠陥性障害、学習障害、各種発達障害、大人の脳の衰え、認知症などに影響しています。

(1) 農薬

本書を手に取っている方ならば、いうまでもなく「農薬は危険な劇薬！」であることをご存じのはずです。しかし、おそらく98％近くの人々は毎日食べる野菜や果物に含まれる農薬の危険性の本当の怖さを実感していないと思います。

事実、本気になって無農薬野菜にこだわって農作物を栽培したり、徹底して無農薬の作物を購入している人は本当に少ないのが現実です。私は、農家で生まれ、大学へ進学するまでは田舎で育ち、父と母が育てた無農薬野菜が当たり前と思って過ごしました。キャベツも白菜もトマトも虫食いが当たり前で、ナスもキュウリも形が不揃いで、ひん曲がっていても気にせず食べていました。

私の田舎は愛知県西三河地方の旧額田町（現在は岡崎市に吸収合併）で、日本一美味しい額田ナスの産地です。毎週1回農薬撒布し続ける農家もありますが、害虫が発生して止むを得ず1回だけ弱い農薬を撒布する農家や、まったく無農薬を貫き通す農家があります。前者は大規模栽培し、市場を通して大手スーパーで販売されるナス生産農家です。後者は、自分たちと身内だけで自家消費するためだけに作っている小規模農家です。私の父も母も後者でした。

父がまだ若い頃は市場へ出すほどの規模で生産していましたが、農薬は使いませんでした。しかし、形が揃い、市場に出せるナスは半分しか収穫できません。不揃いなものは私が週1～2回通って全部とって、親戚や友人たちにまで配って回っていました。その量があまりに多過ぎて、周囲は困っていたようですが。

現在は、父も92歳になり、身内が食べるだけなので、さすがに生産量も少量になりました。私も楽になりました。

一般に、大手スーパーの店頭に並ぶ野菜と、農家の自家消費用の野菜では農薬の量が何十倍も違います。たとえば、トマトを大規模生産する農家は、ビニールハウスで栽培し、毎週農薬撒布をし、青いうちに収穫します。私の父が作るトマトは雑草の中に隠れる状態でまったくの自然栽培方法ですが、真っ赤に熟してからもぎ取ってきて食べます。太陽光をいっぱいに浴びて育ったトマトは完熟して美味しいですし、ポリフェノールなどの抗酸化物質（フィトケミカル）やミネラル、ビタミンがたっぷりです。

自然栽培や無農薬栽培の野菜は、一目見ればわかります。ですから、私はスーパーの店頭に並ぶ野菜は怖くて絶対に手を出しません。毎週のように農薬を撒布している農家の人々は、劇薬としての農薬の危険性を知っているからこそ、自分たちが自家消費する野菜は別に作ります。もちろん、農薬を使わないか、もしやむを得ず使うことがあっても弱い農薬を1～2回撒布する程度です。

しかし、市場に出回る大量生産の野菜の栽培では、必ずマスクとゴム手袋をはめ、吸引しないように、皮膚にも触れないように完全防備して農薬を撒布します。虫食いがなく、形も揃い、市場でより高い値で売れるように、収穫までに農薬を20回も30回も撒布します。

安全な野菜を手に入れたいなら、自分で栽培するか自然食品店で購入するか、少なくとも農協スーパーや地元スーパーでの地場野菜コーナーで、生産者名や顔写真入りの無農薬野菜か超減農薬野菜を探して購入するしかありません。

農薬には殺虫剤、殺菌剤、除草剤があります。戦後、日本にも普及した農薬は有機リン系や有機塩素系の殺虫剤で、とくに1960年代から広く全国的に使われるようになりました。それにつれて、さまざまな農薬汚染や農薬被害が生じるようになりました。

農薬の神経毒が害虫の神経系や呼吸器系に作用して神経信号の伝達を阻害して殺します。これは神経ガスのサリンも同じです。殺されるのは虫だけではありません。農薬での毒殺事件が戦後多くあったように、農薬は人間にとってもまさに毒薬そのものです。

その後、2000年代に入ると、ネオニコチノイド系殺虫剤が農薬として広まり始め、今や農薬の主流となっています。ネオニコチノイドとは、タバコに含有される猛毒ニコチンに似た構造と作用を持つ神経毒物質で、新型の農薬です。昆虫の神経系を冒し、神経情報を遮断することで昆虫を殺します。これが世界的に普及し始めるやいなや、世界中でミツバチの大量死の現象が見られるようになり、世界的事件となりました。米国では、2006年10月からミツバチが一夜にして忽然と姿を消す怪奇現象が全米で多発しました。なんとわずか半年間で全米のミツバチの4分の1、240億匹近くが消滅してしまったのです。まるで神隠しにでもあったかのようでした。

米国のみならず、カナダ、欧州全土、台湾でも同様な現象が生じました。我が国でも2005年、2006年に岩手県や山形県で、2007年には宮崎県などでミツバチの大量死が見られました。どこの地域でも、それまでの有機リン系殺虫剤の農薬からネオニコチノイド系殺虫剤農薬に切り替えた途端に生じた現象でした。

大量死したミツバチの死骸からネオニコチノイド系農薬が検出されたことで、フランスでは2006年4月、最高裁がネオニコチノイド系農薬の使用禁止を裁定し、フランス政府は販売を禁止しました。ついで、デンマークも販売禁止を決定しました。同様にオランダもドイツも。

ところが日本では、2005年の岩手県下全域でのミツバチ大量死の犯人がネオニコチノイド系農薬であることが科学的に特定されたにもかかわらず、完全に黙殺されました。死ぬのはミツバチだけではありません。他の昆虫も同様です。人間でさえ吸った場合、神経伝達回路を阻害され、神経麻痺を引き起こし、無気力になります。さらに呼吸困難や運動神経の鈍化、痙攣などが生じます。

ネオニコチノイド系農薬の散布は農家の畑や果樹園で撒布されるだけではありません。ラジコンヘリによる空中大量散布が全国の稲作で集中的になされています。農業以外にも家庭用殺虫剤、ペット用殺虫剤としても使われています。

日本で使用される農薬の量は世界の1割を占め、狭い国土を考えればダントツ世界一の使用量です。農家やその周辺の人々にとっては口や鼻から吸い込むことがもっとも危険ですが、ネオニコチノイド系は水溶性のため、どんどん土壌中に蓄積します。それを作物が根から吸い上げますから、果実や野菜の中に蓄積され続けます。その農薬は洗っても落ちません。それが食べることで体内に入ると、人間の脳に蓄積され続け、神経回路が侵され、無気力感やうつ的傾向などの影響がジワジワと現れてきます。それだけではありません。ネオニコチノイド系農薬には、発ガン性のある添加物が配合されており、国際機関のＩＡＲ

C（国際がん研究機関）やNTP（米国国家毒性プログラム）が警告しています。

私の知る大量生産農家には、マスクやゴム手袋をしていても毎年体内に侵入した農薬で神経や脳が冒され、原因不明の神経性の病気やガン（肝臓、腎臓）が発症したり、認知症が進んだり、関節リウマチや膠原病《こうげんびょう》になったりする人が多くいます。

除草剤については、大農法の米国ほどでないにしても、我が国でも規模の大きい農家ではまだまだ多く使われています。テレビコマーシャルでお馴染みの除草剤「ラウンドアップ」は、ベトナム戦争で米軍機が撒き、一夜にしてジャングルの葉を枯らした悪名高いモンサント社の枯れ葉剤をルーツに開発されたものです。ベトナムでは多くの奇形児が生まれましたが、空中散布した米軍側にも奇形児が生まれ、国際的な大問題になりました。

全国の農協やホームセンターには、どこへ行っても店頭に「ラウンドアップ」が整然と並び、圧倒的シェアを誇っています。国の制限基準値を守っているといっても、日々体内に蓄積して、子どもからお年寄りに至るまで脳障害と神経障害を確実にもたらします。私は、そのことを多くの人々への指導を通して痛切に実感しています。

農薬が体内に蓄積すると、それを解毒する肝臓や腎臓の負担が大きくなります。長年蓄積し続けると、肝臓不全や腎不全、肝臓ガン、腎臓ガンなどの原因になります。

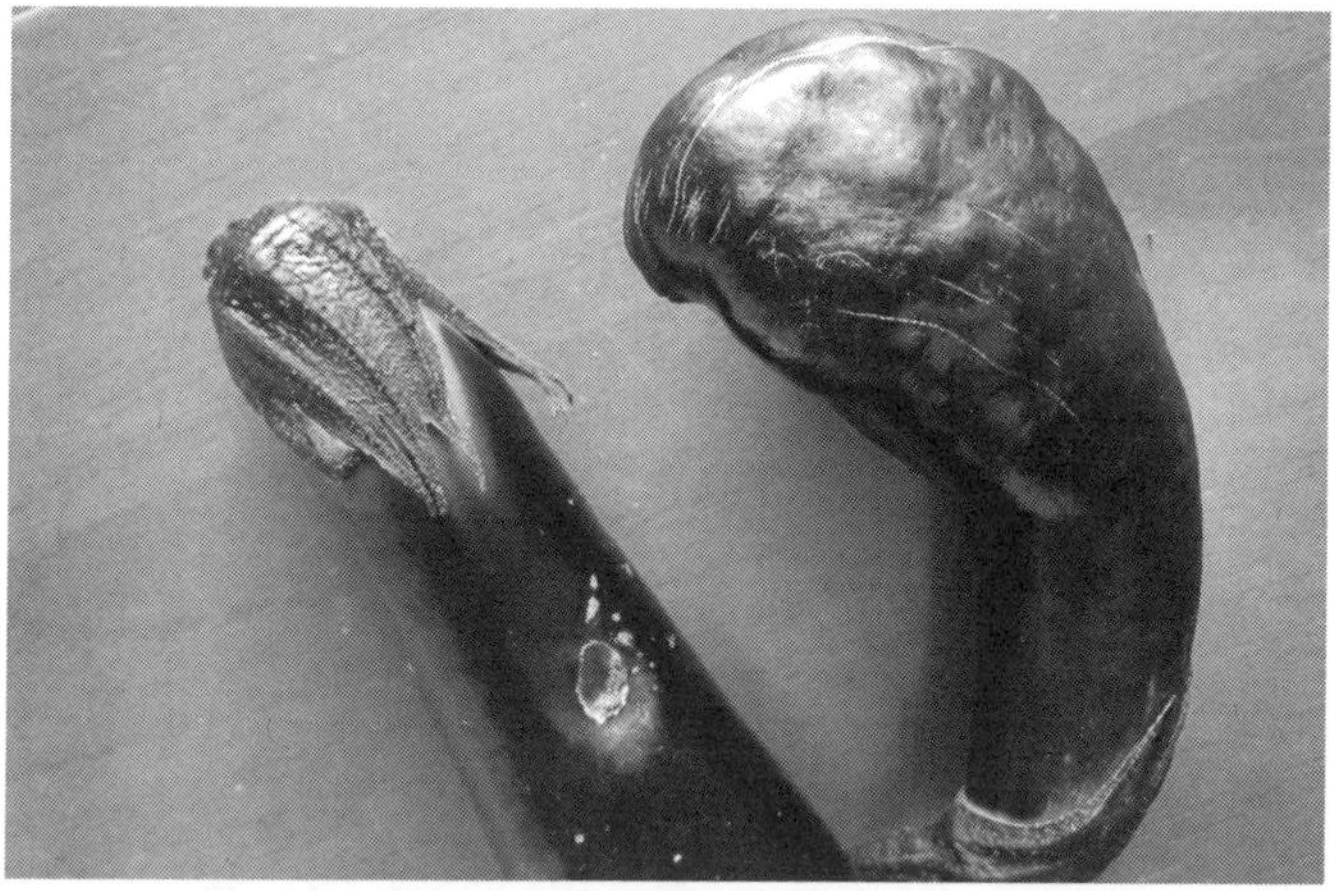

8月すべてのナスが虫に喰われ、木が枯れかかった

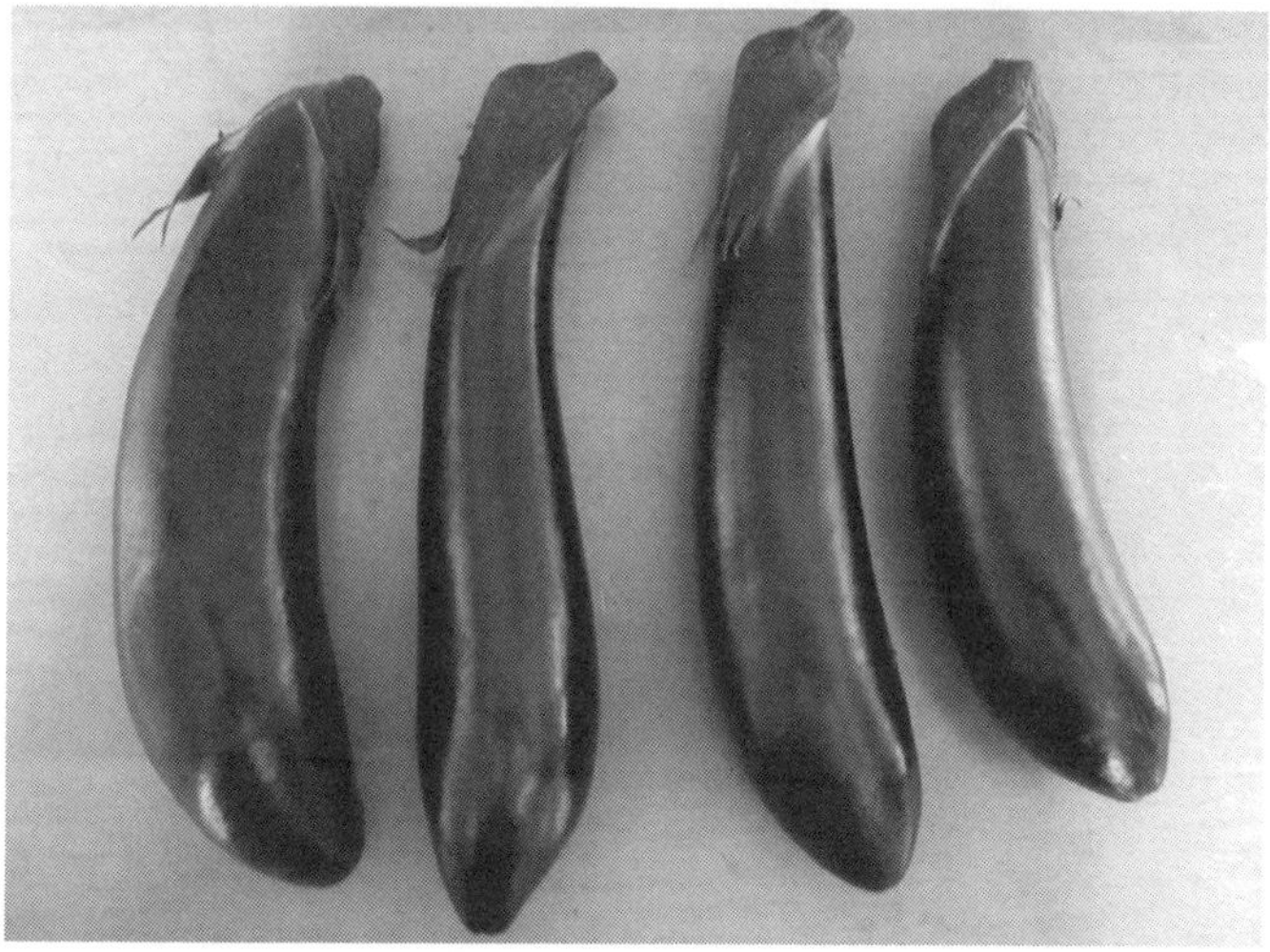

天然農薬撒布後：すべてのナスの木が蘇り、きれいな美味しいナスが10月末まで収穫できた

日本政府も、フランスやデンマーク、ドイツ、オランダや北欧（スウェーデン、ノルウエー）のように農薬の使用を禁止すべきです。日本のみが米国の農薬メーカーのいいなりになって、無条件に使っています。私は、父の畑に害虫が現れたら、国有林の木曾檜や青森ヒバ、秋田杉などの精油を1000倍希釈した100％天然の無害な天然農薬を使っています。それが植物の成長を促し、土壌を改良します（JAS有機認定）。大きく育ち、美味しくて安心安全で食べられます。おまけに、ウイルスや病原菌、腐敗菌を殺し、有害虫を駆除する一方で、土壌中の有益微生物を増加させます。微生物が生み出したミネラル、ビタミン、アミノ酸などさまざまな栄養素が土壌中に増えています。もちろん、ミミズも以前より増えてきました。

名古屋地域では、本書監修の岡田恒良先生（医学博士）が中心となり、「無農薬野菜を食べよう！」という市民運動を広く展開しています。消費者の1割が目覚めれば、国も農協も大手スーパーも一気に変わってくるでしょう。

米国のロックフェラー一族はじめ大富豪たちが住むウェストチェスター（ニューヨークマンハッタンから1時間程北部の森の都市）のスーパーに並ぶ野菜や果物は無農薬ばかりです。自分たちが製造し、国内外に販売するラウンドアップ（除草剤）やネオニコチノイド系殺虫剤（農薬）などを使って栽培した野菜や果物は絶対に食べません。

(2) 食品添加物

半年間放置しても、なぜマクドナルドハンバーガーは腐らないのでしょうか。大量の防腐剤や酸化防止剤、トランス脂肪酸、食塩が使われているからです。マクドナルドのパンの原材料を掲載してみます。

・マクドナルドのパンの原材料：濃縮小麦粉（漂白小麦粉、大麦麦芽粉、ナイアシン、還元鉄、硝酸チアミン、リボフラビン、葉酸、酵素）、水、高果糖コーンシロップ（HFCS）、砂糖、イーストフード、大豆油（部分水素添加大豆油の場合あり）

・2%以下の添加物：塩、硫酸カルシウム、小麦グルテン、硫酸アンモニウム、塩化アンモニウム、パン生地調整剤（ステアロイル乳酸ナトリウム、ダーテム、アスコルビン酸、アゾジカーボンアミド、モノ&ジ・クリセリド、エトキシ化モノグリセリド、第一リン酸カルシウム、酵素、グアーガム、過酸化カルシウム、大豆粉）、プロピオン酸カルシウムとプ

ロピオン酸ナトリウム（保存料）、大豆レシチン

添加物が含まれているのはマクドナルドだけではありません。コンビニ食品、スーパー食品、ファーストフード、駅弁、全国の土産物などにも大量の食品添加物が入っています。葬儀会社の社長たちが「現代人の死体は、すぐには腐らない！」といいます。それだけ、防腐剤や酸化防止剤が体の中に蓄積されているからだと思われます。

国民の多くが何ら疑うことなく、コンビニやスーパーで食品を購入して、毎日口にしていますが、食品添加物の一人あたりの年間摂取量は４kgを超えています。とくに若者のコンビニ利用者の場合は５～６kgにも及んでいる可能性があります。もし、これを一度に摂取すれば当然即死します。

1　食品添加物の種類

食品添加物は、昭和21年から米国の食品化学企業が製造し、22年から我が国へも入ってきました。現在、１万数千種類にも及び、その数は年々増加しています。私たちの身の回りにある食品の中に含まれる主な食品添加物は約１５００種類あります。

食品添加物には、①毒性を持ち、危険性のある合成添加物、②毒性は比較的少ない天然添加物、③まったく無害な一般飲食添加物の3種類があります。

①合成添加物（化学合成添加物）

431品目が認可され（2013年2月）、その後も増加中です。多くが石油精製物質であり、自然界にはまったく存在しない化学合成物質です。たとえば、タールから作られたものには赤色102号や黄色4号などの着色料、防カビ剤のOPPやTBZ、イマザリル、砂糖の数百倍もの甘味のあるカロリーオフ人工甘味料のスクラロースやアセスルファムKなどがあります。また、酸化防止剤などのBHA（プチルヒドロキシアニソール）やBHT（ジブチルヒドロキシトルエン）など合成添加物も多くあります。種類を大別すると以下のようになります。

・酸化防止剤…酸化を防止する
・甘味料…甘味をつける
・保存料…保存性を高める
・着色料…着色をする

・発色剤…黒ずみを防ぎ、色を鮮やかに保つため
・防カビ剤…カビの発生や腐敗を防ぐため
・糊（増粘剤、ゲル化剤、安定剤）及び増粘安定剤
どれも毒性が強く、分解されずに人体内をグルグルめぐり、異物として体内に溜まりやすいものばかりです。脳毒、神経毒のみならず、発ガン性の疑いが強いものもあります。

②天然添加物

３６５品目が認可されていて（２０１３年2月）、減少傾向にあります。自然に存在する成分を真似て化学合成して作ったものであって、名前の通り天然に存在するものではありません。あくまで化学合成物なのです。毒性は比較的少ないものの、大量に摂取すると有害性を持ちます。天然添加物と銘打っていても人工的に合成された純粋な化学物質であるため、大量に摂取したり、何種類も一度に摂取すると、体に有害な影響を与えます。

天然添加物の代表例は調味料（アミノ酸等）です。旧名は誰しもご存知の「味の素」です。うまみ成分として、もっとも多くの食品や菓子などに入っている調味料です。戦後、多くの食品や菓子などに入っていました。

戦後長く、どこの家庭の台所にもありましたが、あくまで化学合成調味料であるため、多く摂ると体に良くないことがわかり、ほとんどの食卓から消えました。正式な名称はL-グルタミン酸ナトリウムで、魚などに入っている自然のうま味成分のグルタミン酸とは違い、化学合成で自然の成分に真似て作ったうまみ成分です。米国のサール兵器会社が開発した化学物質で、味の素株式会社が日本での製造販売権を取得しました。

家庭から消えた代わりに、現在は「調味料（アミノ酸等）」と表示され、多くの食品に使用されています。年間10万トンも生産され、国民一人当たり年間1kg摂取するほど多くの食品に使われています。この調味料が入っていないと美味しさを感じないほど、日本人の舌は慣らされてしまいました。カップ麵や、インスタントラーメン、ポテトチップス、スナック菓子、スーパーやコンビニの弁当やおにぎり、加工食品、だしの素、スープの素、パスタソース、味噌や醤油など多くの食品に入っている「うまみ成分」です。しかし、多く摂り続けると、脳に蓄積され、脳力が低下し、集中力や落ち着きがなくなることもあります。もし、一度に大量に摂ると心臓発作を起こします。

最近は、この調味料が中国でも製造され、日本に入ってきています。それが日本人の食生活に大量に入り込んできているため、合成添加物並みに危険です。極力避けることが大切です。腸脳が正常な人は、この調味料（アミノ酸等）に後味の悪さを感じます。ほとんどの人が美味しいと感じて騙されています。

③一般飲食添加物

これはまったくの自然な添加物で無害です。

2　発ガン性や神経障害、アレルギーをもたらす危険な合成添加物

①発色剤「亜硝酸Ｎａ（ナトリウム）」

明太子や肉は、空気に触れていると黒ずんでしまいます。亜硝酸Ｎａを添加することで化学変化し、きれいな赤色を長期間保ちます。しかし、亜硝酸Ｎａは、食肉などに含まれるアミンと結びつき、強い発ガン性物質であるニトロソアミン類に変化し、胃ガンや肝臓ガン、腎臓ガンなどの原因になります。

◎発色剤「亜硝酸Ｎａ」が使われている食品：コンビニのおにぎり・弁当、駅弁、コンビニやスーパーのサンドイッチ、スーパーの明太子・たらこ、コンビニの明太子・たらこおにぎり（ただし、鮭、梅、こんぶのおにぎりには入っていない）、明太子パスタ、コンビニ

のハムサンド・ハムカツサンド、コンビニとスーパーの弁当の中のウインナーソーセージ、ハムメーカーのハム・ウインナーソーセージ・ベーコン・サラミ（ただし、信州ハムは、亜硝酸Ｎａを使っていない）

コンビニの中では、「セブンイレブン」は亜硝酸Ｎａを使っていません。他のコンビニよりは消費者への健康志向があるようです。私は止むを得ず購入する場合は「セブンイレブン」で探します。

注：コンビニ弁当の多くは20種類以上の添加物が使用されています。とくに揚げ物（天ぷら・コロッケ）には有害な過酸化脂質が含まれています。

②着色料「カラメル色素」

カラメル色素には、デンプンや炭水化物（糖質）を単に熱処理などをしたカラメルⅠとⅡ、及びアンモニア化合物や亜硫酸化合物を加えて熱処理などをしたカラメルⅢとⅣがあります。カラメルⅠとⅡは毒性が見られませんが、カラメルⅢとⅣは発ガン性が強く疑われています。米国の動物実験では発ガン性が確認されました。カラメルⅢとⅣに使われるアンモニア化合物が発ガン性物質の４‐メチルイミダゾールという化学物質に変化するからです。

ただし、食品表示には「カラメル色素」としか記載されていないため、ⅢやⅣなのかわかりません。ソース、ラーメン、スープ、醤油、漬物、清涼飲料水（とくにコーラには大量に含有）、菓子類などの食品を褐色にするためにもっとも多く使われている着色料です。
◎着色料「カラメル色素」が使われている食品：コーラ、コンビニ弁当、パスタ、焼きそば、清涼飲料、カップめん、インスタントラーメン、生ラーメン、即席お吸い物、わかめスープ、蒸し焼きそば、カレールー、レトルトカレー、ソース、プリン、お菓子

③着色料「タール色素」

タール色素は、石油製品を原料に製造されています。自然にはまったく存在しない化学合成物質で、分解されることなくいつまでも色落ちしません。体内に入ると異物として体中をグルグルめぐり、人体の持つ代謝活動や免疫作用、ホルモン分泌などに悪影響を与えます。化学構造上、発ガン性や胎児に障害をもたらす毒性の疑いが強く、肝臓障害やアレルギーを招きやすくなります。次のような種類があります。
◎タール色素：赤色2号・3号・40号・102号・104号・105号・106号、黄色

4号・5号、青色1号・2号、緑色3号
ノルウェーやスウェーデンなどの北欧諸国では、アレルギーの原因として使用禁止になっています。また、米国食品医薬品局（FDA）は赤色2号を発ガン性が高いとして使用禁止にしています。その他、赤色104号は発ガン性の疑いで使用禁止になっている国がありますし、赤色106号は同じく発ガン性の疑いで、ほとんどの国が禁止しています。さらに青色1号・2号、緑色3号にも発ガン性の疑いがありますし、赤色102号、黄色4号・5号はじんましんを起こしやすいといわれます。
◎着色料「タール色素」が使われている食品：福神漬け、紅ショウガ、柴漬け、たくあん、チョコレート、菓子パン、あめ、ビーンズ、つまみ、清涼飲料水、かき氷のシロップ、梅干し、ジャム
紅ショウガには赤色102号、福神漬けには赤色102号・106号、黄色4号・5号が使われていますし、祭り屋台のイチゴかき氷には赤色2号が使われています。

④四大人工甘味料「アスパルテーム、スクラロース、アセスルファムK（カリウム）、ネオテーム」

砂糖を使わなくても、ノンカロリーで砂糖の数百倍の甘さがあり、カロリーオフ飲料（カロリーゼロ）として多く使われています。最近は、ダイエット甘味料としてノンカロリー（カロリーオフ）食品や菓子類にも多く使われています。

アスパルテーム

砂糖の180～220倍の甘味があります。米国では1965年に医薬品企業サール社が、日本では味の素㈱が早くから製造を始めました。アスパルテームは、アスパラギン酸とL‐フェニルアラニンという2種類のアミノ酸から合成された甘味料ですが、加水分解されると劇物のメチルアルコールを生成し、ガンや脳腫瘍、白血病、リンパ腫を引き起こす可能性が米国やイタリアの科学者たちの動物実験から指摘されています。米国のワシントン大学医学部のジョー・オルニー博士は、アメリカ人に同タイプの脳腫瘍が劇的に増加していると警告しています。

スクラロース

砂糖の600倍の甘味があります。スクラロースは毒性が強い有機塩素化合物の一種で、スクラロースの4分の1強が殺菌に使う猛毒の塩素成分です。同じ有機塩素化合物には、農薬のDDTやBHC、カネミ油症事件の原因のPCB（ポリ塩化ビフェニル）、有毒のダイオキシン、地下水汚染を起こしているトリクロロエチレンなどがあります。体内に入ったスクラロースは分解されず、体内をグルグルめぐり、腎臓や肝臓にダメージを与えます。免疫力を低下させ、ホルモン分泌バランスを崩す可能性があるといわれています。

アセスルファムK（カリウム）

砂糖の200倍の甘味があります。自然界にはまったく存在しない化学合成物質です。動物実験では、肝臓機能に障害を与えたり、免疫力を低下させたりする疑いが強く、胎児への影響も心配されます。妊婦には要注意添加物です。

アスパルテームとスクラロースとアセスルファムK（カリウム）は3種とも、カロリーオフ飲料（清涼飲料水）に使われています。他にも、アスパルテームはガム、ゼリー、チョコレート、飴、清涼菓子、ドレッシング、サプリ飲料、ダイエット甘味料など多くの食品や飲料に使用されています。スクラロースとアセスルファムKはゼロカロリーや低カロリーのパンや菓子類にも使用されています。これらは発ガン以外に、子どもたちの知的障害ももたらしています。

(注)この合成甘味料が入っていない清涼飲料水も多くあります。次の飲料には含まれていません。

ポカリスエット、カルピスウォーター、ファンタオレンジ、CCレモン、三ツ矢サイダー、オロナミンC(アクエリアスには含まれています)

ネオテーム

砂糖の7000~1万3000倍の甘味があります。ネオテームはアスパルテームを化学変化させ作ったもので、発ガン性の疑いが強いと指摘されています。

サッカリンNa(ナトリウム)

砂糖の200~700倍の甘味があります。1980年カナダでのラットの動物実験で膀胱ガンが認められています。

以上の他にも、四大人工甘味料とサッカリンNaが及ぼす弊害として、甘味依存症(飲まずに食べずにはいられない依存症中毒になりやすい)や躁鬱症状、腎機能の低下、脳卒中や心筋梗塞などの血管性疾患などを発症させる可能性も指摘されています。

◎おすすめの清涼飲料水:GREEN DA・KA・RA(人工甘味料、白砂糖、高フル

クトース・コーンシロップ（HFCS）、合成添加物は使われていません）

⑤防カビ剤「OPP、OPP-Na、TBZ、ジフェニル、イマザリル」

OPP、OPP-Na、TBZ、ジフェニル

柑橘類を数週間かけて船で輸送する際、発生するカビや腐敗を防ぐために防カビ剤として使われているのがOPP、OPP-Na、TBZ、ジフェニルです。OPPは1969年までは昆虫や細菌を殺したり、雑草を枯らしたりする農薬として使用された毒性の強い化学合成物質です。TBZは現在も農薬として使用されています。米国でも日本（東京都立衛生研究所）でも、発ガン性が確認されています。

1977年まではOPPとOPP-Naを厚生省は禁止していましたが、自動車と電化製品の大量輸入を米国が受け容れる交換条件として、政治判断で日本政府は使用を認可してしまいました。

◎防カビ剤「OPP、OPP-Na、TBZ、ジフェニル」が含まれている柑橘類：米国から輸入されたレモンやオレンジ、グレープフルーツ

これらの発ガン性のある防カビ剤（農薬）は、皮にも果肉にも残存しています。とくに

皮を搾ったり、スライスして食べたり、マーマレイドにしたレモンは、もっとも危険です。オレンジやグレープフルーツの果肉にも残存しています。胎児への障害の恐れがあるため、妊婦は絶対に食べないことです。

イマザリル

柑橘類を船で運ぶ途中、腐ったり、カビたりしない目的で、米国のポストハーベスト（収穫後に使用する農薬）として使用されています。

◎防カビ剤イマザリルが使われている柑橘類：米国から輸入されるレモン・グレープフルーツ・オレンジ、輸入バナナ、オーストラリアのオレンジ、イスラエルのスイーティーなど。

イマザリルを摂取し続けると、脳や神経に悪影響を与える可能性があります。イマザリルには神経行動への毒性があり、行動発達を抑制したり、子どもの多動性への関連性も疑われています。輸入レモン、グレープフルーツ、オレンジ、スイーティーは食べないほうが無難です。皮を食べないバナナは、果肉の端（先端５㎜、元端15㎜）を除き食べることで害を減らせます。

⑥漂白剤「亜硝酸Ｎａ（ナトリウム）」

輸入ワインには、酸化防止剤として亜硫酸Ｎａが使われています。最近、人気が出て、コンビニや駅、スーパーの店頭に増えてきたドライフルーツの漂白剤としても使われています。果物を乾燥させただけでは色が悪化してしまうため、きれいな色を保つために使われています。しかし、亜硫酸Ｎａは毒性が強いため、神経や胃に悪影響を与えます。

◎亜硫酸Ｎａ（ナトリウム）が使われている食品：ほとんどの輸入ワイン、ドライフルーツ（干しあんず、パイナップル、マンゴー、ピーチ）、煮豆、かんぴょう、レンコン、栗、あんぽ柿など

⑦殺菌料「次亜塩素酸ナトリウム」

次亜塩素酸ナトリウムは、もっとも急性毒性の強い添加物です。スイミングプールの消毒に使われている化学合成物質です。強力な殺菌力を持つキッチン用洗剤のキッチンハイター（花王）やカビキラー（ジョンソン＆ジョンソン）の主成分です。肌荒れのみならず、飲めば最悪死に至ることもあります。

次亜塩素酸ナトリウムはスーパーやレストランなどで調理器具などの消毒に使われます。

もっとも多い使用方法が次亜塩素酸ナトリウムを1000倍の水に希釈した中に野菜や魚介類、海藻などを浸けて殺菌するのに使われています。実際には、コンビニやスーパーのカット野菜や野菜サラダ、学校や保育園の給食の野菜や魚介類洗浄に使われていますし、大企業の食堂の殺菌プールでも多く使われています。

洗い流してしまえば良いということで添加物表示は一切されていません。しかし、残留している場合は、塩素臭さがあったり、薬っぽくて少し酸っぱい嫌な臭いがします。野菜や魚介類などに付着して細菌を殺し、日持ちを良くし、食中毒を防ぐためということで使われています。しかし、ナチスによりユダヤ人が塩素ガスで殺されたように次亜塩素酸ナトリウムは毒性が強く、わずか茶さじ1杯で人間も死にます。

◎殺菌料「次亜塩素酸ナトリウム」が残存している可能性の高い食品：コンビニ、スーパーのカット野菜や野菜サラダ、輸入のエビやイカ、ムール貝、中国メンマなど

⑧保存料「ソルビン酸K（カリウム）」

腐敗やカビの発生防止のために使われています。人間の細胞の遺伝子を傷つけ、細胞をガン化させる可能性がある化学物質です。

◎保存料「ソルビン酸K（カリウム）」を含む食品：ジャム、シロップ、ハム、ソーセージ、チーズ、漬物、佃煮、いかの燻製、吉野家の紅ショウガ、マクドナルドのハンバーガー

⑨保存料「安息香酸Na」

強力な殺菌力を持ち、腐敗を防ぐために栄養ドリンクや清涼飲料水に使われています。安息香酸Naはビタミンと反応して、ベンゼンに変化します。ベンゼンが体内に入ると、分解されずグルグルと体内を巡り、骨髄に入り込んでDNAを傷つけ、白血病を引き起こすことが疑われています。国際がん研究機関（IARC）は、ベンゼンが発ガン性物質と指定しています。

◎保存料「安息香酸Na」が含まれる食品：ほとんどの大人の栄養ドリンク（アリナミン、リポビタンD、ソルマックEX2、エスカップ、ビタローク2000、MJ-リゲイン、ドクターペッパー、ゼナF-IIなど）

子ども向けの清涼飲料水やシロップ、醤油、マーガリン、キャビアなどにも使われています。

⑩持ち帰り弁当は食品添加物のデパート

コンビニ弁当、全国チェーンの持ち帰り弁当、駅弁、スーパーの弁当、デパートの弁当などは、多くの食材を集めて弁当にしているため、食材ごとに多種類の食品添加物が入っています。まさに食品添加物のデパートになっているのです。

添加物表示は、量の多い順に表示されています。圧倒的に多い添加物が先に挙げた調味料（アミノ酸等）です。いろんな食材にどれほどたくさん添加物が入っているかは添加物表を見れば一目瞭然です。中でも、いちばん多いのが先述したL‐グルタミン酸ナトリウム（旧名：味の素）です。つまり、調味料（アミノ酸等）です。次に多いのが増粘剤（加工デンプン、増粘多糖類キサンタンガム）です。とくに気をつけたいのは、着色料のカラメル色素や保存料のソルビン酸K、甘味料のサッカリンNa、合成着色料の赤102号、黄4号、赤106号です。これらはすべて、発ガン性が強く疑われている添加物です。

⑪漂白剤「過酸化水素」

消毒薬のオキシフルの成分が殺菌作用を持つ過酸化水素水です。過酸化水素水は活性酸素を発生させ、細菌を破壊し続けます。さらに色素も破壊するため、強力な漂白作用を発

ハンバーグ弁当のラベル表示

【原材料名】
塩飯、ハンバーグ、ポテトサラダ、スパゲティ、福神漬、加工デンプン
（添加物）
調味料（アミノ酸等）、増粘剤（加工デンプン、増粘多糖類）、グリシン、酢酸Na、pH調整剤、ソルビット、リン酸（Na）、乳化剤、酸味料、甘味料（サッカリンNa）、保存料（ソルビン酸K）、香辛料抽出物、着色料（カラメル色素、紅麹色素、紅花色素、赤102、黄4、黄5、赤106）、香料

ハンバーグ弁当の食材に表示されている添加物

❶ハンバーグ	調味料（アミノ酸等）、pH調整剤、加工デンプン、リン酸（Na）、着色料（カラメル色素、紅麹）
❷デミグラスソース	増粘多糖剤（加工デンプン、キサンタンガム）、調味料（アミノ酸等）、酸味料、カラメル色素
❸スパゲティ	調味料（アミノ酸等）、酸味料、pH調整剤、増粘多糖類、クチナシ色素、紅麹色素、紅花色素
❹ポテトサラダ	増粘剤（加工デンプン、増粘多糖類）、ソルビット、調味料（アミノ酸等）、pH調整剤、グリシン、酢酸Na、香辛料抽出物
❺福神漬	調味料（アミノ酸等）、酸味料、保存料（ソルビン酸K）、甘味料（サッカリンNa）、合成着色料（赤102、黄4、黄5、赤106）、香料
❻キャベツの千切り	表示なし
❼白ごはん	乳化剤、pH調整剤、調味料（アミノ酸等）

○○デパート地下食品売場（東京）のハンバーグ弁当

揮します。この過酸化水素水に発ガン性があることがわかり、1980年1月、厚生省が可能な限り食品には使用しないよう通達を出しました。

漂白剤「過酸化水素」が使われている食品：カズノコ

⑫酸化防止剤「BHA」

名古屋市立大学の研究で発ガン性物質が確認され、厚生省が使用禁止にしました。ところがその後、米国とヨーロッパ諸国の政府からの圧力で解禁してしまったという経緯があります。

酸化防止剤「BHA」が使われている食品：煮干し（ただし、BHAが表示されていないものは安全）、魚介乾製品、魚介冷凍品など

⑬リン酸塩

「リン酸塩」は、加工肉やハム、ソーセージ、ウインナーなどを接合する接着剤として、大量に使われています。他にも、別名称でも添加されています。

主な添加食品

・缶詰には「リン酸塩」もしくは「PH調整剤」
・和菓子には「リン酸塩」もしくは「膨張剤」
・ういろう、栗ようかん、大判焼き、鯛焼きなどに多い
・ほとんどの冷凍食品には表示なしで添加されている
・おつまみ（裂きイカ、いか燻製、チーズ鱈、チーズかまぼこ、サラミなど）

ラットの動物実験では腎臓障害を発症することがわかっています。人間への最大の害はミネラルの吸収障害をもたらすことです。食品から「リン酸塩」を相当量摂取していると、ミネラル欠乏症の重大な原因になります。ミネラル欠乏が大人の代謝力低下による生活習慣病や冷え性、子どもたちの自閉症、学習障害、発達障害、多動性、うつ傾向をもたらすことがわかっています。

(3) 食品に潜む危険性を見逃してはいけない

1 放射性物質を含む食品による内部被曝

2011年3月11日福島第一原発のメルトダウンによる爆発事故から5年が経過しまし

た。そのときの放射能の8割が太平洋を汚染し、3年後の2014年には北半球の太平洋全域に放射能汚染が拡散しました。人の記憶は徐々に薄れるものですが、太平洋全域に広がった放射能で、海洋生物には海水中から取り込んだ放射性セシウムや放射性ストロンチウムが濃縮しています。

それだけではありません。炉心溶融（メルトダウン）を起こしたうえに、水素爆発で上空1000mにまで大量の放射性物質が飛翔し、関東全域へ拡散しました。山に落ちた放射性物質は少しずつ川や湖に流れ集まり、淡水魚の体内にも放射性物質が濃縮して蓄積しています。地域によっては、野菜、米などの農産物も十分に気をつける必要があります。政府の発表した基準値は、あまりにも甘過ぎます。

そのうえ、後述するように、内部被曝でもっとも危険な重い放射線であるα線やβ線は、一般に使われる放射線測定器では計測できないようにシールドされていて、その放射線量は一切公表されていません。子どもたちの甲状腺への影響は、4～5年後から本格的に現れてきます。

現在も今後も心配なことは、体外被曝ではなく体内被曝です。食品を通じて体内に放射性物質が蓄積されることで体内被曝の危険性が高まるからです。

放射性物質の半減期

	半減期	完全消滅
ヨウ素 131	8日	80日
セシウム 137	30年	300年
ストロンチウム 90	29年	290年
プルトニウム 239	2.4万年	24万年

半減期というのは、たとえばセシウムやストロンチウムならば、半分になるまでにそれぞれ30年とか29年かかるということです。しかし、完全消滅までには300年とか290年を要します。プルトニウムに関しては、半減期だけでなんと2・4万年もかかります。

しかも、公表されている放射線の線量はγ線だけの数値であって、体内被曝の際にもっとも危険なα線やβ線の線量は公表されていません。

食品を通して体内被曝した場合、数cm以内の飛距離のα線、50cm以内の飛距離のβ線こそが、重い物質レベルのため、その周囲の細胞のDNAを直接破壊し、ガン細胞へ変異させます。ヨウ素131は、甲状腺に蓄積され甲状腺ガンを発症させます。セシウム137は、筋肉、腎臓、甲状腺に蓄積され腎臓ガンや甲状腺ガンを発症させます。ストロンチウム90は、カルシウムの性質に似てい

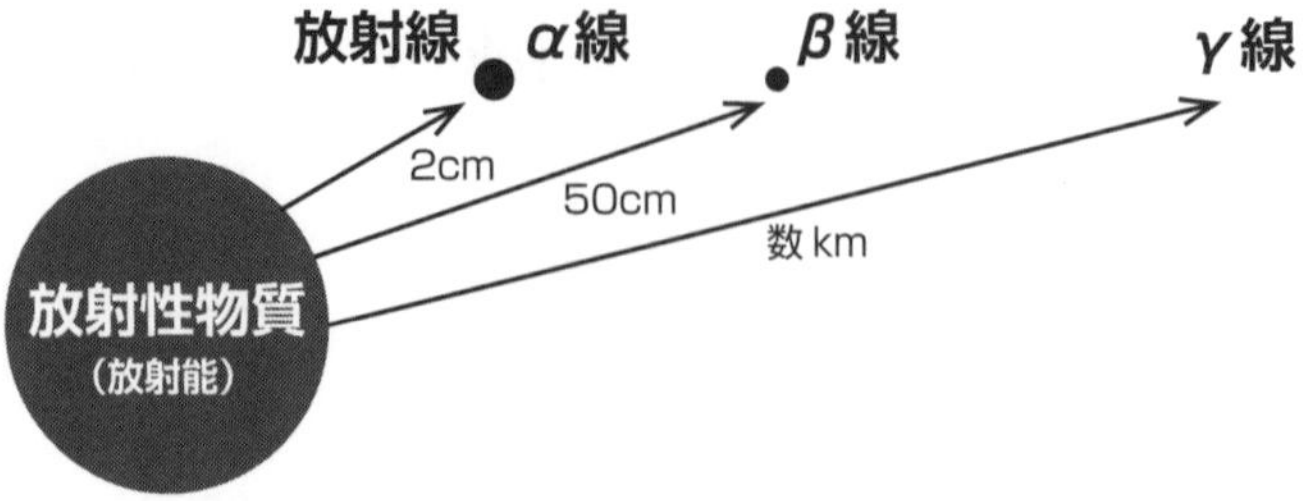

放射線の飛距離

るため骨に蓄積されます。骨髄に蓄積されると骨髄性白血病を発症させます。

◎体内被曝を防ぐ予防策

「長崎の浦上病院」の事例は世界的に有名です。爆心地から、わずか1・4㎞の浦上病院では、周囲の住民が皆、原爆症になったにもかかわらず、浦上病院の医師、看護師、職員、患者は一人として原爆症になりませんでした。

その原因は、秋月医師がレントゲンによる放射能被曝対策のために病院をあげて摂っていた食事にありました。海藻がたっぷり入った濃い味噌汁と玄米を朝、昼、夕と3食、1年前から摂り続けていたことでした。まさか原爆が投下されることなど知る由もなかった秋月医師でしたが、幸い、この食事が予防となったわけです。

同じことをしていたのが、原爆の開発者オッペンハイマーでした。オッペンハイマーとその腹心の科学者たちは、毎日病院に立ち寄り放射線被害を防ぐためにビタミンやミネラル、酵素等のサプリメントを摂り、予防策をとっていました。

わかめやこんぶなどの海藻に含まれる天然ヨウ素で甲状腺が満たされていれば、放射能のヨウ素131は甲状腺に吸収されません。同様に、野菜や海藻に含まれるカリウムやカルシウムなどのミネラルを多く摂ると、セシウム131やストロンチウム90を解毒する作用を発揮します。

また、野菜、海藻、玄米の食物繊維が大好物の善玉腸内細菌が、さらに味噌などの発酵食品によって腸内で増え、腸内に入った放射性物質を分解したり、そのまま便として体外へ排泄したりします。

世界一の地震列島である日本には52基もの原発がひしめいています。いつ、どこで大地震や大津波が起きてもおかしくない狭い日本に、安全といえる場所はどこにもありません。そんな環境下で生活する私たちが普段からできることは、内部被曝をしないための食品を摂り、腸内の善玉細菌を活性化しておくことです。そうすれば、放射性物質は小腸から吸収されず、体外に排出されて体内被曝を防ぐことができます。

また、ビフィズス菌や乳酸菌などの発酵菌は、強い放射能や紫外線で発生する発ガンの直接の原因となる活性酸素を無害化する抗酸化作用を持っています。

実は、被爆当時の広島や長崎では除染をしなくても、放射能が早くに消滅しました。当時の広島や長崎には農薬も除草剤、化学肥料も存在せず、アスファルトジャングルも存在しなかったため、自然のままの土壌中には1g中に数十億個もの微生物が棲んでいました。その中には、放射能を喰って分解してしまう微生物が大量にいたのです。

土壌中の微生物にも、人間の腸に棲む腸内細菌（微生物）にも、このような素晴らしい働きがあります。日本の国土をそのような微生物が棲息する大地に回復するために、自然界と人間界を破壊する化学物質による汚染を防ぐことが緊急に必要です。

2　過酸化脂質とトランス脂肪酸（マーガリン、ショートニング）は最悪の油

①酸化し過ぎた油「過酸化脂質」

スーパーやコンビニ、ファーストフードの揚げ物を食べて、「胃がもたれた！」「胸焼けがした！」「気持ちが悪くなった！」と思ったり、腹痛や下痢を起こしたことはありませんか？　青年期はまだしも、中高年の方なら経験した方は多いでしょうし、なかには、ひど

い目に遭って二度と食べなくなったという方もいるでしょう。

家庭でも、古くなった油で揚げたトンカツやフライを食べて、腹痛や下痢で苦しんだケースはよくあります。胃は非常に敏感で、体に悪い食べ物が入ってきたら「早く出してしまえ！」と下痢を起こしたり、「二度と食べるな！」と激しい腹痛や嘔吐を起こしたりします。私も36歳頃に経験し、以来、外食では絶対に天ぷらや揚げ物は食べなくなりました。これは何回も使って古くなった油を使っていたり、高温（１８０℃以上）で揚げ物をする際、酸素と結びついた油が有害な過酸化脂質に変質してしまうからです。

それだけではありません。揚げ物に含まれる油は、時間の経過とともに空気中の酸素と結びついてどんどん酸化し、有害な過酸化脂質に変化してしまいます。ですから、たとえ新しい油や良質の油を使った揚げ物でも、新鮮なうちに食べることが大切です。
◎過酸化脂質の多い食品：スーパー惣菜コーナーのコロッケ・とんかつ・天ぷら、コンビニのコロッケ・から揚げ・アメリカンドッグ・弁当の中の天ぷらや揚げ物、ファーストフードのポテトフライ・フライドチキン・揚げ物、作り置きして時間の経った揚げ物など

②マーガリンやショートニングなどのトランス脂肪酸

マーガリンやショートニングは、常温では液体状（不飽和脂肪酸）になっている植物油に水素を添加して固形状に固めたものです。これをトランス脂肪酸といいますが、その工程は石油からプラスチックを作る工程に似ています。

トランス脂肪酸を摂ると、悪玉（ＬＤＬ）コレステロールが増え、逆に善玉（ＨＤＬ）コレステロールは減るため、動脈硬化を引き起こし、心臓疾患を招きやすくなります。そのため、ヨーロッパでは早くからトランス脂肪酸を制限しています。２０１５年６月には、米国食品医薬品局（ＦＤＡ）も、「２０１８年６月までにトランス脂肪酸全廃」の方針を決定しています。世界で日本のみが、未だにマーガリンやショートニングの製造を無条件に認めているのです。このように、海外では製造禁止や制限されている「マーガリン」や「ショートニング」が日本では多くの大手パンメーカーで使われています。「マーガリン」は艶出しのために、パンメーカーは使っています。

ただし、タカキベーカリーの石窯全粒パンは、マーガリンやショートニング、乳化剤、合成添加物を一切使わず、天然酵母を使っている食パンです。

山崎製パンの食品添加物表…多くの合成食品添加物やトランス脂肪酸が使われている

ダブルソフト

名　称	食パン		
原材料名	小麦粉、糖類、ショートニング、マーガリン、パン酵母、全卵、脱脂粉乳、食塩、ナチュラルチーズ、牛乳、発酵種、植物油脂、乳清ミネラル、乳化剤、イーストフード、香料、V.C、(原材料の一部に乳成分、卵、小麦、大豆を含む)		
内容量	6枚	消費期限	表面に記載
保存方法	直射日光、高温多湿を避けて保存してください。		
製造者	山崎製パン株式会社 東京都千代田区岩本町3-10-1 製造所固有記号は表面に記載		
お客様相談室 0120-811-114			

※アレルギー物質は、原材料名欄の最後の(　)内にまとめて記載しています。
消費期限は(※)℃の保管温度の検査で十分安全を見込んだ期限となっております。
※5月～10月…30℃　11月～4月…25℃
http://www.yamazakipan.co.jp/

1斤6枚スライス
1斤は340g以上です。

栄養成分表示（100g当り）	
熱量	262 kcal
たんぱく質	9.1 g
脂質	5.3 g
炭水化物	44.4 g
ナトリウム	480 mg

食塩相当量　1.2 g
製品1枚当りの熱量の目安　176 kcal

《開封後のお取り扱いについて》
・開封後は消費期限にかかわらずお早めにお召し上がりください。
・開封後の保存はラップに包み冷凍庫に入れてください。召し上がる時は温めたトースターで、凍ったままトーストしてください。

袋：PP
留め具：PS

タカキベーカリーの原材料表…食品添加物は使われていない

名　称：パン
原材料名：小麦粉、小麦全粒粉、サワー種、はちみつ、オリーブ油、還元水飴、粗塩、小麦たん白、パン酵母、黒糖蜜、小麦ふすま、醸造酢、ライ麦粉、乳製品、モルト、全粒粉ライ麦粉、植物油脂、脱脂亜麻仁、ビタミンC、(原材料の一部に大豆を含む)
内容量：4枚　／　消費期限：表面に記載
保存方法：直射日光、高温多湿を避けて保存してください。
製造者：株式会社タカキベーカリー　広島市中区鶴見町2-19
製造所固有記号は表面に記載

●本品製造ラインでは小麦、卵、乳成分、落花生を含む製品を製造しています。
●商品の裏側に手粉が残る場合があります。　●上面の白い粉はライ麦粉です。
●開封後は、お早めにお召し上がりください。長く保存される場合は、1回に召し上がる分量に分けてラップに包み、ポリ袋等で密封して、冷凍庫で保存してください。
●(株)タカキベーカリーお客様相談室　0120-133110

消費期限は(※)℃の保管温度の検査で十分安全を見込んだ期限となっております。
※5月～10月…30℃　11月～4月…25℃

3　中国食品の危険性

「中国産食材をあなたは食べたいですか？」と聞けば、ほぼ全員が「ＮＯ！」と答えるでしょう。先日、中国から４人の社長が私を訪ねてきました。自然食レストランへ案内したところ、大喜びでした。彼らは「自国の食材は危険だから食べない！　日本の野菜や果物、食品を購入して食べている」といいます。「いちばん良いのは日本のＪＡＳマークの有機野菜だ！　中国の有機野菜は信用できない！」ともいいます。

私が全国のセミナーの出張でもっともよく利用するビジネスホテルがスーパーホテルです。ここは、「健康と環境（エコ）」にこだわった大浴場付きのホテルです。ところが、どこのスーパーホテルへ行っても中国人の健康志向の強い若い女性たちが多く泊まっています。理由を聞くと、その一つが有機野菜と無添加食品の朝食バイキングだといいます。中国の富裕層やインテリ層ほど健康志向が強く、彼らは中国の食材がどれほど有毒物質に汚染されているかよく知っています。

一方、日本人は中国産と明記した食材をあえて購入する人はめったにいません。ところが、日本人の多くが知らぬ間に毎日のように中国食材を食べています。なぜなら、デパ地下やスーパーの惣菜、弁当、コンビニ食品、スーパーの加工食品、ファミレス、ファーストフード、冷凍食品、居酒屋チェーン、そば・うどんチェーン、定食屋チェーン、宅配ピザ、カレーチェーンなどのほとんどが、中国産を使っているからです。価格を安価に抑えることができますし、あえて「中国産」と明記する必要がないからです。

ファミレスの「デニーズ」は、野菜一つひとつに日本の○○県産と明記しています。しかし、他のほとんどのファミレスには一切書いてありません。安価な中国産を使っていても表示義務もないからです。

さまざまなお菓子に使われているピーナッツ（落花生）もそうです。ピーナッツは、千葉県が有名ですが、それでも国内消費の1割にも足りていません。9割が中国産です。しかも、そのピーナッツには日本では使用禁止になっている農薬や、日本での使用はあり得ない水銀やカドミウムなどの重金属が残留している危険性も高いのです。

中国産食材への日本の検疫が全体の1割しか行われていないという事情もあります。そもそも、検疫担当者の人数が少ないという限界もあります。日本の海外からの輸入食材や食品の15％が中国産で、その量は年間４００万トンにも及び、日本人一人当たりの平均消費量は年間40kgです。ほとんどの日本人が中国産と知らずに食べているのが現実です。

そこで、中国の富裕層やインテリ層も食べない汚染されている中国食材とはどのようなものが多いかを見てみましょう。

中国の大気汚染は述べるまでもありません。北京をはじめ都市部ほどひどく、人々は皆マスクをつけなければ外出できないほどです。北京オリンピック以後、そのひどさは増し、数十m先が見えない日もあるといいます。PM2・5で知られるように、その浮遊物は火力発電所などの燃焼によって直接排出される硫黄酸化物、窒素酸化物などの有害物質や、ボイラー、焼却炉、自動車、石炭化学工場などから排出される有害物質です。それらが大気中で混じり合い、化学反応を起こし、微粒子化しています。

中国の火力発電所は、3分の2が石炭に依存していますし、さまざまな工場でも石炭が使われています。そのうえ、残留農薬やアスベスト、ダイオキシン、放射性物質、ヒ素、フッ素化合物、発ガン性化学物質などが強風に乗って舞い上がり、大気汚染をさらに深刻にしています。肺ガンの原因となるアスベストは日本では2006年に使用禁止になりましたが、中国では建築資材に今も年々増加し使われています。

おまけに中国国内の120ヵ所のアスベスト鉱山から、風に乗って大気中へ大量に飛散したり、シールドなしで行われる古いビルの解体工事からも大気中へ飛散しています。

中国では、このようにあちこちで発ガン性物質を含む微小な有害物質によって大気汚染が進んでいて、世界銀行は、中国国内では年間75万人の死者が出ていると報告しています。

有害物質を生み出している鉱山や工場の影響は大気汚染だけの問題ではありません。鉱山廃水や工場廃水が浄化されず、そのまま垂れ流しで川に流れ込んでいるケースがあまりに多く見られるといいます。こうして汚染された河川水が、稲作水田やうなぎなどの養殖池にそのまま引き込まれて使われていることも多いようです。

とくに水田土壌には重金属が吸着されやすく、中国最大の米どころ長江河口域の耕作地からは、日本の基準値の水銀は244倍、鉛は3500倍、ヒ素は1495倍、カドミウムは4・2倍も検出されたことが2013年2月週刊文春で発表されています。それだけ、重金属の土壌汚染は深刻に進んでいます。

また、中国野菜に残留している農薬には、日本やFAO（国連食糧農業機関）が使用を禁止している猛毒の有機リン系「メタミドス」や「クロルピリホス」「アセフェート」「アメトリン」、有機塩素系の「BHC」や「DDT」があります。

中国米で作られているせんべいなどのお菓子やファミレスなどのご飯を食べているうちに、禁止農薬と重金属が私たちの体内に入ってきています。とくに重金属は排出されにくく、蓄積されて脳毒や神経毒になります。

①中国全土の農耕地の7割が汚染

水田の汚染

日本では禁止農薬である有機リン系の「メタミドス」「クロルピリホス」「アセフェート」「アメトリン」や、有機塩素系の「BHC」「DDT」が水田で使われています。そのうえ、工場廃水や鉱山廃水の垂れ流しで汚染された河川水を水田に引き入れています。そうした水田で生育する中国米には、カドミウム、鉛、ニッケル、水銀、クロム、ヒ素などの重金属が吸収され、残留しています。

畑の汚染

禁止農薬や除草剤が使用されている畑で栽培されるニンニク（茎、冷凍）、ネギ（生、乾燥、冷凍）、生姜（生、乾燥）、ニラ、ピーナッツ（粒、加工）、里芋、らっきょう、枝豆、人参、キャベツ、ブロッコリー、もやし、干しシイタケ、アスパラガスなどの野菜には、中国米と同様に汚染されているケースが多く見られます。

加工品の汚染

大豆の加工品、冷凍・水煮・塩漬けのレンコン、塩漬けのタケノコ、漬物・塩漬けの野菜、梅干し、シロップ漬けの果実、果実ジュース、水煮キノコなどには、次亜硫酸ナトリウムや二酸化硫黄などの酸化防止剤、スクラロースやサッカリン、サイクラミン酸などの人工甘味料、ソルビン酸や安息香酸などの保存料が使われている可能性が高いでしょう。

重金属の検出

白菜、ナス、ピーマン、トマト、里芋などからは、ヒ素やカドミウムなどの重金属が検出されています。

ウーロン茶も汚染

中国茶といえばウーロン茶を思い浮かべる人が多いでしょうが、その栽培には殺虫剤系農薬が使用されています。

②中国の養殖魚の汚染

うなぎ、エビ、ヒラメ、上海ガニ、あなごなどの養殖池には、鉱山廃水や工場廃水が流れ込んだ河川水を引き込んでいます。さらに、土壌汚染した農薬も養殖池に流れ込む場合もあります。しかも、水カビや細菌から養殖魚を守るために抗菌剤や抗生物質が大量に使われています。そこで生育する養殖魚が汚染されるのは当然です。

③中国近海の水産物の汚染

中国政府の2012年調査で、中国近海75％の水質が環境基準を満たしていない実態を公表しています。その原因は鉱山廃水や工場廃水の垂れ流しによる河川からの近海汚染によるものです。たとえ、工場排水装置を設置している工場でも、経費上、その8割が稼働させずに夜間、垂れ流しにしている実態があります。魚の大量死事件が多く見られるのはそのためです。とくに工業用排水に含まれる重金属は水銀、鉛、ヒ素、カドミウム、クロム、ニッケルなどですが、それらが中国近海のわかめや、アサリ、ハマグリなどの貝、近海魚を汚染しています。

④中国食品が多く使われているもの

ここで中国食品が多く使われているものを、もう一度整理しておくことにします。

ⅰスーパーとコンビニの弁当の食材はそのほとんどが中国産
ⅱスーパーの冷凍食品と惣菜類の多くは中国産

・イカ、アサリ、エビ、タコ、うなぎ、しゃこ、揚げ物などの冷凍魚介類
・ネギ、ニンニク、枝豆、レンコン、アスパラガスなどの冷凍野菜
ⅲ外食チェーン
・ファミレス、ファーストフード、牛丼チェーン、中華チェーン、居酒屋チェーン、カレーチェーン、弁当・定食屋チェーン、そば・うどんチェーン、社員食堂、寿司チェーン、宅配ピザなど

ただし、ファミレスや居酒屋チェーンの中には例外もあります。たとえば、ファミリーレストランのデニーズは、国産野菜を使用し、すべての野菜一つひとつに○○県産と表示しています。また、食パンも合成添加物を使わないタカキベーカリーを使っている店舗が多くあります。牛肉も草で育てているオーストラリア産やニュージーランド産使用など、他のファミレスと比べて健康面を重視しているようです。

大手の居酒屋チェーンでは、「ワタミ」が日本の有機野菜を素材から調理しています。他のほとんどの居酒屋チェーンは、コストダウンと手間を省くために中国産のカット野菜（次亜塩素酸ナトリウムで殺菌）を使っています。

ⅳファーストフード

一部のファーストフード店や多くの焼鳥屋では中国産の鶏肉が利用されています。この鶏肉には、大量の抗生物質やホルモン剤が使われています。

ⅴカット野菜

スーパーやコンビニ、外食産業のカット野菜には、日本の水道水と比べると200倍の濃度の次亜塩素酸ナトリウムが残留している危険性があります。

ⅵ大手スーパーの自社企画製品のプライベートブランド（PB）

その多くには、中国産原料が使われています。その代表例がりんごジュースです。

ⅶサプリメントや健康食品

サプリメントや健康食品の原材料にも中国産が多く使われています。実は、世界のサプリメント製造の拠点が中国です。ビタミンCの場合は世界の95%以上が中国産ですし、アミノ酸、プロポリス、ローヤルゼリー、ウコン、クロレラ、甘草、コンドロイチン、スピリナ、アガリスク、イチョウの葉エキス、高麗人参も中国産、さらに青汁の主原料である大麦若葉の7割が中国産です。ですから、健康がテーマであるサプリメントであっても、その多くが中国で生産されている以上、製造過程で重金属（鉛、カドミウム、スズ）やヒ素、残留農薬などが混入している可能性は高いのです。健康にこだわり、サプリメント漬けになっている人が、逆に原因不明の病気になるケースがときどき見られるのもこのためです。カップラーメンやスープの具として使われる乾燥野菜、乾燥シイタケ、乾燥果実、かんぴょうなども中国産が多いでしょう。

このように、中国産野菜や中国産食品が、私たちの知らないうちに加工品材料に使われていたり、外食産業で使われています。ところが問題なのは、表示義務のないケースが多く、私たちは知らずに食べているというのが実態です。賢くよく見極める必要があります。

4　皮膚や呼吸器から侵入する化学物質

シャンプー、ボディソープ、洗剤、消臭スプレー、殺菌剤に含まれる合成界面活性剤などが皮膚から浸入すると、アトピー性皮膚炎やガンをもたらします。

私たち日本人は、子どもから大人までその5割近くが何らかのアレルギー疾患を抱えており、まさしく国民病になってしまいました。これは、終戦直後までの長い日本の歴史の中にはまったく見られなかったことです。今や、子どもの2割（5人に1人）がアトピー性皮膚炎で悩まされています。子どもだけではありません。30代、40代でさえ、アトピー性皮膚炎が突然発症するケースも増加しています。

一方、40代以上の日本人の5割がガンになる世界一のガン超大国でもあります。

こうしたアレルギーやガンの原因として、農薬や合成食品添加物などに汚染された食品が私たちの口から入ることに対して関心が高まり、真剣に取り組む人々が増加してきたことは素晴らしいことです。

ところが、人体毒である化学合成物質は口から入るだけではありません。皮膚や粘膜、呼吸によっても日々侵入し、体内に蓄積され続けています。

皮膚や粘膜から人体内に有害な化学物質が吸収されることを「**経皮毒**」といいます。口から入る場合と違い、肝臓で解毒されず、皮膚下組織へ蓄積され続けます。さらに毛細血管に入り、血管内の血液の流れに乗って徐々に全身に巡っていきます。

たとえば、毎日のように使うシャンプーやボディソープ、洗剤（食器洗剤、洗濯洗剤など）、消臭スプレー、殺虫剤、除菌剤などには各種の化学物質が含まれています。これらが経皮毒として体内に入ると、体外への排泄が間に合わず、体内に蓄積されていき、免疫機能が徐々に低下します。子どもは、早期にアレルギー症状として現れますが、大人は10年、20年と時間をかけて発症します。

それだけではありません。人体内に溜まった経皮毒は食べ物から入った有害物質や空気中から入ってきた各種大気汚染物質と結びつくため、体内は複合的汚染状態になっていきます。とくに心身のストレスが重なると、極度に免疫力を低下させるため、さまざまな健康被害が起こりやすくなります。

①人体に備わる二段階の皮膚防御システム

皮膚常在菌が第一のバリア

皮膚の表面には、表皮ブドウ球菌や黄色ブドウ球菌はじめ数多くの種類の皮膚常在菌が1兆個も棲み着いていて、外敵であるウイルスや病原菌、カビ、ばい菌が人体に侵入するのを防いでくれています。

病原菌やばい菌など皮膚から侵入しようとする有害な菌を殺すには、酸のパワーが必要です。皮膚常在菌は皮膚表面のごくわずかの脂肪を食べて脂肪酸の膜を作り出し、弱酸性の防御システムを作ることによって、ウイルスや病原菌、ばい菌、カビ（真菌）を殺すだけでなく、皮膚下へ侵入するのも防いでいます。

つまり、皮膚常在菌にはウイルスや病原菌を撃退したり殺したりする働きと、その防御システムによって病原菌の皮膚下への侵入を防ぐ働きがあるのです。

皮膚膜が第二のバリア

毛穴や汗腺から皮脂という油や分泌液が分泌され、皮膚の表皮を覆う皮脂膜を形成しています。この皮脂膜も病原菌やばい菌、カビ（真菌）、ウイルスや空気中に浮遊しているアレルゲンなどが皮膚内へ侵入するのを防いでいます。この皮膚膜が第二のバリアです。

このような二段階からなる皮膚防御システムを破壊する最大の化学物質が「合成界面活性剤」です。界面活性剤とは水と油をなじませて、汚れを落とすための薬剤です。ほとんどの洗剤類に使われています。界面活性剤には、有毒の合成界面活性剤と無害の天然脂肪酸（ヤシ油、オリーブオイル、ココナッツオイルなどが材料）から作られた非イオン系界面活性剤の2種類があります。

このうち、頑固な油汚れに強い洗浄力を発揮するのが合成界面活性剤です。しかも安価で大量に化学製造できるため、大手メーカーのほとんどの洗剤類に使われています。

たとえば、花王や資生堂、ライオンのシャンプーやジョンソン&ジョンソンのボディソープ、P&G「ジョイ」やライオン「チャーミングリーン」、花王「キュキュッと」などの食器用洗剤、P&G「アリエール」や花王「アタック」、ライオン「ソフラン」などの洗濯用洗剤などです。驚くことに、洗浄とは無関係のはずの消臭スプレーのP&G「ファブリーズ　ダブル除菌」や花王「リセッシュ」にも合成界面活性剤は使われています。

これらのシャンプー、ボディソープ、薬用石鹸、食器用洗剤、洗濯用洗剤、消臭スプレーなどに使われている合成界面活性剤が、皮膚防御システムの第一のバリアである皮膚常在菌を殺し、脂肪酸の酸パワーを失わせています。それだけでなく、第二のバリアである皮脂膜も破壊します。こうして皮膚防御システムを破壊され、身ぐるみはがされた皮膚へ、病原菌、ばい菌、ウイルス、カビ（真菌）、アレルゲンは容易に侵入することで、アトピー性皮膚炎や乾燥性皮膚炎が発症することになるのです。

合成界面活性剤はタンパク質を破壊するため人の皮膚細胞も破壊し、肌荒れや手荒れを引き起こします。さらに皮膚下に侵入して経皮毒となり、皮膚下に蓄積されたり、血液中を通じて全身に回ったりします。ですから、ゴム手袋着用をメーカーは促しているのです。

毎日使い続ける主婦はもちろん、たまに使う子どもにも良くありません。アレルギーの原因や、妊婦や若い女性の場合は蓄積された毒が胎児の異常（催奇形性作用）をもたらす危険性を孕んでいるからです。

界面活性剤以外にも、防腐剤、酸化防止剤、殺菌剤、着色料、人工香料など、毒性のあるさまざまな化学物質も入っているため、皮膚防御システムの破壊に拍車がかかります。

食器用洗剤以上に強力で危険な洗剤が「キッチンハイター」や「クリームクレンザージフ」などのキッチン用洗剤です。これは、しつこい油汚れや水垢を強力に落とす合成界面活性剤の危険性を持っているだけではありません。

「キッチンハイター」には、塩素系の強力な薬剤の「次亜塩素酸ナトリウム」が使われています。「次亜塩素酸ナトリウムは酸性タイプの製品と一緒に使うと塩素ガスが出て危険！」「塩素系の排水口用ヌメリ取り剤や食酢、アルコール、生ゴミと混ざると有毒ガスが出て危険！」と注意書きに明記されています。また、次亜塩素酸ナトリウムは触れただけで肌荒れを起こしたり、飲めば最悪死に至る可能性すらあります。ちなみに、ナチスがユダヤ人を殺した毒ガスが塩素ガスです。

家族の下着や衣類を毎日のように洗う洗濯洗剤の「アタック」や「アリエール」なども、合成界面活性剤の強力な洗浄力で汚れを落としています。しかし、合成界面活性剤の一部が肌着に残存し、経皮毒として皮膚障害やアトピーなどのアレルギー疾患をもたらしたり、全身細胞へ巡ってガンの原因の一つにもなったりします。

皮膚からだけでなく、呼吸によって口や鼻から侵入し、気管支や肺などの呼吸器へダメージを与えたり、血液中から全身へ回り、蓄積され続けるケースもあります。

蚊コロリ、虫コロリなどの殺菌剤や殺虫スプレー、除菌剤、消臭剤には、殺菌性の強力な農薬で即効力のある有毒な化学物質が使われています。とくに幼児や子どもに被害やトラブルが多発しています。

これらの化学物質を使った商品は、低コストで大量生産できるため、テレビコマーシャルや新聞など、さまざまなメディアを通じて大量に宣伝され、販売されています。しかも、人気のあるタレントやスポーツキャスター、スポーツ選手を使い、好感度を高めるようコマーシャル展開しています。それもあって、残念ながら多くの人々が何ら疑いもなく、使っているのが現実です。合成食品添加物と同様に、ドイツはじめ北欧の国々では使用禁止されていますが、我が国では多く使われています。

②防衛は今からでも遅くない

合成化学物質の入っていない、天然系の非イオン界面活性剤を使ったボディソープやシャンプー、洗剤、消臭スプレー、除菌剤を探して日頃から使うことが自己防衛であり、家族の健康管理につながります。

③「国有林数百年木から抽出した森の香り精油（フィトンチッド）で除菌、消臭、精神安定、快眠、免疫力アップ！」を提唱

私は平成11年から、人体や環境に100％やさしい「森の香り精油」を使った室内噴霧器製作に取り組んできました。その精油は、北九州市のフイルドサイエンス社の濱野満子社長が昭和58年から世界に先駆けて抽出を行ってきたものです。

日本の国有林のみに存在する樹齢数百年の木曾檜、青森ヒバ、秋田杉、熊本の楠など全国の35樹木から抽出した海外にはない香り精油で、100万分の1（ナノ粒子）にまで超微粒子化されています。それを室内の隅々にまで拡散することで自然に除菌と消臭が行われます。

さらに、副交感神経を優位にして精神を安定させ（リラクゼーションとヒーリング）、快眠をもたらします。そのうえ、吸い込んだ森の香り精油は肺から血液とともに全身細胞に届き、免疫力をアップさせます（森の香り精油噴霧器「ＭＯＲＩ　ＡＩＲ」）。

森の香り精油の除菌パワー、消臭パワー、免疫パワー、精神安定パワーを活かした消臭

・除菌スプレーや、用途別に配合したシャンプー&ボディソープ、洗剤、天然農薬（土地改良剤―有機JAS認定）など、「MORI　AIR」関連グッズもあります。赤ちゃんからお年寄り、ペットまでやさしく安全安心で、環境に良い、世界にない画期的な健康グッズです。

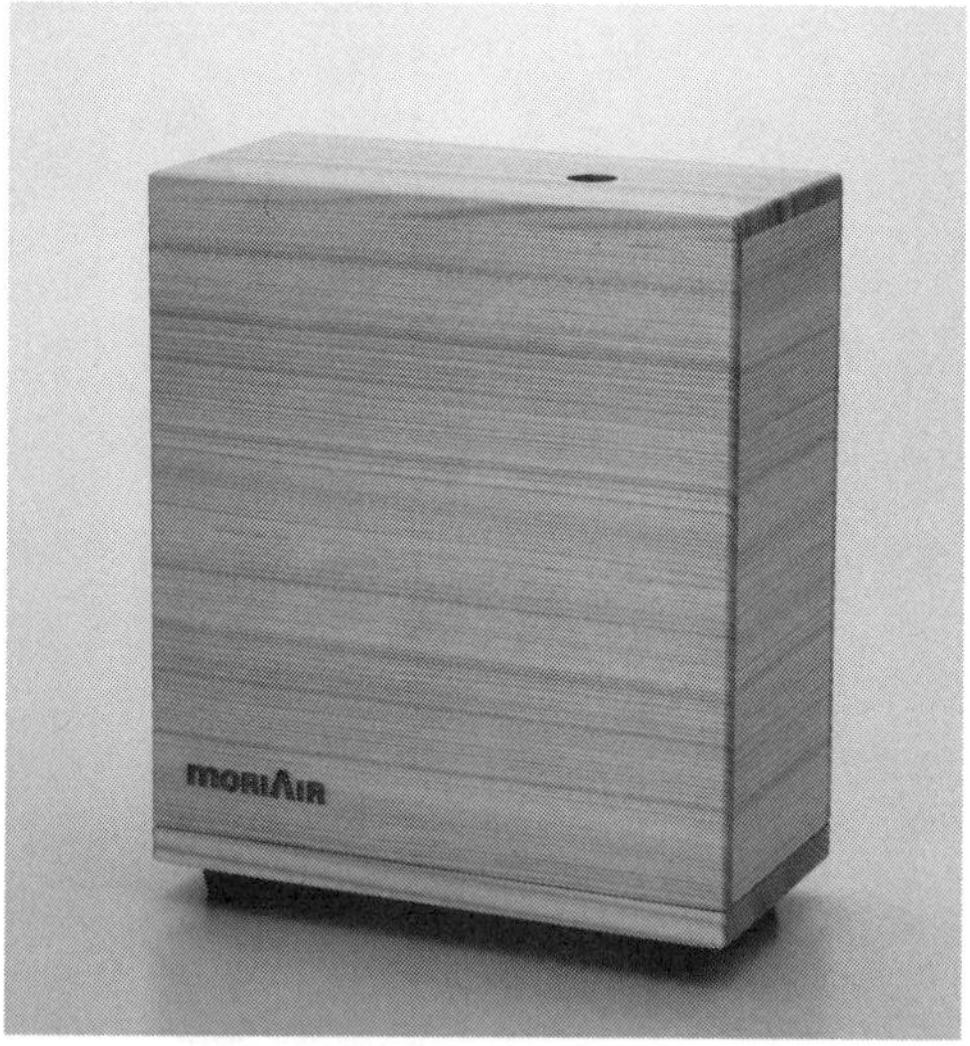

森の香り精油噴霧器「MORI AIR」

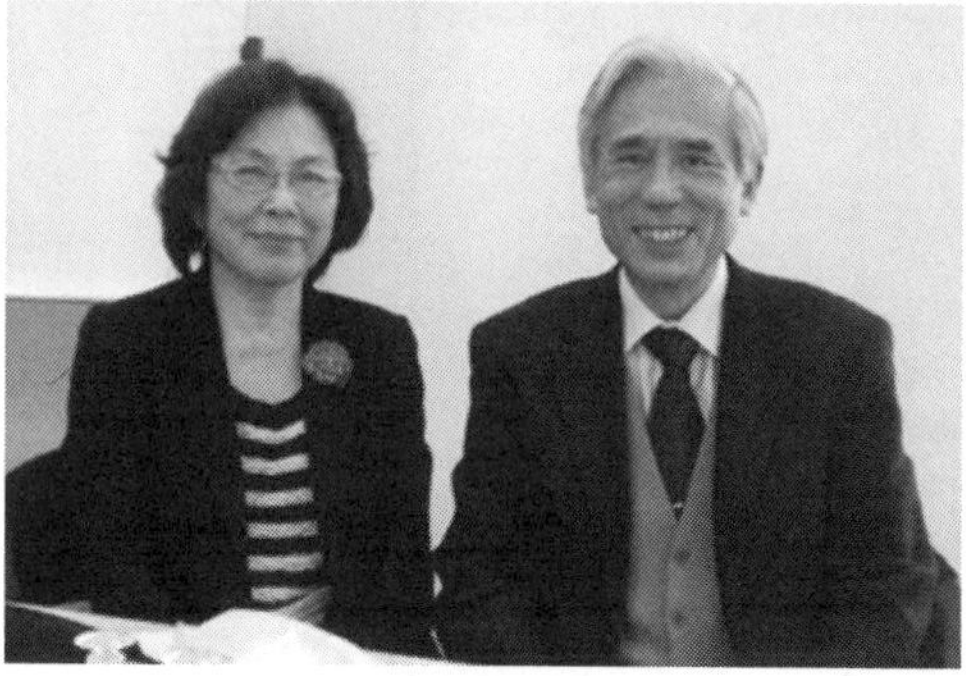
フイルドサイエンス社長の濱野滿子さん（左）と著者

5章 健康長寿には体内毒の排毒（デトックス）が不可欠

(1) 長年蓄積された化学物質がもたらす人体への影響

1 重金属……水銀、アルミニウム、ヒ素、鉛、カドミウム、ニッケル

知らぬ間に私たちの体内に侵入し、蓄積された重金属は健康に深刻な被害をもたらします。主な侵入ルートと重金属の種類は以下の通りです。

・予防接種ワクチンに含まれる有機水銀や水酸化アルミニウム
・マグロやメカジキなどの大型魚に濃縮している水銀
・中国食品に多い水銀、鉛、ヒ素、カドミウム、アルミニウム、ニッケル
・アルミニウム鍋やアルミニウム缶から溶け出したアルミニウム

〈重金属がもたらす健康被害〉

①水銀

脳や神経系への影響

・イライラ、集中力欠如、多動、憂鬱感、記憶障害、情緒不安定、言語障害など。少量でも発症

・自閉症、注意欠陥障害（多動性）、子どもの発達障害や学習障害

・神経のしびれ、神経障害、自律神経症状

・生殖機能、ホルモン系への影響

・認知症

腎臓や肝臓障害、ガン

奇形児

②鉛

・中枢神経に侵入すると、精神異常が起こる

・腎臓や肝臓障害

③アルミニウム

・アルツハイマー症、パーキンソン症などの認知症

④カドミウム

・腎機能低下、骨軟化症、筋力低下、肝臓障害

・神経過敏症（イタイイタイ病など）

2　石油製品……農薬、除草剤、食品添加物、医薬品、合成洗剤、殺虫剤、抗菌剤、漂白剤

石油を原料として作られているこれらの製品は、6割が脂質で構成されている脳や神経系の神経細胞へ侵入しやすく、脳障害や神経機能障害がもたらされます。また同様に6割が、脂質で構成されている細胞膜や細胞核膜へ侵入すると、DNAを傷つけ、細胞をガン化させる原因になります。さらに、白血球などの免疫細胞やホルモンも脂質で作られているため、自己免疫異常による自己免疫疾患（アトピー、関節リウマチ、膠原病《こうげんびょう》）、ホルモン系や神経伝達異常の原因にもなります。

(2)蓄積された化学物質のデトックス(排毒、解毒)方法

人間の体には素晴らしいサバイバル機能が備わっています。その代表こそ、「ミトコンドリアによる代謝」の機能です。先述したように、ミトコンドリアは60兆個の人体細胞(解糖系)の中で、人体の生命活動を維持するために必死で働いています。空腹になり解糖系エンジンの栄養が不足したら、ミトコンドリア系エンジンがエネルギーを作り出します。それでも足りなければ、細胞内にある余分な脂肪などの成分を分解し、エネルギーに変えてしまいます。

ここで注目したいのは、ミトコンドリアは細胞内に溜まったさまざまな毒素まで分解し、排毒してしまうことです。ですから、長年に渡り人体の細胞内に蓄積された化学物質をデトックスするためにも、ミトコンドリアを活性化することがきわめて重要なのです。

1 ミトコンドリア・デトックス法

ミトコンドリアが効率的に働くためには、小食を心がけることが大事です。もちろん、年

代に応じて必要な栄養をバランス良く摂ることは大切ですが、気をつけなければならないのは絶対に食べ過ぎないことです。さらに、酸素、水素（マイナス電子）、酵素、補酵素（ミネラル、ビタミン）などを効果的に摂ることも大切です。

その一つひとつについて、もう少し詳しく述べます。

①小食を心がけ、食べ過ぎに気をつける

ミトコンドリア系エンジンは基本的に、解糖系エンジンが働くためのブドウ糖がなくなったとき、つまり空腹状態になったときに、もっとも活発に働きます。「エネルギーが足りないぞー！　もっと作れー！」と、解糖系エンジンが作り置きしたピルビン酸２個を材料にして、フル回転でエネルギー（36個のＡＴＰ）を生産します。そのピルビン酸もなくなると、解糖系エンジンが細胞内に存在する脂肪を酵素で分解し、脂肪酸にします。それを、ミトコンドリアがエネルギー（ＡＴＰ）へ変えていきます。

こうして、細胞内に過剰に蓄積された脂肪も、ミトコンドリアによりエネルギーに変換されるため、肥満解消になります。まさに細胞のお掃除です。

具体的には、１日に１回か２回は毎日空腹状態を作ることです。１日２食とか１日１食

にしてプチ断食状態を習慣化するのもいいでしょう。専門家のきちんとした指導を受けられるなら、3日間断食とか7日間断食をしてみるのもいいと思います。

ただし、成長盛りの子どもや青年期（20歳前後まで）は逆に、少食は成長の妨げになるので、しっかり必要な栄養素をバランス良く摂ることが大切です。この時期は、細胞分裂が活発で、そのために解糖系エンジンの働きが優先するからです。とはいえ、食べ過ぎは当然、肥満の原因になります。また、人体毒である化学物質を絶対に摂り込まないことはいうまでもありません。とくに敏感な子どもたちの体は、年齢が低いほど重金属（有機水銀や水酸化アルミニウムなど）や農薬、食品合成添加物などの化学物質の影響を受けやすいので注意が必要です。

②酸素

ミトコンドリア系エンジンには酸素が必要ですから、きれいな酸素を十分に呼吸して細胞内に取り入れることが大切です。そのコツは深い呼吸にあります。呼吸法には胸式呼吸、腹式呼吸、丹田呼吸の3種類があります。ストレスが溜まっていたり、体調が悪かったりするほど、浅い胸式呼吸になっています。これでは、肺の奥に溜まった二酸化炭素や汚れた空気を十分に排出できませんし、何よりきれいな酸素を全身の細胞へたっぷり届けることができません。酸素不足になると、ミトコンドリアはピルビン酸があってもエネルギー（ATP）へ変換できません。変換されないままのピルビン酸は乳酸という疲労物質へ変化してしまいます。その結果、筋肉が動けなくなってしまいます。

たっぷりと酸素を取り込むには腹式呼吸が有効であることはよく知られていますが、実はもっと効果的なのが丹田呼吸です。この呼吸なら、肺の奥に溜まった汚れた空気がよりきれいに排出されますし、よりたっぷり酸素を全身細胞へ供給できます。丹田の位置はへそから10㎝ほど下の下腹部の中心にあります。腹式呼吸はへその辺りの筋肉を使い行う呼吸法ですが、丹田部分の筋肉を使って呼吸するのが丹田呼吸です。横隔膜がグーンと下がり、肺が下へ膨らみ、酸素が多く入ってきます。吸入する酸素量は胸式呼吸の3倍前後、腹式呼吸の2倍前後にもなります。丹田呼吸を身につける秘訣は、丹田上の筋肉（恥骨のすぐ上）に思い切り強く指先を当て、空気を全部吐き出してしまうことです。毎日10分でも15分でもいいので、決まった時間に目をつむって丹田呼吸の訓練を行えば、1ヵ月くらいでその感覚が身についてきます。そのうえで、丹田発声を身につければ、終日丹田呼吸になります。呼吸回数が1分間に8〜10回（一般的には16〜18回）へと減り、精神が安定してリラックスでき、物事に動じなくなります。免疫力もグーンとアップするので健康長寿にもつながります。詳しくは、拙著『脳を鍛える丹田音読法』（コスモ21刊）を参考にしてください。

③水素

ミトコンドリアはクエン酸回路（ＴＣＡ回路）というエネルギーシステムでＡＴＰ（エネルギー）を作りますが、それには水素イオンが必要となります。酸素だけでなく、水素イオンが足りなくてもミトコンドリアは十分に働けません。

水素イオンを多く摂取する方法は二つあります。

抗酸化物質（フィトケミカル）を多く含む食物を摂ること

ポリフェノールなどの抗酸化物質には水素イオンが多く含まれているからです。抗酸化物質を多く含む食品は2章⑵4で紹介したように7色の種類の野菜や果物などです。

水素ガスが溶存した水素水を飲むこと

ただし、電気分解などで作られた水素水は、数分以内に飲まなければ意味がありません。ペットボトルの水素水の場合は、水素ガスが宇宙一小さい分子のため簡単に突き抜けてしまいます。4層のアルミ密閉パックなら10時間程もちますが。ただし、いったん空気が容器に入ってしまうと水素ガスは抜けてしまいます。

そこでおすすめしたいのが、水素イオンが多い還元水です。還元水というのは水分子の固まりであるクラスターが小さい水です。

深山の岩山から湧き出たばかりの石清水や、活水器や磁石でクラスターを小さくした水には水素イオンが多く含まれています。私は、友人の大越嘉一工学博士（株式会社富士計器）が開発（特許）したポケットサイズの水素水生成器を持ち歩いています。1分間でペットボトル1本分の水を電気分解し、水素水にしてしまいます。

④酵素

ミトコンドリアはエネルギー生産と代謝活動を行っていますが、その代謝活動に欠かせないのが酵素と、その酵素の働きを助ける補酵素（ミネラル、ビタミン）です。ですから、ミトコンドリアがしっかり働くには酵素を多く摂ることも必要です。酵素には消化酵素の働きと代謝酵素の働きの2種類があり、ミトコンドリアについては代謝酵素の役目をします。

代謝活動の一つが排毒・解毒（デトックス）です。ミトコンドリアが細胞に溜まった人体毒をデトックスするためには、酵素が欠かせません。しかし、人体内で生産される酵素には限りがあるため、体外から酵素を多く摂り入れることが欠かせません。酵素を多く摂る秘訣は、次の通りです。

【1】加熱せずに生食を多く摂る
【2】本物の発酵食品を多く摂る
【3】酵素を多く含んだ未精製食品を摂る
【4】酵素飲料を飲む（ただし、市販の酵素飲料は加熱殺菌しているため、酵素はほとんど壊れてしまっています）

⑤補酵素（ミネラル、ビタミン）

酵素の働きを補佐するのがミネラルやビタミンなどの補酵素です。それ以外に補酵素の働きをするフィトケミカル（抗酸化物質）もあります。たとえば、マグネシウムは300種類以上の酵素反応を補助しています。それによって、神経伝達の促進や神経の興奮の抑制、エネルギー生産、タンパク質の分解、体温調整、血圧調整など多種多様の働きをしています。ですから、子どもたちに多い多動性や集中力欠如、落ち着きの欠如、学習障害、各種発達障害、青年にもみられるイライラや抗うつ傾向、統合失調症などは、マグネシウム不足が大きく影響しているといわれています。

さらに、重金属や化学物質を脳や神経系からデトックス（解毒・排毒）するためにもマグネシウムが欠かせません。補酵素としてのマグネシウムや酵素の働きがあって初めてミトコンドリアによるデトックスが可能になるからです。

極度なミネラル不足に陥っている現代人の代謝力は大変低下しています。私は、指導している子どもたちの学習障害や発達障害を改善するため、補酵素であるミネラルやビタミンと、酵素をたっぷり含んだ酵素飲料をすすめています。

カルシウムは健康で丈夫な骨や歯を作るために必要であることはよく知られていますが、実は正常な神経活動のためにも絶対に欠かせない必須ミネラルなのです。ところが、現代人はこのカルシウムが不足しているため、精神的にイライラしやすく、キレやすくなっています。

ですから、イライラを抑制するにはカルシウム不足の解消が必要ですが、同時に抗ストレスホルモンを合成するマグネシウムも欠かせません。

補酵素としてミネラルとともに必須なのがビタミンです。ビタミンは食べるだけでは十分にまかなえません。２章⑵１で詳しく述べたように、精神安定ホルモンのセロトニンを合成するために欠かせないビタミンB_6やパントテン酸などのビタミンは、善玉腸内細菌が産生します。ですから、ビタミンの不足を防ぐには、食べ物から摂ることはもちろん、腸内腐敗を改善して善玉腸内細菌を増やすことも必要です。

2　アトピー解消の根本策はデトックス

人体毒である化学物質を皮膚から体外へ排毒する代謝活動の一つとして発症するのがアトピー性皮膚炎です。それなのに、皮膚科やアレルギー科、内科の医師の大部分はステロイド剤を使って治療しようとします。たしかに、それでアトピー症状はいったん治まりますが、これはほんとうに治った訳ではありません。１週間もすれば、再びアトピー症状が現れます。それで、医師はさらに強いステロイド剤を処方しますが、そのうちにステロイドは効かなくなります。

ステロイド治療を続けると、アトピー性皮膚炎は治るどころか、かえって重症化してゆきます。なぜでしょうか。発熱や痛み、かゆみ、腫れなどの症状はミトコンドリアが作る代謝生体反応のためのプロスタグランジンの働きで、組織障害を治そうとする自然治癒力の現れです。

ところがステロイド剤は、ミトコンドリアがそのプロスタグランジンを作れないようにしてしまうため、代謝生体活動がストップしてしまいます。つまり、目の前の症状を一時的に止めるために、かえってミトコンドリアの働きを止めてしまっているのです。これは一時的な対処にすぎません。

ですからステロイドによる対処を続ければ続けるほど、原因となる人体毒は体外へ排出されるどころか、ますます体内に蓄積され続けます。しかも、ステロイド剤が新たに薬毒としての体内に蓄積され、細胞組織を破壊してゆきます。ミトコンドリアが活動できなくなるためエネルギーが生産されず、体温は低下します。

ストレスで交感神経の緊張状態が続くと、血管が収縮し血流障害が起き、酸素や栄養素は各組織細胞に十分に届かなくなり、ますますミトコンドリアは働けなくなります。

組織細胞が破壊されると、それを処理しようと白血球の一つである顆粒球が増加します。顆粒球は大量の活性酸素を放出するため、ますます細胞の破壊が進行します。一方、免疫細胞のリンパ球が減少して免疫力が低下するため、ウイルスや病原菌、アレルゲンが侵入しやすくなります。

このように、ステロイド剤で一時的に症状を抑える治療だけでは、アトピー性皮膚炎を根本的に解決することはできません。

アトピー性皮膚炎の根本原因は、体内に摂り込まれ蓄積した化学物質や、腸内腐敗で増加した悪玉腸内細菌が発生させるアンモニアなどの有毒物質などです。人体毒を摂り入れないようにするとともに、ミトコンドリアによる代謝活動を高めたり、腸内腐敗を改善して善玉腸内細菌を増やしたりして、体内毒素をデトックスすることこそ、アトピー性皮膚炎を根本から解決する治療になるのです。

第Ⅱ部

「200歳長寿」への鍵は超極小生命体「ソマチッド」にある！

1章　200歳長寿！を実現する脳と体の若返り法

(1)短くなってきた人間寿命

第I部の2章(2)3でも触れましたが、4000年前は200歳前後まで健康長寿する人々が世界中にいました。ユダヤ人の始祖であるアブラハムは175歳、その父テラは205歳、息子イサクは180歳、同じ頃のバビロニア（チグリス・ユーフラテス川流域）にも200歳長寿の人々が多くいました。我が国の縄文時代も同様でした。

さらに歴史をさかのぼれば、アダムは930歳、ノアの方舟で有名なノアは950歳まで長生きしたと旧約聖書は記しています。現在と同じように、地球が太陽の周囲を1回転する時間を1年とする太陽暦で計算した年齢ですから、現在の年齢と違いはないと考えられます。

江戸時代以前、信長が桶狭間の戦いに出陣する直前に舞い謡ったという「人間50年」が能の謡いにあるように、その時代の日本人の寿命は現在より短かったと思っている方が多いでしょうが、実際はまったく違います。昔は、子どもが生まれても衛生環境が悪かったため、大人になるまでにウイルスや病原菌による感染症で半数近くが亡くなりました。

また、現代のようには戦争や事故によるケガを治す救急医療が発達していなかったために、平均寿命は短かったわけです。信長は「本能寺の変」によって49歳で亡くなりましたが、まだ勇猛果敢で脂が乗り切っていました。家康、秀忠、家光の三代将軍に仕えた知恵袋の天海和尚は108歳の長寿でした。

昔も病気や戦争、事故などで死ななければ、100歳前後は可能だったわけです。つまり、この2500〜3000年間の寿命は健康であれば100歳前後まで生きた人たちがいたのです。さらに、4000年前は200歳前後まで生きた人たちがいました。はるか昔にさかのぼれば1000歳まで寿命があった人がいた可能性さえあるのです。私たちは現代に近づくにつれて人の寿命は延びてきたと思い込んできましたが、真相は逆なのです。この3000年間がもっとも短い時代になっていたのです。

人類の寿命の歴史を大きく三つに区分すると次のようになります。
第一期：１０００歳寿命期
第二期：２００歳寿命期
第三期：１００歳寿命期
こうして人類が短命になったメカニズムがわかれば、逆に延ばすことができるはずです。事実、ヒマラヤには何百歳という長寿者がいます。私は30数年前、５００歳のヒマラヤの聖者がテレビに登場したことを覚えています。どの番組かは覚えていませんが、当時は「本当かな？」程度にしか思いませんでした。その後、二度とテレビには登場していません。今の常識では訳がわからないからでしょう。
ここで、人間の寿命が短縮したメカニズムを食生活の観点と意識の観点から分析してみます。そのメカニズムがわかれば、短縮したのと逆を行うことで、寿命を延ばすことができるはずです。

(2)食生活が影響する人間の寿命

とくに200歳寿命から100歳寿命へ短くなった食生活の原因としては、〝食の回数の増加〟と〝加熱食〟の二大要因が関係しています。

1 食の回数の増加と加熱食が寿命を縮めた！

①第三期：100歳寿命期

200歳寿命時代の大人の食事は1日に1回だったり、1回も食べない日もあったりと、きわめて少食でした。現代人は当たり前のように1日3食しっかり食べています。間食や夜食まで食べる、腹八分どころか腹いっぱい食べる。その結果、メタボになっている人がかなり増えています。こんな状況は日本の歴史上きわめて珍しいことで、戦後の高度成長期からスタートした「飽食の時代」以降のことです。つまり、1日完全3食という食生活が定着したのは、ここ60数年間だけのことなのです。戦前までは1日2食が普通でしたが、それは江戸の元禄時代からのことです。それ以前はずっと1日1食時代が続いていました。

1日1食になったのは日本では本格的に稲作が始まった弥生時代からです。収穫した米を保存することで、年中毎日食べることができるようになったからです。しかも、米を炊き、芋を煮て食べる加熱食へ移行しました。この頃から第三期の100歳寿命期が始まりましたが、そのいちばんの要因は、毎日食事を摂るようになったことと、加熱して食べるようになったことにありました。

現在は食料が豊富になり、明らかに食べ過ぎの時代です。そのうえ、自然で新鮮な材料を旬に、その場で調理して食べるのではなく、一年間いつでも食べますし、生育地からははるか遠くに離れたところにまで運搬されて食べます。季節に応じて旬のものを食べる季節感はなくなりましたし、流通システムの進歩で「身土不二」とはかけ離れた状態になっています。そのうえ、自然界にはまったく存在しない化学物質まみれの加工食品を毎日食べています。

「日本の死亡原因の推移」の図（54ページ）をご覧ください。戦前と戦後の死亡原因の違いは明白です。戦後は、復興とともに食糧事情が豊かになり、1日3食、しかも米国式の肉食が一気に増加しました。その一方で、ガン死が世界一になり、脳と心臓の血管疾患、糖尿病による三大合併症が元での死が急速に増えました。こうした状況が戦後の食生活の変化によってもたらされたことは明らかです。

戦前や衛生環境が悪かった終戦直後までは、死因の大部分がウイルスや病原菌（細菌）を主因とする感染症によるものでした。その後、ペニシリンなどの抗生物質の開発により、感染症による死はほとんどなくなりました。このことに発達した現代の西洋医学が貢献してきたことは間違いないでしょう。

しかし、その西洋医学も、ガン、脳や心臓の血管疾患、アレルギー、糖尿病、免疫疾患、うつ病などの生活習慣病にはまったく無力です。むしろ、薬による副作用が原因で、さまざまな病気を併発し、死をもたらしています。

我が国の医療費はすでに年間40兆円にまで達しています。それを税金だけでなく保険負担までしているのが日本国民です。全国民皆保険医療体制は世界で唯一、我が国のみですが、その意味では日本国民は2倍の税金を支払っていることになります。

②第二期：200歳寿命期

ではなぜ、4000年以上前は寿命が200歳前後と2倍も長生きできたのでしょうか。

この時代は、1日1食未満でした。つまり、毎日食事を摂るとは限りませんでした。また、加熱せずに生食中心でした。日本の縄文時代は狩猟中心の食生活時代だったと学校で学んだ人が多いと思いますが、実際は山菜や果物、川魚やエビ、しじみやあさりなどの貝、しいの実や栗、クルミなどの木の実など、取れ立ての新鮮なものを生で食べていました。

現代の私たちの感覚からしますと、1日1食未満ですと栄養不足が心配ですし、生食中心だと菌の感染が心配になるでしょう。ところが、そんな食生活をしながら寿命が200歳だったのは、なぜでしょうか?

第一にミトコンドリア系エンジン中心の食生活時代だったことです。解糖系エンジン中心のエネルギー源であるブドウ糖が常に枯渇するような生活だったため、ミトコンドリア系エンジンがいつもフル回転し、エネルギー(ATP)を大量に生産する状態にあったと思われます。このほうが飢餓遺伝子(=長寿遺伝子)は常時スイッチオン状態になります。

第二に、加熱することなく生で食べていたことです。加熱すれば、食材の酵素は破壊されてしまいます。酵素はタンパク質で構成されているため、48℃から70℃ですべて破壊されてしまうからです。生食のまま食べていますと、そこに含まれている酵素をそのまま体内に摂り込み、消化酵素として利用できますので、自分の体内潜在酵素の消耗を2倍も3倍も節約できます。

その意味で縄文時代は体内潜在酵素の超節約時代だったのです。

4000年前のバビロニアの人々も、当時は大変肥沃なチグリス・ユーフラテス川流域でとれた果物、野菜、魚介類の生食中心でした。アブラハムの住むカナンも同様に大変肥沃な土地でした。そこで、取れ立ての新鮮な食物を生で食べることで、生命エネルギーをたっぷりと摂取できました。

動物でも同じことがいえます。感染症で亡くならない限り、大自然界の動物の寿命は動物園の動物の2倍です。なぜでしょうか？　自然界のライオンは週1食、ワニは月1食ですが、動物園のほうがはるかに多くの回数で食べています。獲物を捕らえて食べていると、解糖系エンジン中心にエネルギー生産が行われますが、その後はミトコンドリア系エンジン中心にエネルギー生産をしています。そのため、ライオンは1週間に1食、ワニは1ヵ月間に1食で済むわけです。

人間だけが1日3食の餓鬼道に突き進んでしまいました。その人間に飼育されることになった動物園の動物たちも同じような環境に置かれています。

同じく1日3食を摂っていても、食べる量によっても食べ過ぎの度合いは違ってきます。とくに精神的ストレスが強いほど、食欲が旺盛になり食べることで心を満たそうとするため、過剰に食べるようになります。

③第一期：1000歳寿命期

先述したように旧約聖書にはアダムは930歳、息子のセツは912歳、ノアは950歳といったふうに寿命が900歳前後もあったと記載されていますが、その後、ノアの息子セムは600歳、セムから始まり10代後のアブラハムは175歳と、寿命がどんどん短くなっていきます。とくにノアの方舟で有名な大洪水（世界中に同じ神話が存在）後、人間の寿命は明らかに短縮しています。日本の天皇の系譜も、『竹内文書』によれば途中から数百歳へと短くなっています。そして今から2676年前の紀元前660年に即位した神武天皇から100歳寿命になりました。

では、第一期の人々はなぜ、現代から見たら10倍も長生きしていたのでしょうか。ここまでくると、食生活のレベルを超えてDNAの遺伝子レベルのテーマになります。残念ながら、現代科学では解き明かせませんが、そのヒントは科学的に存在しています。

2　200歳長寿をもたらす鍵は超極小生命体「ソマチッド」にあった！

それが、ミトコンドリアよりもはるかに小さい「ソマチッド」という、DNAを持たない超極小生命体の存在です。そこに、10倍長寿の秘訣（鍵）があることが一部の科学者によって推定されています。

ソマチッドに気のエネルギーを照射すると活性化し、光を放つという研究があります。DNAを持つ解糖系生命体やミトコンドリアとは違い、ソマチッドはDNAを持たない超微小生命体で、死ぬことがありません。ソマチッドの生態は、ひたすら眠って殻に閉じこもっているか、起きて働いているかのどちらかです。

このソマチッドに電子（マイナスイオン）や光の粒子（フォトン）を当てると、賦活化《ふかつか》することがわかってきています。

ソマチッドを最初に発見したのは、フランス生まれでカナダ在住の生物学者ガストン・ネサンです。ネサンは、第二次世界大戦中に生命体を生きたまま観察できる3万倍の高性能顕微鏡「ソマトスコープ」を開発し、血液中を動き回る細胞よりはるかに小さいソマチッドの存在を確認しました。赤血球の直径（5～7マイクロメートル）の100分の1以下という大きさしかない超極小の生命体です。これはウイルスよりもはるかに小さく、1

00万分の1ミリメートル（＝ナノメートル）で表わせば、0・3ナノメートル以下の大きさで、酸素原子に近い大きさです。この生命体は、人体はもちろん、動物、植物の樹液、鉱物からも発見されています。しかも驚くべきことに、このソマチッドは死ぬことのない永遠不滅ともいえる有機体であることが、ネサンの実験でわかりました。

5万レムの放射線を照射しても、死ぬどころか、さらに元気になります。1000℃以上の高熱でも死なず、紫外線を当てても、強烈な酸につけても、強力な遠心分離機にかけても死にませんでした。抗生物質もまったく効かず、成長し続けました。

非常に興味深いのは、ソマチッドは自然な環境下にあると活性化しているが、環境が悪化すると活力が低下し、ついにはケイ素の殻に閉じこもってクリスタルのように固まってしまうという不思議な性質を持っています。この殻はダイヤモンドカッターでも切れないほど硬いといいます。

人間が死んで火葬されても、ソマチッドは灰の中で生き続け、死ぬことはありません。土の中で何千年も何万年も何億年も生き続け、再び植物の根っこなどから吸収されて人体に摂り込まれます。ネサンは、このソマチッドは遺伝子DNAの前駆体物質でもあり、遺伝子情報を持っているといいます。太陽光を浴びると、太陽エネルギーからマイナス電子を受け取ってソマチッドは賦活化し、活性化します。また、人体内では、ポジティブな感情や意識に共鳴して活発に働くという性質も持っています。逆に、ネガティブな感情や自己中心な意識の影響で不活性化します。どうもソマチッドは、そもそも宇宙の意志を持った生命体であるようなのです。

①シュバイツァー博士もソマチッドの存在に気づいていた

ガストン・ネサン以前に、あのシュバイツァー博士がソマチッドについて文献に次のように書き残しています。

「我々人間が肯定的考えや否定的な考えを持つことに応じて、体内に存在する微小生命体も明らかに変化する。また、ある検体を観察する際、その検体に対し肯定的な感情を持って接すると、その中に含まれる微小生命体も明るく輝く」

実は、ガストン・ネサンのソマチッド発見以前に、この微小生命体を本格的に突き止めていた学者がもう一人います。それは、1930年代に米国で活躍したロイヤル・レイモンド・ライフ博士です。博士は3万倍以上に拡大できる顕微鏡を独自に開発し、生体や血液中に存在する微小生命体を発見しました。そして、ライフ博士はこの微小生命体が活性化する装置を開発し、末期ガン患者16人全員を治してしまいました。「血液に赤血球の100分の1という微小の物質が出てくると、ガンはじめさまざまな病気が治る」ことを発見したのです。

博士はこのことを医学雑誌に発表しましたが、あまりに突飛な考えで、当時の医学会から完全に潰されてしまいました。他にも、ドイツやフランスで幾人もの生物学者たちがソマチッドの存在に気づいていました。

②DNAを作る前駆体物質のソマチッドは遺伝子情報を持っている

ネサンの発見で画期的なのは、「ソマチッドはDNAの前駆体物質であり、意志や知性を持っている」ことを明らかにしたことです。1969年に白いうさぎと黒いうさぎを使った実験でわかりました。白いうさぎの血液から採取したソマチッドを黒いうさぎに毎日2ccずつ、2週間にわたり投与した結果、1ヵ月足らずで黒いうさぎの毛の半分が白い毛に変わり始め、黒かったうさぎの毛が灰色に変化しました。同様に、黒いうさぎのソマチッドを白いうさぎに注射し続けると、同じように白いうさぎの毛が45日ほどですっかり灰色に変わってしまいました。何回繰り返しても、同じ結果が得られました。

一般に毛の色を決めるのはDNAの遺伝子情報です。つまり、「ソマチッドが遺伝子情報を持っている」ことになります。ソマチッドには核がなく、DNAはありません。しかし、ソマチッドはDNAを形成する前駆体物質だからこそ遺伝子情報を持ち合わせていることがわかったのです。

20年前から、1000年以上前の動植物や鉱石とソマチッドの研究をし続けている東　学《あずままなぶ》工学博士は、ネサンの研究をさらに発展させました。東博士の辿り着いた結論は「地球上のあらゆる生命体には、永遠不滅の生命体ソマチッドが関与しており、生命にエネルギーを与えているのはこのソマチッドに他ならない」ということでした。

太陽光などの赤外線に照射されると、ソマチッドが抱き込んでいるケイ素原子からマイナス電子のエネルギーが輻射されます。この電子エネルギーこそが組織や白血球、赤血球、リンパ球などを活性化し、生命力及び自然治癒力を増大させるというのです。しかし、生体内が酸化したり、ネガティブな感情に支配されたりすると、ソマチッドはケイ素で身を包んで自らを防御します。または、尿中から排泄され、体外に避難します。そして、1000年でも1万年でも10万年でも1億年でも生き続けるといいます。

ネサンの話に戻りますが、ネサンはソマチッドを培養して観察するうちに勝手にどんど

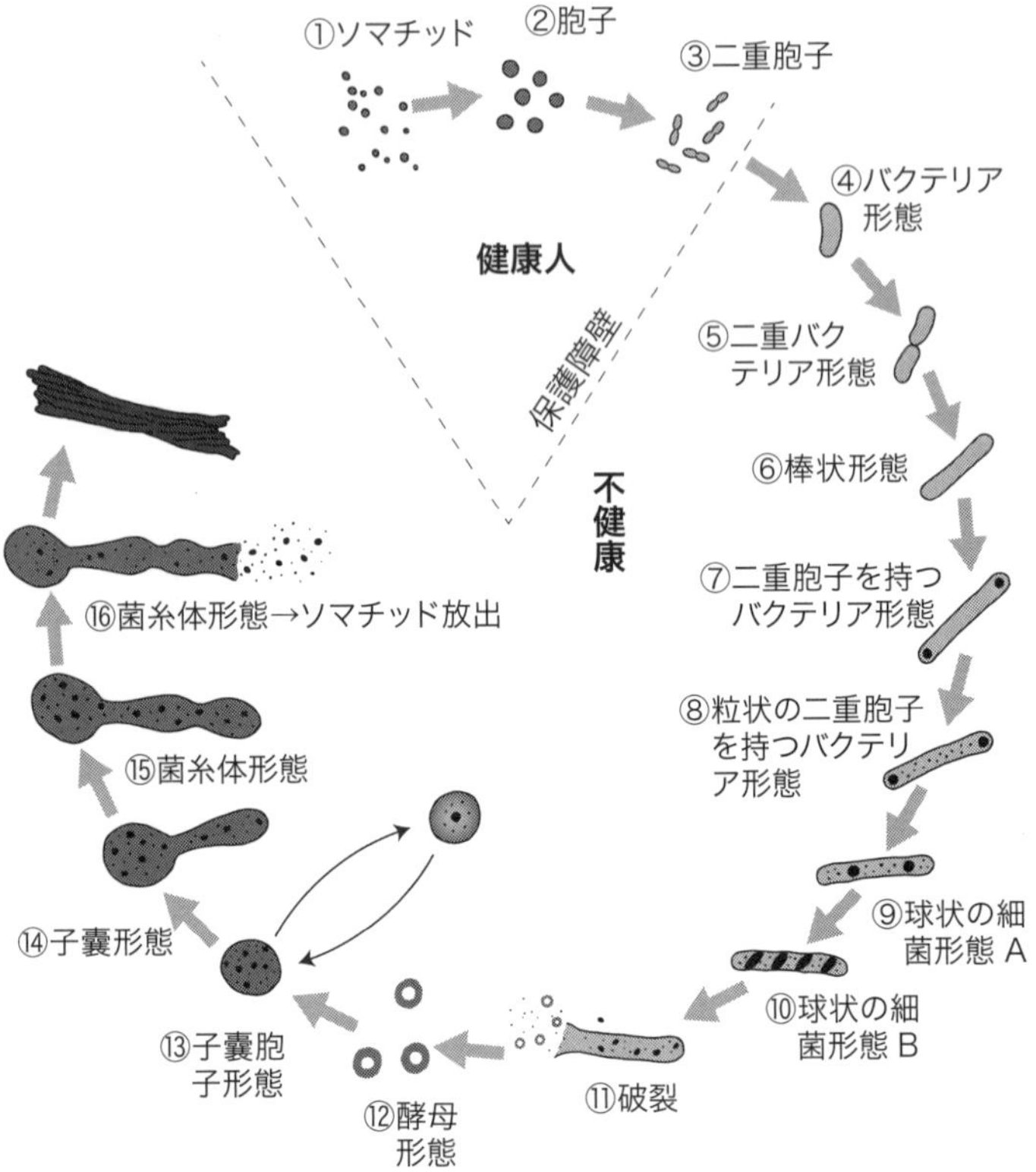

ソマチッドサイクル（変化の16段階）

①ソマチッド
②胞子
③二重胞子
④バクテリア形態
⑤二重バクテリア形態
⑥棒状形態
⑦二重胞子を持つバクテリア形態
⑧粒状の二重胞子を持つバクテリア形態
⑨球状の細菌形態 A
⑩球状の細菌形態 B
⑪破裂
⑫酵母形態
⑬子嚢胞子形態
⑭子嚢形態
⑮菌糸体形態
⑯菌糸体形態→ソマチッド放出

ん変化することを発見しています。最初はソマチッドから胞子、二重胞子へと変化しました。次にバクテリア形態、二重バクテリア形態、棒状形態、子嚢《しのう》形態、菌系体形態など16パターンに90時間かけて次々と変化することを突き止めました。

最後の菌系体形態に変化したあと、これが壊れると、この生命体は再びソマチッドに生まれ変わることもわかっています。これを「ソマチッドサイクル」といいます。

東博士が撮影した写真をご覧ください。

写真aは健康な男性です。赤血球がまん丸で、小さい点がソマチッドです。画像は動画の一部ですが、小さな無数のソマチッドが蠢動《しゅんどう》し、赤血球からゾロゾロ生み出されているのがわかります。写真bは、余命3ヵ月と宣告されたガンを発症している50代の男性です。ソマチッドに異常が見られ、右側にあるガン細胞中には白い点が無数に集中しているのがわかります。

東博士によれば、「不健康になると、ソマチッドに異常が見られるほか、ガン細胞の中にソマチッドが集中するのです。そして、このガン細胞に情報を与えて正常細胞に戻すのです。これが、本来の免疫というものなのです」

ネサンによれば、健康な人の血中には「ソマチッド・胞子・二重胞子」が見られ、これ

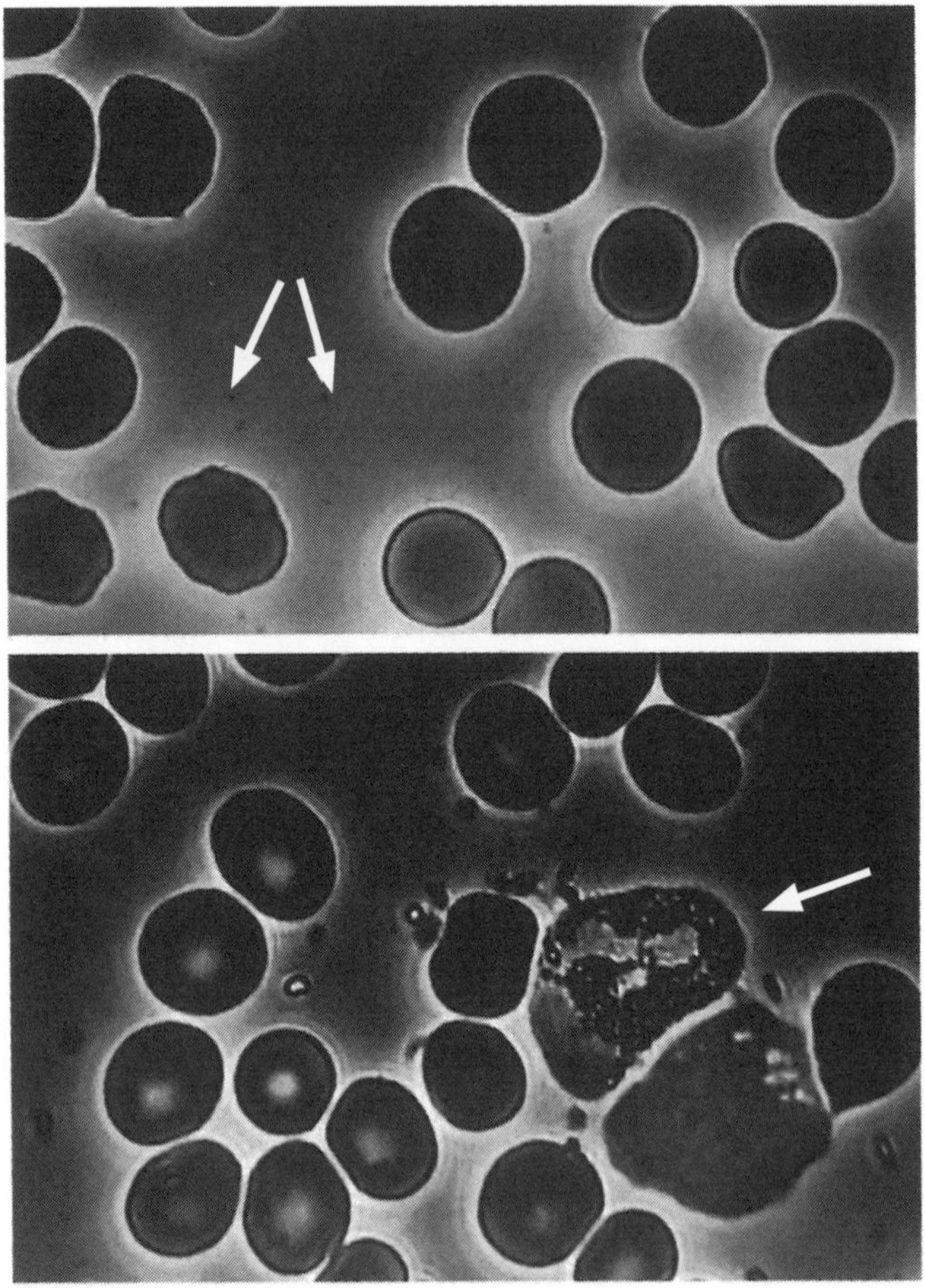

a【上】健康人は赤血球がまん丸でソマチッドが蠢動
b【下】ソマチッドに異常が見られ、ガン細胞(右下)にソマチッドが集中(『糖尿病と合併症は自宅養生で癒える』コスモ21より)

が血中にびっしりうごめいています。そして、赤血球から生まれ出たソマチッドは赤血球の膜を簡単に通過し血中に広がります。さらに、ソマチッドは太陽光や遠赤外線、マイナス電子、光の粒子（フォトン）を浴びることで活性化し、血中から全身の器官や細胞組織へ巡ります。

先に述べたネサンの白いうさぎと黒いうさぎの実験でわかったように、ソマチッドには核がなくＤＮＡもないが、明らかに遺伝子情報を持っているため、細胞のＤＮＡ形成の役割を果たしているものと思われます。

そのうえネサンやシュバイツァー博士が述べたように、「ソマチッドは人間の意識や感情にデリケートに反応し、ポジティブかネガティブかによって活性化するか、不活性になるか、まったく逆の動きをします」。

ＤＮＡを持たない赤血球からソマチッドが出て、ガン細胞に情報を与え、正常細胞へ戻すということは、すべての細胞が赤血球から作られるということを示しています。

細胞の増殖は細胞分裂によるのが定説でしたが、多くの細胞が赤血球から分化するという「赤血球分化説」を唱えたのが生物学者の岐阜大教授・千島喜久男医学博士です。この説は戦後、国を二分して争われましたが、ソマチッドの働きは「赤血球分化説」の正当性を裏付けています。

千島博士のこの説と、さらにそれを証明した森下敬一博士の「腸管造血説」について、私の友人であるジャーナリストの上部一馬氏が著書『超微小知性体ソマチッドの衝撃』（ヒカルランド刊）で次のように述べています。

千島博士は戦前、戦後を通してニワトリの赤血球を観察し、赤血球からリンパ球、脂肪細胞、結合組織の母細胞、白血球などが作られることを発見しました。また1953年には、血液は骨髄細胞で作られるとする『骨髄造血説』に対し、血液は腸管で作られるとする『腸管造血説』を唱えました。

無論のこと、この千島学説は現代医学の定説とはまったく異なるものなので、まったく無視され、大いに医学界から叩かれることとなりました。しかし、医学界の定説になっている『骨髄造血説』にしても、実際に骨髄で造血されている事実をとらえたものはほとんどないといわれ、その根拠は曖昧なままです。

今でも『腸管造血説』は食養の愛好者や代替療法を実践する医師たちの間では熱烈な支持を得ていますが、現代医学からは異端児扱いを受けているのが現状です。そんな中、千

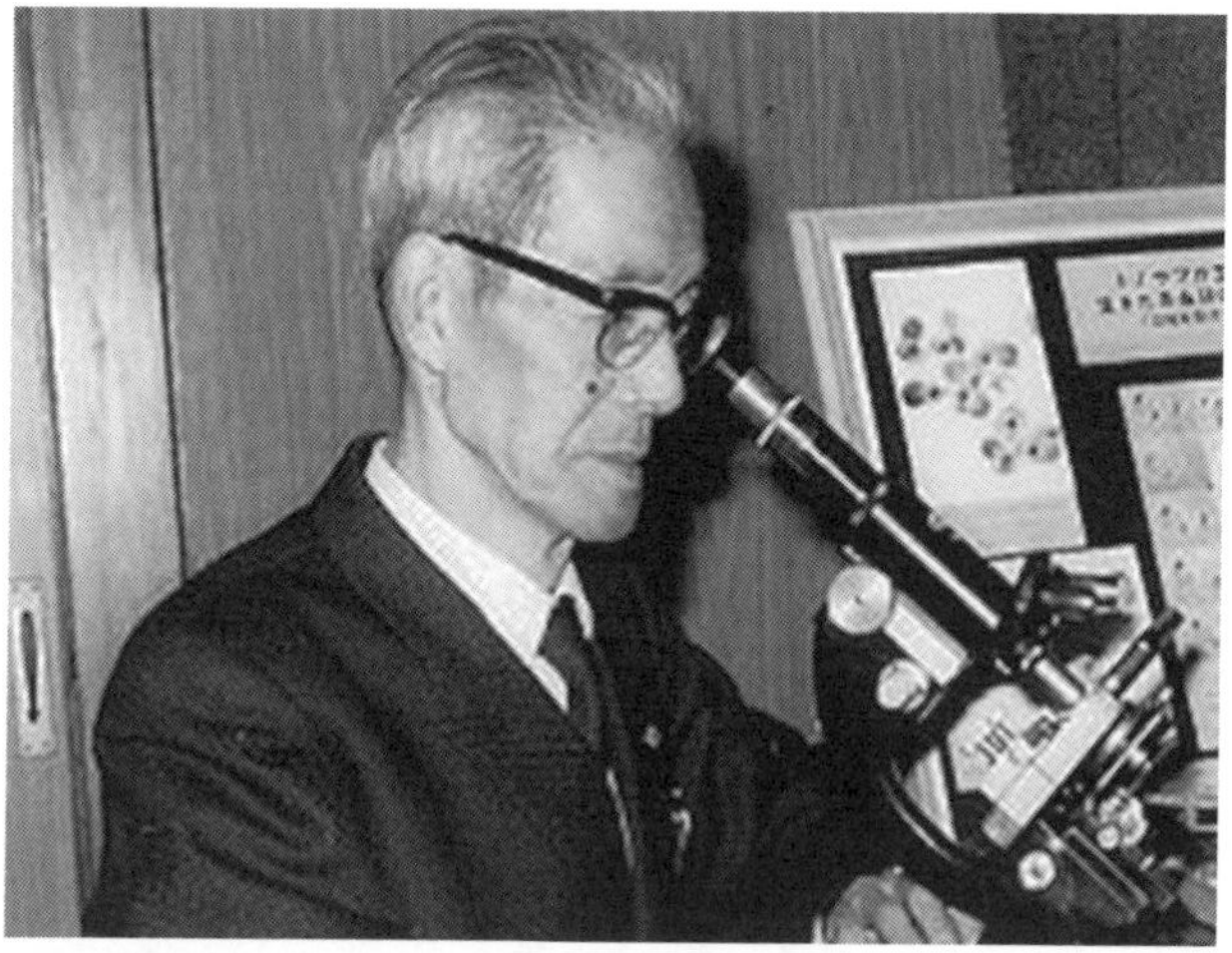

千島喜久男博士（『糖尿病と合併症は自宅養生で癒える』コスモ21より）

島学説の強力な援軍として現れたのが『森下自然医学』を立ち上げた森下敬一博士です。

骨髄造血説に不信感を抱いていた森下博士は、ある日、池で泳ぐオタマジャクシを見ていて「手足のないオタマジャクシは、いったいどこで血液を作るのか」と考えました。まさしく、天才肌の直感でした。インターン時代には戦争で手足を失った兵士の患者を多く診ましたが、造血臓器である骨髄を失いながらも貧血にならないことに注目しました。これは、いったいどういうことなのだろうと考えたそうです。そこで、研究の虫だった博士は、東京歯科大学の研究室に寝泊まりしながら、兎の骨髄に出入りしている血管を止めては、兎の血液がどうなるかを調べました。

その結果、兎の四肢を止めると全身の約90％の造血機能がなくなると試算できました。初めの4～5日目に赤血球は40％に減りましたが、14日目で元の70～80％にまで戻りました。一方白血球は、6～10日で約2倍に増え、12日くらいで元の状態に回復しました。赤血球が減ったのは骨髄機能の停止と考えられますが、白血球の増加は骨髄機能が停止したとする理論から考えられない現象ではないか。

このことを確認するために兎の四肢骨髄を検査してみると、脂肪組織が増加し、造血亢進は見られませんでした。一方、血管を止めなかった肋骨や胸骨の骨髄は、理論的には造血亢進しているはずでしたが、認められませんでした。

骨髄血管を止めたことで赤血球は減少したが、白血球数の増加が見られたのは何を意味しているのか。実は当初、赤血球が減少したのは一般的な術後のストレスのせいであることがわかったのです。

これらのことからわかったことは、赤血球の増減も白血球の増減も骨髄の働きによるものではないということです。

当時、否、今でも医学界では「赤血球や白血球は高度に分化した終末細胞であり、増殖能はおろか他の細胞に転化したり、分化したりすることはあり得ない」とするのが定説でした。19世紀の医学界に皇帝のごとく君臨したドイツの病理学者ルドルフ・ウイルヒョウが唱えた「細胞分裂によってのみ組織細胞が増殖する」という細胞分裂万能説が医学界では強固な常識となっていたからです。その考えに基づき、赤血球や白血球、血小板などの血液も骨髄で作られるという見解が大勢を占めていたのです。

これに対し、1957年に森下博士が学会誌の中で、千島氏の「赤血球は非常に驚くべき潜在能力を持っており、生体のあらゆる組織細胞に分化してゆくのである」とする見解を支持しました。さらに、動物の生物学的実験によって白血球が骨髄細胞を介さずに増加する現象を証明し、骨髄造血説の矛盾を鋭く指摘しました。そして、これを裏づけるために、ヒキガエルの赤血球から白血球が生まれる動画も学会誌で発表しました。

やがて『骨髄造血説』と『腸内造血説』はマスコミで大きな話題となって、1966年4月の国会喚問にまで発展する事態となったのです。このときの森下の見解を要約してみます。

「我々の体を流れている赤血球は腸で作られ、この赤血球が体中を循環し、そして体中のすべての組織細胞に変わってゆく。皮下脂肪細胞も肝臓や骨髄細胞も全部赤血球から作られています。この腸で作られる赤血球の素材は食べ物であり、『食は血になり、血は肉になる』ということです」

こう述べた森下博士は、ガンは血液の質が悪くなったため起こる全身病であると説いています。一方、千島は「消化とは、腸内で咀嚼と消化液でドロドロ状となった『食物モネラ』と名付けた食物栄養素が細胞新生を生み、絨毛《じゅうもう》上皮細胞が形成される現象である」と結論づけています。これは、食は血となるとした森下説とかなり酷似しています。

ここで千島も森下も、この上皮細胞が成長し赤血球母細胞が形成され、やがて毛細血管に赤血球が放出されると説きました。

ところが、この国会証言の後、千島博士と森下博士の学説は医学界からはじき出されてしまいました。新学説に対する批判というレベルではなく、トンデモ学説、疑似科学、オカルトと酷評され、学会から締め出されるという異常事態となったのです。

すでに医学界は派閥で成り立っており、巨大な利権が骨髄造血説の背後には広がっていたのです。千島博士、森下博士はこうした勢力から圧力を受け、駆逐されたともいえます。

しかし、2007年、京大の山中伸弥教授が人工多能性幹細胞（iPS細胞）を開発し、ノーベル賞を受賞してから、千島学説が見直される機運が芽生えてきたようです。

これまであらゆる細胞に分化する能力を持つのがES細胞とされてきました。しかし、このiPS細胞の技術は、最終的に分化が終了した皮膚の繊維細胞に三つの遺伝子を導入操作する技術によって、繊維細胞を初期化することに成功しました。つまり、ES細胞のように万能に分化する細胞を作ることができたのです。

このiPS細胞の登場によって、分化が終了したと思われていた繊維細胞が初期化し、分化能があることが見いだされたわけです。

千島・森下学説を支持し、混迷する現代医療に一石を投じた『隠された造血の秘密』（Eco・クリエイティブ）を著した酒向猛医学博士によれば、「皮膚の繊維芽細胞に、あらゆる種類の細胞に分化する能力、すなわち多分化能が備わっていると、体のすべての細胞に分化能が備わっている可能性があることになる。研究が進めば、やがて体中のすべての細胞から遺伝子操作でiPS細胞を作り出すことが可能になる」というのです。

これは千島が唱えた『すべての組織細胞は可逆的分化能力を持つ』という学説を証明することになります。

可逆的分化能力とは、簡単にいえば、今ある組織が元の状態に戻る能力のことです。近年、すべての細胞は幹細胞から作られているとする説が有力となってきましたが、これも千島が述べた「すべての細胞組織の大元は赤血球である」とする説の範疇に入らないでしょうか。

酒向は続けます。「〃すべての細胞が周囲の環境によって変化して、すべての細胞に変化する〃ということになれば、体の中は幹細胞で満ちているという結論になる。ならば、造血機能ですら、骨髄の専売特許ではなく、〃すべての細胞に造血機能がある〃ということになる」

早い話が、骨髄造血はただ単に人間の臓器の中で、観察しやすい組織の造血現象を見たにすぎないというのです。

こうして千島が唱えた『腸管造血説』と『赤血球分化説』は必ずしも的外れではないことが明確になってきたのです。

(以上、上部一馬著『超微小知性体ソマチッドの衝撃』ヒカルランド刊より引用)

「気のエネルギーや遠赤外線、太陽光などから光エネルギーを人体に照射すると、細胞内のＤＮＡ周辺の極小微粒子がキラキラ輝きだす」ことが注目され、米国のＮＡＳＡ（米国航空宇宙局）でも１９７０年代から研究が始まり、１９８０年代にその研究成果をＮＡＳＡの日本人科学者が発表しています。

ソマチッドは光エネルギーや電子（マイナスイオン）の力で活性化します。ミトコンドリアはそうして活性化したソマチッドから電子の供給を受けることで活発に働き、エネルギー（ＡＴＰ）を大量に作っていると思われます。逆に、活性酸素が多いとソマチッドから供給される電子が奪われてしまいミトコンドリアの働きは鈍ってしまいます。

仙人は「霞を食べて生きている」といわれてきましたが、まさしく、光エネルギーや電子を大量に得てソマチッドが活性化することでミトコンドリアの働きが活発になり、さまざまな生体活動エネルギーが生み出されます。つまり、ソマチッドの働きによって光エネルギーが生体エネルギーに変換されるのだと思われます。それで私は、ソマチッドの働きによるエネルギー生産を「光エネルギーエンジン」と命名しています。

空間には、光エネルギーの素となる光の粒子（フォトン）が存在しています。

芸術家の私の娘が幼少期から不思議なことを話していました。朝、目覚めた直後、寝室の空間いっぱいにキラキラ輝く無数の星の光が満ちているのが見えるというのです。「父ちゃんも見える?」と尋ねてきたことは一度や二度ではありませんでした。もちろん私には見えませんし、娘も完全に目が醒めきってしまうと見えなくなるといいます。目覚めの薄目のときにだけ見えるというのです。

実は、娘が見ていた星の光は光の粒子(フォトン)だったのです。これは娘だけでなく、誰にでも見えることがわかりました。太陽が昇っている昼間、澄んだ青空を見上げ、目から1mの距離に焦点を合わせます。こうすると、キラキラと光る無数の光の粒子(フォトン)が見えます。このフォトンは、中国の気功では「気」、インドのヨガでは「プラーナ」と呼ばれる一種の生命エネルギー(宇宙エネルギー)です。

フォトンのエネルギーを空間から体内に取り入れるには、深いゆったりした呼吸法が有効です。とくにもっとも深い呼吸法である「丹田呼吸」が、より多くのフォトンのエネルギーを体内に取り込むのに有効です。私は、丹田呼吸をマスターした52歳から、肉体の若返りと基礎体温の上昇(現在37℃)、体力アップ(現在28歳の身体年齢)を実現しています。また、しだいに少食(現在1日1食未満か1日不食)になってきています。

ⓐ丹田呼吸レッスン

私が取り組んだ丹田呼吸を習得するレッスン法を紹介します。

丹田上に指先を強く当て、丹田上の筋肉を使ってゆっくり45秒前後で口から息を吐き出します。吐き切ったら今度は鼻から10秒前後で息を吸い込みます。ここまでの呼吸を1分間に1回行います。私は、これを毎日10分前後やり続けました。最初の1ヵ月で丹田呼吸の感覚が身につき、3ヵ月で完全に習得できました。

ⓑ丹田発声レッスン

併せて、丹田発声の訓練も行いました。やはり、丹田上に指先を強く当てながら、一音一音伸ばし、古典の音読をする方法です。その一音一音を5秒間ずつの発声で行います。その後、一音一音を2秒間ずつで行います。これが丹田呼吸を活かした発声、すなわち丹田発声ですが、私はこれも身につけました。

その後、年150日間（土、日、祝日中心）のセミナーを本格的にスタートした60歳からは、1日数時間から10時間、マイクを使わず、丹田発声で行っています。姿勢は背筋を伸ばしたままの立ちっぱなしです。不思議なことに8～10時間の立ちっぱなしのセミナーを4日間連続しても、まったく疲れません。かえってエネルギーが満ち溢れます。これは明らかに、丹田呼吸と丹田発声でフォトンのエネルギーを体内に取り込んだからだと思います。

丹田呼吸を身につけたことで、普段意識していなくても深い呼吸ができるようになりました。しかも、1回の呼吸量が依然と比べ2倍以上になり、1分間の呼吸数が8回前後へと半減しました。一般的な1分間の呼吸数は16〜18回ですから、明らかに半分以下になっています。

呼吸回数と寿命は反比例します。呼吸数が多い人ほど呼吸が浅いため、体内に取り込めるフォトンのエネルギーが少なく、気のパワーが低下し、免疫力も落ち短命になります。逆に呼吸が深いほど、呼吸数が少なくて済み、取り込むフォトンのエネルギーが多くなり、気のパワーが増大し、免疫力がアップして健康になり、長寿になります。

丹田呼吸や丹田発声でフォトンのエネルギーを取り込むと、副交感神経が優位になり精神的にリラックスできます。副交感神経が優位になると免疫力がアップし、健康な体になります。また、丹田呼吸や丹田発声をしていると、基礎体温は上昇し、空腹感が少なくなります。自然に少食になっていきます。

フォトンのエネルギーが体内に取り込まれてソマチッドが活性化すると、ソマチッドからより多くの電子がミトコンドリアに供給され、活性化されたミトコンドリアがより多くのエネルギー（ＡＴＰ）を生み出すという好循環が生まれます。

丹田呼吸や丹田発声の訓練法を詳しく知りたい方は、拙著『脳を鍛える丹田音読法』（コスモ21刊）をご参照ください。私のセミナー「丹田強化筋力トレーニング法」でも実践指導をしています。

新鮮な食材は、生命エネルギーを持っています。その源泉は光合成や呼吸によって空間から取り込んだフォトンです。旧ソ連（現在のロシア）時代に、キルリアン写真機でこの生命エネルギーが撮影され、その存在が科学的に証明されました。

生きている動物や植物の体の周辺数ミリまでに放たれているエーテル状の光が写された写真がありますが、死ぬとエーテル状の光が失われ写りません。生命エネルギーが破壊されてしまうからです。植物の種を加熱すると芽が出なくなるのは生命エネルギーが破壊されてしまうからです。200歳長寿が可能だった理由の一つが生食にあったと述べましたが、それによってより多くの生命エネルギーを摂り入れることができ、体内のソマチッドを活性化させることができたからです。

ちなみに、同じく生で食べるにしても、新鮮なほど生命エネルギーは多く存在しています。

3　ソマチッドとの出合いで長年のなぞが解けた！

私は49歳時、腹囲93㎝、体重73㎏（身長164㎝）、体脂肪率27％、血圧（上160、下95）の典型的なメタボ体型で、10種類近い生活習慣病を抱え、脳梗塞と心筋梗塞寸前の狭心症でした。毎月1～2回、深夜3時頃に胸が突然重くなり、「苦しいー」と15分間胸を押さえて耐えていました。また、睡眠不足や体が冷えたときは、後頭部首筋の血管がズキンズキンと激しい痛みで1日寝込む日が毎月何日もありました。まさに、いつ血管が切れて倒れてもおかしくない危機的状態にありました。このままでは「死ぬ！」と強烈な危機感を抱き、健康な体を回復しようと肉体改造を決意しました。

一方、47歳から私が開発した能力開発のミミテックメソッドで右脳開発と潜在能力開発に自ら取り組むことで、3年目頃から画期的なアイデアのインスピレーションが毎日のように生じるようになっていました。その一つが丹田を強化する斜め腹筋法をはじめとした、各種の筋力トレーニングです。これらをスポーツクラブのプールサイドとサウナの中で1年間行ったところ、腹囲80㎝、体重62㎏、体脂肪率17％の標準値の体型まで戻しました。その後、このオリジナルの松井式筋力トレーニング法である「若返り丹田筋力トレーニング法」を紹介した『リーダーのための若返りの法則』（コスモ21刊）を出版しました。2年目からは、食生活改善にも本格的に取り組みました。

肉（牛、豚、鶏）食を完全に止め、玄米雑穀と大豆や魚タンパク、生野菜中心の食事へ切り替えました。もちろん、無農薬や自然栽培野菜を食べ、合成食品添加物が入っていない食品を食べます。併せて、手作り酵素を本格的に作り、食事時に毎回愛飲しました。さらに、食事量を徐々に減らしてゆきました。はじめは、朝食は手作りの酵素だけで、昼食は手作り酵素と少量の食事にしました。現在は、朝と昼は手作り酵素だけで、夕食のみの1日1食です。土日祝日中心の全国セミナーで出張するとき以外は、週3～5回はスポーツクラブで夕食前に1時間の筋力トレーニングを、マシンを使わずにプールサイドで行っています。

おかげで66歳の現在、体重53kg、腹囲70cm、体脂肪率6・2％、血圧（上120、下75）、血管年齢20代、身体運動年齢28歳のアスリートレベルの細身筋肉体型を維持しています。スポーツ医学センターで、瞬発力も持久力もオリンピック選手並みというデータが出ました。視力も0・3から0・9に回復し、免許証の「眼鏡等」の記載が不要になりました。目の細胞が若返ったからでしょう、近くも遠くも不自由なく見えるようになりました。普通は年齢とともに身長が縮むものですが、反対に5mmほど伸びました。眼鏡店を経営している高校時代からの親友が、普通そんなことはあり得ないと不思議がったほどです。

若返り筋力トレーニングと併せ、丹田呼吸法のマスターにも取り組みました。毎晩、就寝時にベッドで丹田呼吸をしてから眠ると、潜在能力がますます開花し、リアルな明晰夢や朝目覚めるときにインスピレーションが次々と湧くようになったのです。睡眠中に発見、発明のヒントになるような夢を見ることも多くなりました。それだけではありません。丹田呼吸が身につくにつれて免疫力をコントロールできるようになりました。

49歳までのメタボ体型の時期は、全国の若手経営者や経営幹部のトップマネージメントセミナーの講師として、1年の半分はホテル住まいでした。少々の熱や体調不良、睡眠不足（1日3～4時間睡眠の連続）でも、代役のいない私の仕事は一切休むことができないため、かなり無理をしていました。その1年間の疲労が積み重なり、年末になると限界に達して40℃近い高熱を出し、1週間くらい寝込むのが毎年のことでした。

ところが、肉体改造を始めると、まったく風邪を引かなくなりました。そのうえ丹田呼吸が身についてからは、体に明らかな変化を感じるようになりました。

最初に実感したのが55歳のときの体験です。以前は、全国でのセミナーや講演会、個別指導でいろんな人と会いますが、とくに冬の期間はインフルエンザウイルスを頂戴することが増えました。ある日、スポーツクラブから帰宅すると熱っぽさを感じました。風邪かインフルエンザかなと思い、夜10時に体温を測ったら38℃の微熱がありました（私の平熱は37℃です）。

翌日は東京で朝10時から夕方7時までのセミナーを組んでいたので、休むわけにはいきません。「よし！　今晩中に治してやろう！」と決意し、手作り酵素を大量に飲み、ベッドに入って丹田呼吸をし続けました。すると、1時間に1℃ずつ体温が上昇し、深夜12時には40℃になりました。この時点で熱に弱いウイルスは死滅したのだと思います。さらに丹田呼吸をし続けると、今度は1時間に1℃ずつ下がり始め、午前3時には平熱の37℃にまで下がったのです。その後は、安心してグッスリ3時間眠りました。新幹線の中でも1時間半眠りました。予定通り、東京で長時間の講義をいつも通りこなすことができたのです。私の体は以前とはまったく違っていると感じました。

以来、疲労や何らかの原因で体調不良を起こしたときは、この丹田呼吸を行うことで短時間に回復させることができるようになり、寝込むことはまったくなくなりました。もちろん、この10数年風邪を引いたこともなく、インフルエンザの予防接種を受けたこともないですし、インフルエンザになったこともありません。

60歳になった年のゴールデンウィーク明けには、もっと驚くべき奇跡的な体験をしました。ゴールデンウィークの7日間、毎日、早朝から一人で野山を駆け巡って55種類の野草を60kg採りました。それを水洗いし、2万回ほど包丁で切り刻んで野草酵素の材料を作り、全国のクライアントに送りました。夕方からは、期限のせまった書籍の原稿書きを深夜まで行うという毎日が7日間続きましたが、我ながらかなりハードでした。現在は社員や息子の応援があり負担が減りましたが、当時はすべてを一人でやっていました。さすがにヘトヘトになりましたが、ゴールデンウィーク明けは初日から取引先や社内ミーティングなど休めない仕事が山積みでした。

その日も朝6時に目覚まし時計で目覚めたのですが、肉体の疲労はピークに達しており、とても起き上がれる状態ではありませんでした。25歳のとき、まったく睡眠をとらず、往復6時間を車で通いながら1週間、不眠不休で友人の選挙運動を手伝ったことがあります。そのときは終了後、死んだように24時間眠り続けましたが、今回はそうはいきません。9時には出社しないといけないので、1時間で体力を回復させてやると決意し、ベッドの中で丹田呼吸をし続けました。すると、不思議なことが起こりました。半分意識が残っている「変性意識状態」になったのです。このとき、突然私の体がバイブレーション（振動）

を起こしました。空間の気のエネルギーが私の背骨の基底から入ってくるのを感じました。そのエネルギーが頭頂に向かって背骨に沿って上昇するのを感じていると、全身が激しくのたうち回るように振動し始めたのです。半分意識のある私は何が起こったのかと驚きながら、そのまま丹田呼吸をやり続けました。

1時間近く経った頃、そのバイブレーションはおさまり、意識は完全に覚めました。他人から見たらおそらく静かに眠っているようにしか見えなかったでしょうが、目に見えないエネルギーが私の体に充填されたのでしょう。私のヘトヘト状態だった体はすっかり元気になって、1週間前の状態に回復していました。なぜ、超疲労状態からわずか1時間で回復してしまったのか、まるでキツネにつままれた感じでした。

スーパーマンが、エネルギーが切れると、水晶のある北極の秘密の地下基地でエネルギーを充填したように、また3分でエネルギーが切れたウルトラマンが宇宙へ飛び出し、エネルギーを充填したように、私の肉体もわずか1時間でバッテリー充電したように回復し、エネルギーに満ちてしまったのです。

以来、私は疲れ過ぎて体力が低下したとき、丹田呼吸でエネルギーを充填することにしています。また、前述したように土日祝日は年中、朝10時から夕方7時まで（ときには夜

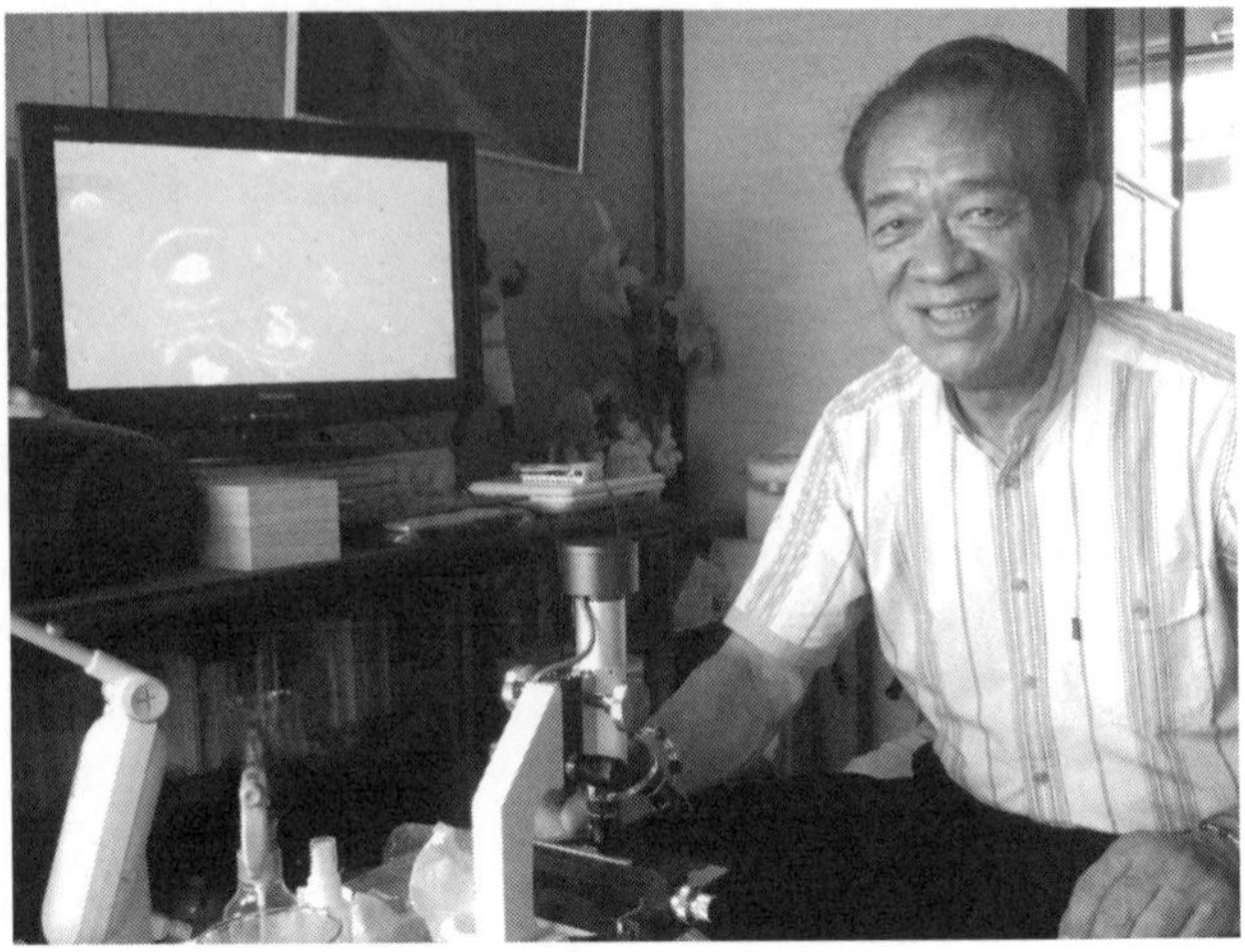

波多野昇氏が観察中の位相差顕微鏡

10時まで）座ることもなく、立ちっぱなしでマイクも使わずセミナーの講義を行っています。

年間150日はこのようなセミナーを行っていますが、まったく疲れません。丹田発声で講義をし続けると空間の気のエネルギーに満たされるため、疲れを感じません。背骨の基底部（基底チャクラ）からエネルギーが湧き、背骨に沿ってエネルギーが上昇し、生命エネルギーに満たされます。以前の私の基礎体温は36・5～36・8℃でしたが、丹田発声で講義をするようになった頃から、基礎体温が赤ちゃんと同じ37℃へと上昇しました。なぜ、丹田呼吸や丹田発声でこのようなことが起こるのか、ずっと不思議でなりませんでした。

体内で熱を作り出すのがミトコンドリア系エンジンであることは、第I部1章で詳述しました。それ以前に気のエネルギーを使ったもう一つのエンジンがあるのではないかと私は推論していましたが、そのメカニズムは長年のなぞのままでした。

それが解けるきっかけは、「ソマチッド」という超極小生命体が数千万年、数億年前の古代化石に存在し、不思議な働きをしているという情報に接したことです。そしてハッキリと解けたのは、ソマチッドの世界を「位相差顕微鏡」で見たときでした。

製薬メーカーに勤務した後、長年ソマチッド研究をしてきた波多野昇氏に出会い、1000〜4000倍の位相差顕微鏡で私の血液を観察しました。すると、私の血液中のソマチッドが人と比べて非常に多く、赤血球がきれいなことがわかりました。

4 「生命の源」が「ソマチッド」にあった

ガストン・ネサンが発見した永遠不滅の超極小生命体で生命力の鍵を握るソマチッドが、気のエネルギー（宇宙エネルギー）や水素電子、太陽エネルギー、微量放射線（ホルミシス）、宇宙の意志、ポジティブな信念や愛情に共鳴し、活性化し、躍動することは知識としては知っていました。そのことが確信に変わったのは、私の血液中のソマチッドを目撃したときです。

丹田呼吸や丹田発声で気のエネルギーを体内に充満させると、体内のソマチッドが活性化し、蠢動《しゅんどう》してミトコンドリアにマイナス電子を供給します。その結果、ミトコンドリアが大量のエネルギー（ATP）を生産するので、数日間連続でセミナーの講義をしても短時間で奇跡的に疲労回復ができたのです。

5　手作り酵素と古代ソマチッドを含む「MORI　AIR」精油でソマチッドを摂取

私の体内のソマチッドが多いとしたら、それは15年間、朝昼夕と愛飲している55種類の野草で自ら作っている手作り野草酵素や10種類の無農薬材料で作る梅酵素、45種類の無農薬材料で作る秋の果物酵素に、このソマチッドが多いからだと思います。

さらに、樹齢数百年から千年の天然の木曾檜や青森ヒバ、熊本の楠木などの香り精油（和製アロマオイル）に、古代化石以上の数の古代ソマチッドが存在し蠢動していることが位相差顕微鏡でハッキリ見えました。私は17年前からこの天然木精油を扱ってきましたが、波多野氏は、これほどの数の古代ソマチッドは今まで見たことがないと驚いていました。

森の香り精油は「フィトンチッド」とも呼ばれ、その針葉樹林にはカビ菌、病原菌、腐敗菌などを殺したり、害虫を寄せつけない忌避作用を持っていることでも知られています。

私はこの森の香り精油を室内空間に満たす噴霧器を開発しました。私は次男と共に、この器械を「MORI　AIR」と命名し商標登録しています。そして、毎晩、一晩中、寝室空間にこの精油をナノレベルの超微粒子にして漂わせながら気持ち良く眠っています。さらに、「消臭・除菌・精神安定・癒し・アレルギー対策・能力開発」の効果を発揮していま す。寝室以外にも、リビング、事務所、病院などで大活躍していますが、この噴霧器を使っていちばん不思議に思ったのは、睡眠中に私の免疫力がグーンとアップしていることでした。檜の香りで脳がリラックスすることは脳科学でも立証されていますが、免疫力がアップすることや、丹田呼吸の効果がさらにパワーアップすることは想定外でした。

実は17年前に、同じ精油を30倍に水で薄め、自然揮発させ、ファンで送風して室内に拡散させる装置を6000万円かけて開発しました。この装置は「除菌、消臭、アレルギー対策」には素晴らしい効力を発揮したのですが、睡眠中の免疫力アップまでには至りませんでした。また、檜中心の森の香りも1週間しか持たず、香りからくるアロマとしての癒し効果を実感できませんでした。

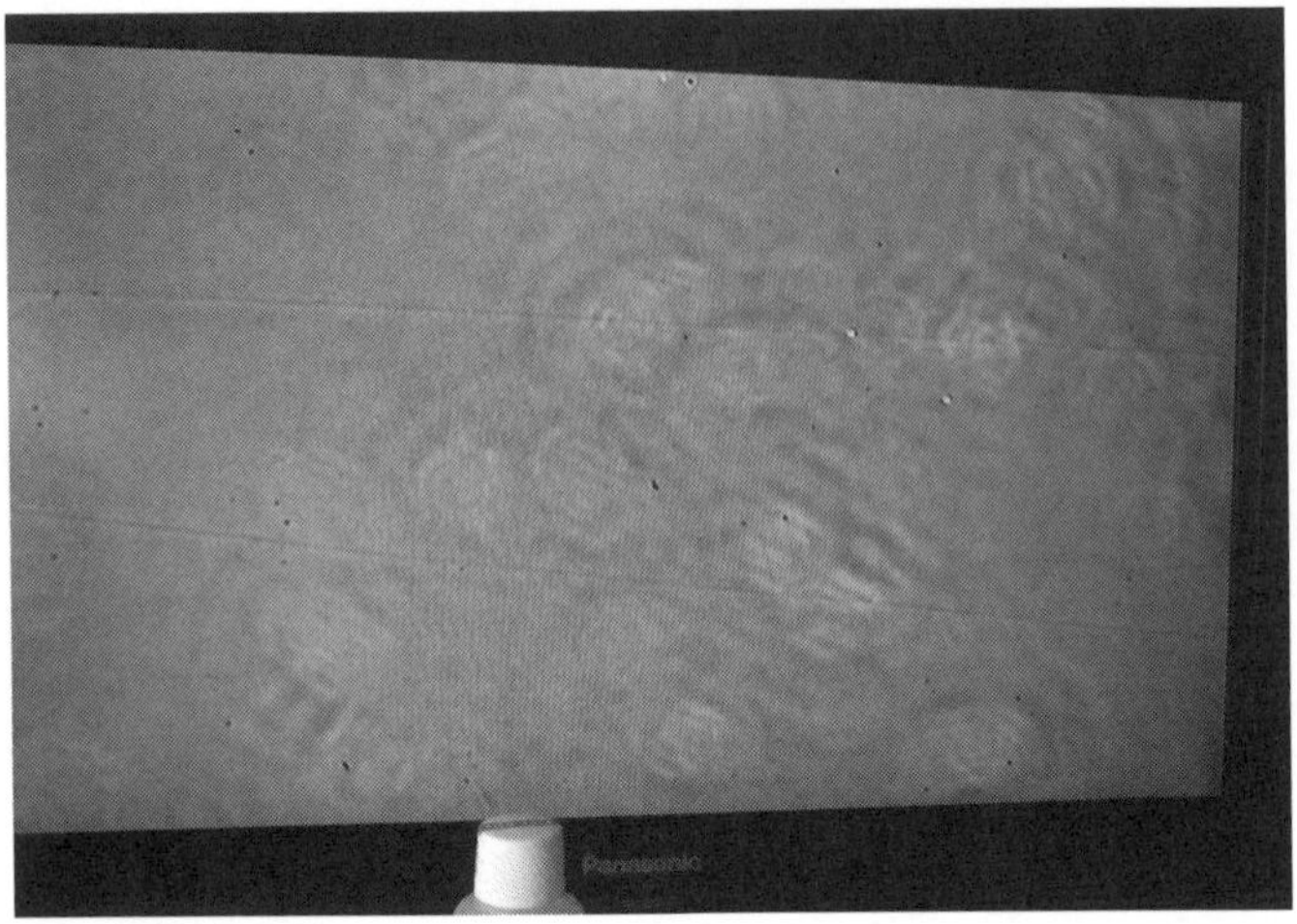

民有林（植林）の精油のソマチッド写真

ところが、新たに開発した「ＭＯＲＩ　ＡＩＲ」は、水で希釈せず、原液のままの香り精油をその場でナノレベル（１００万分の１ミリ）にまで超微粒子化し、室内に拡げることに成功しました。そのため、香りを長時間漂わせることができるようになり、精油の癒し効果を半年間も持続させることができるようになりました。

そのうえ、精油をナノレベルの超微粒子にすることで、室内空間に浮かんだ古代ソマチッドが呼吸で肺にさらに入りやすくなり、全身の血液と細胞に届くようになったのです。さらに、皮膚からも直接細胞へ浸透するようになりました。そうして体内に入ったソマチッドが免疫力をグーンと上げていることが推定されます。

伊勢神宮の式年遷宮に使われる御嶽山中腹の標高1500m付近の木曽檜をメインに、樹齢数百年から千年の35種類の針葉樹から抽出する精油には、古代ソマチッドが驚くほど存在し、蠢動しています。御嶽山の山頂周辺に降った雨が何年も何十年もかけて地下深くまで浸透した地下水には、冷えたマグマ層の中に存在する数千万年前、数億年前の古代ソマチッドが大量に含まれています。地下数十m深く根を伸ばした木曽檜がその地下水を吸い上げているからこそ、樹齢1500~2000年も長生きできるのです。

普通、檜の寿命が100~200年であるのに対して10倍もの長寿です。1500年以上生きる木曽檜は、人間でいえば1000歳の長寿です。それは、木曽檜に含まれる古代ソマチッドが普通の檜に含まれる近代ソマチッドの数倍から10倍も多いからです。

6 波多野氏とのソマチッドの観察でわかったこと

ⅰ日本にしかない木曽檜など数百年から千年樹齢の天然林の香り精油には古代ソマチッドが世界一大量に存在している
ⅱ自然界の野草中心の手作り酵素にはソマチッドが多く存在している

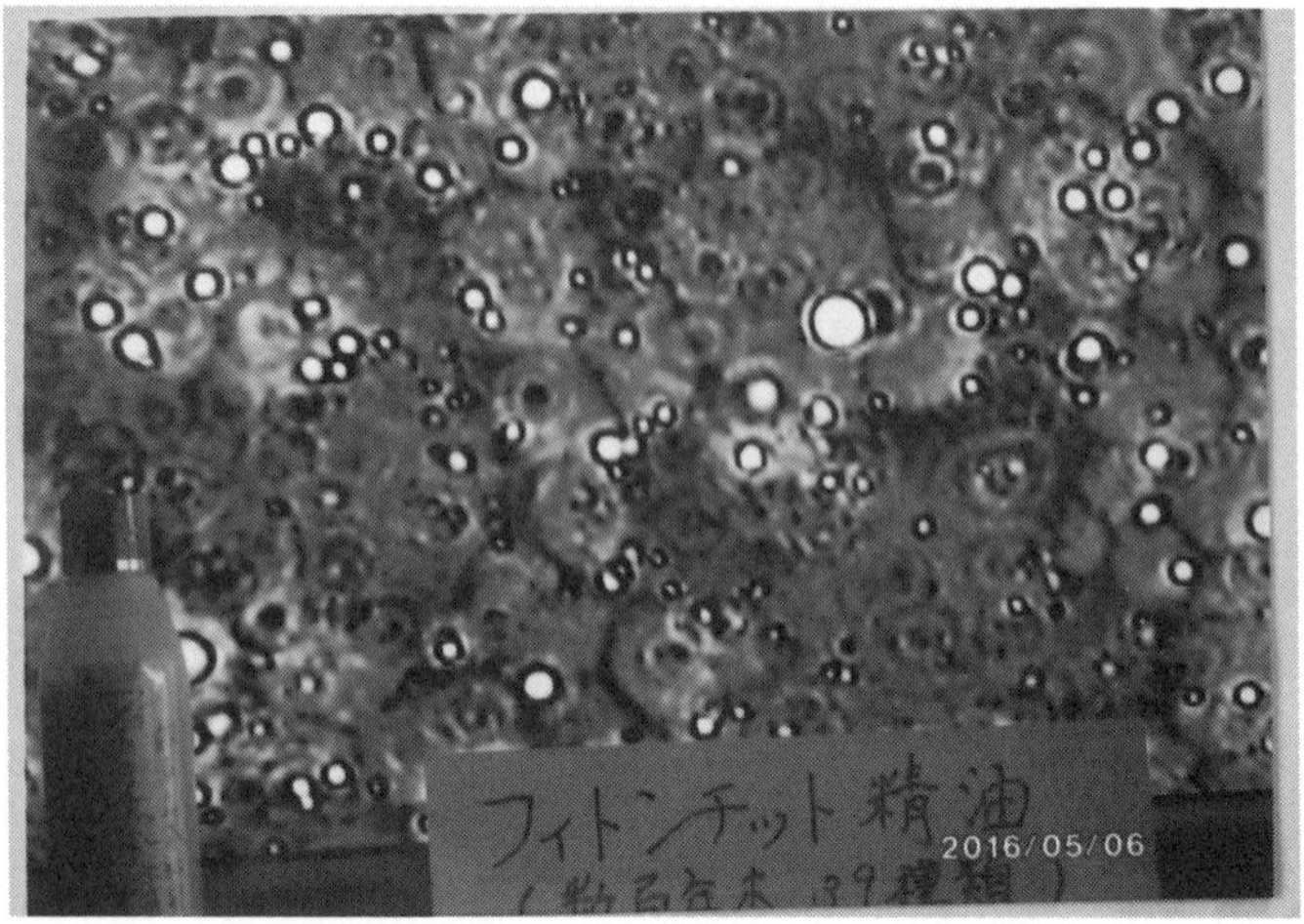

国有林の天然木精油のソマチッド＝小さい点＝(×1000倍)

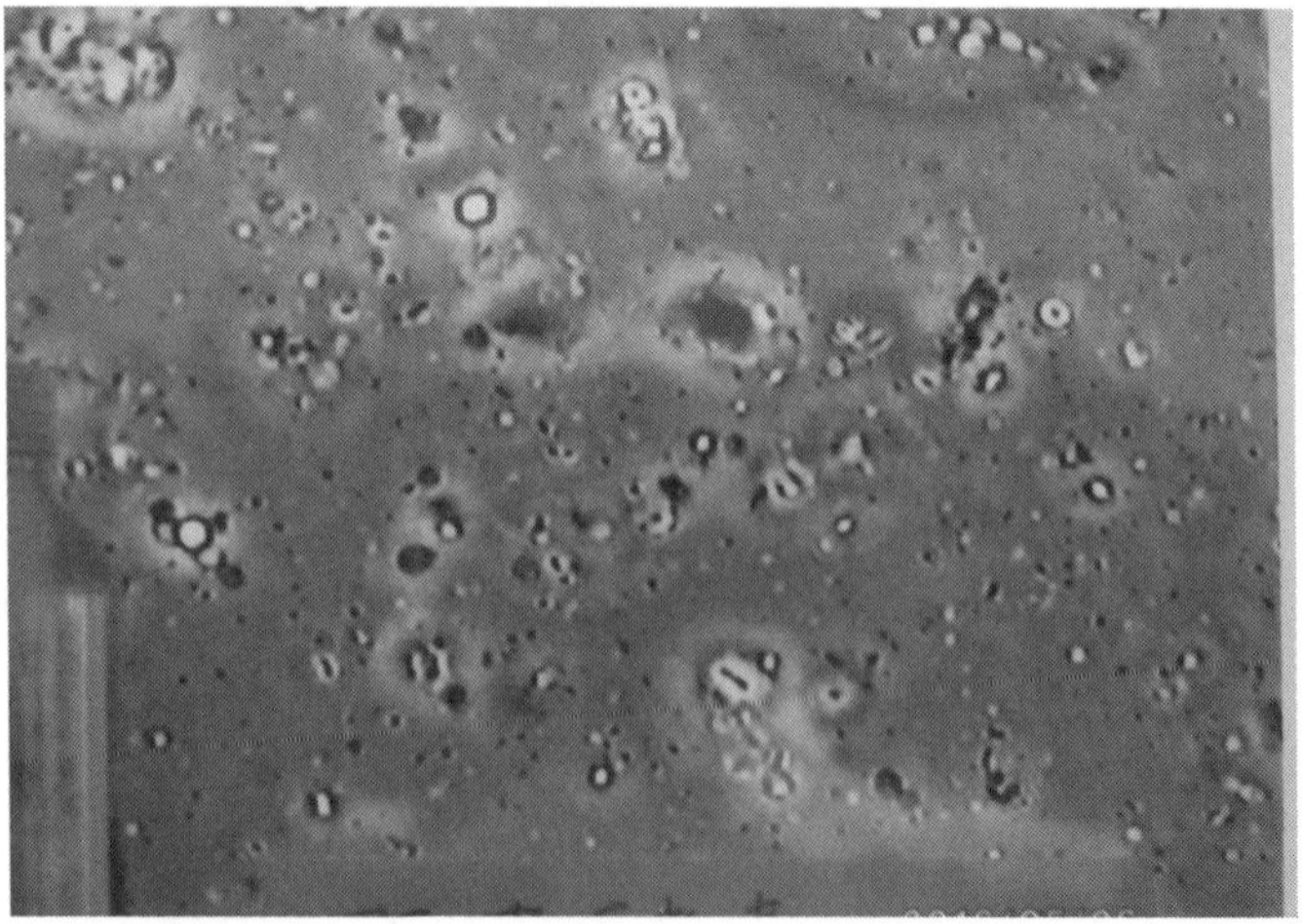

手作り野草酵素のソマチッド＝小さい点＝(×1000倍)

ということです。
さらに実験と観察を続ける中で、いろいろなことがわかってきました。
iii丹田呼吸で気のエネルギーを多く取り入れると、血液中のソマチッドは活性化し蠢動する
ivポジティブな言葉や宇宙的な信念の言霊の音読、歌、アファメーションに、血液中のソマチッドが共鳴して活性化し、蠢動する
v「MORI AIR」から噴霧される天然木の精油（フィトンチッド）を吸引すると、血中に古代ソマチッドが大量に存在するようになり、赤血球の内外で激しく蠢動する
vi手作り酵素を飲むと、ソマチッドが活性化し、蠢動する

実際に実験した写真をご覧ください。

①5分間の丹田呼吸後の血液（iiiの実験）

水分不足、睡眠不足、疲労で赤血球がドロドロに連結していた状態（写真A）から5分間の丹田呼吸後には赤血球はバラバラになり、血液はサラサラ状態になりました。ソマチ

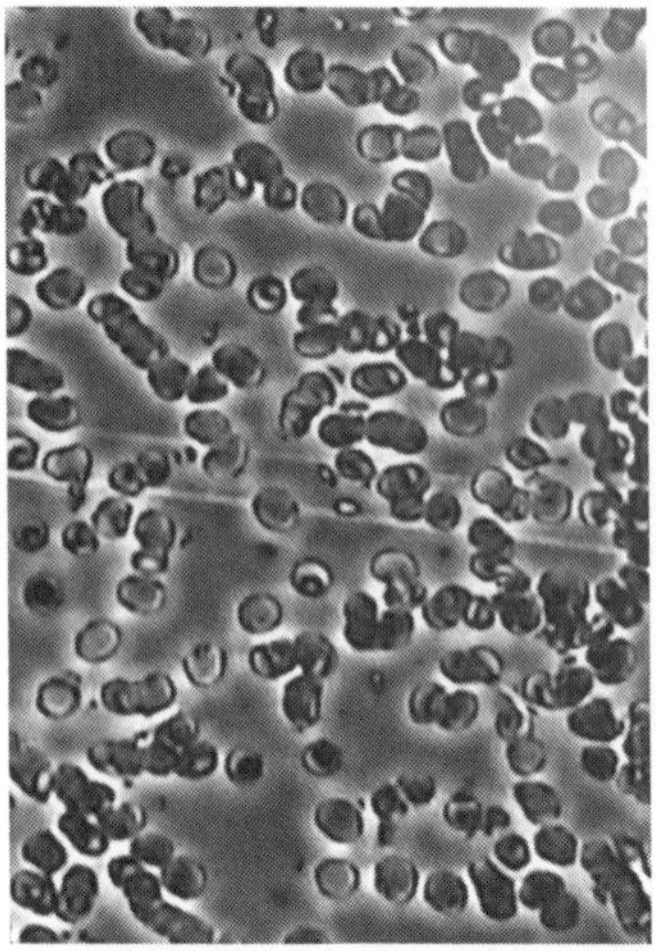

写真B 丹田呼吸後の血液（×1000倍）

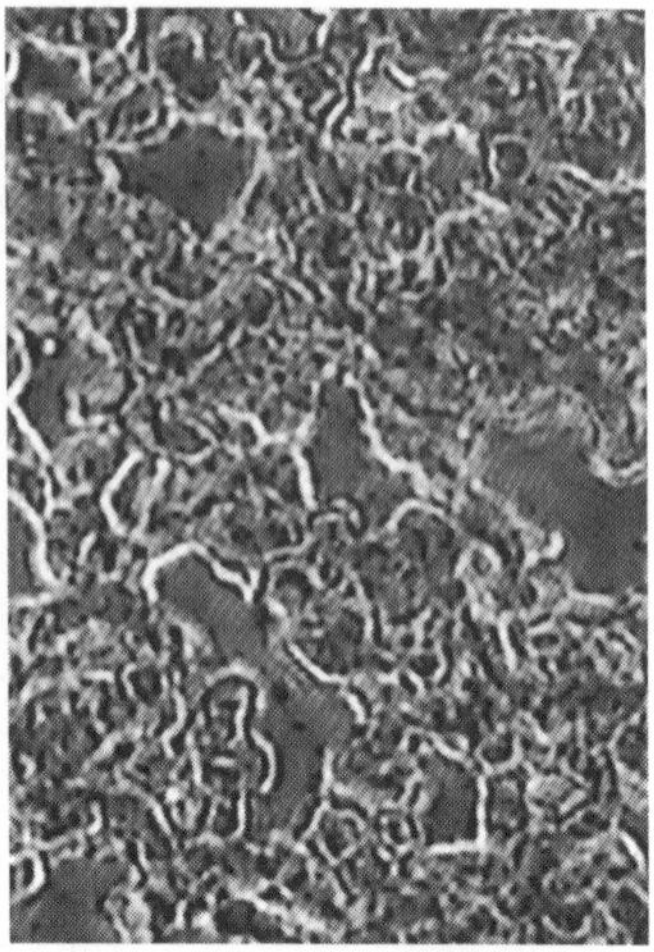

写真A 丹田呼吸前の血液（×1000倍）

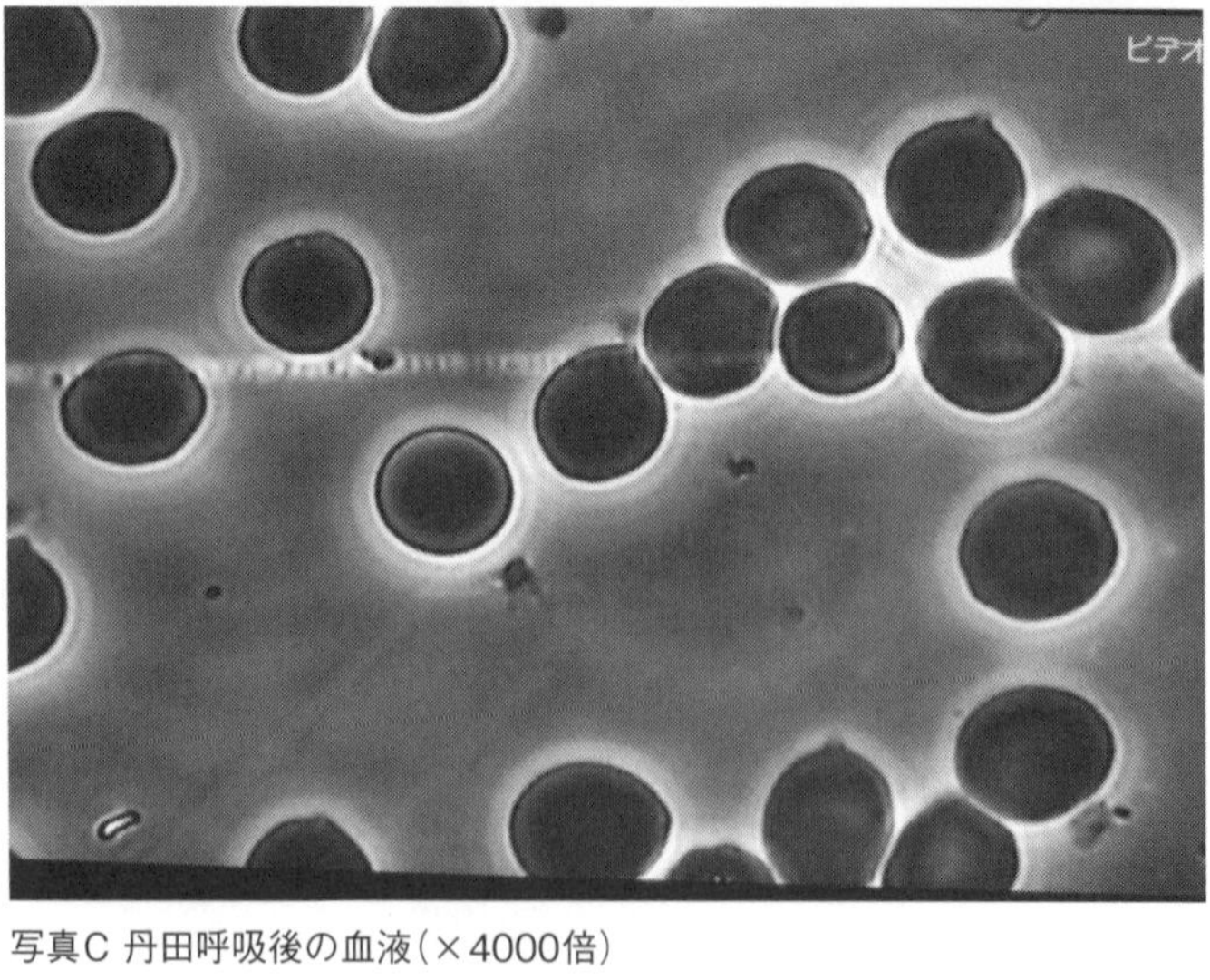

写真C 丹田呼吸後の血液（×4000倍）

ッドは激しく活性化し、蠢動しています（写真B、C）。

そのうえ、丹田呼吸により大量の酸素が血液中へ送り込まれたため、赤血球のすべてが深紅色になりました。

②ポジティブな言葉や宇宙的な信念のこもった言霊の音読、歌、アファメーション後の血液（ⅳの実験）

【イ】「ありがとう！　ありがとう！　ありがとう！　感謝！　感謝！……」のポジティブな言葉を繰り返し（アファメーション）ました。

このとき、一般的なアファメーションとミミテック音読学習器を用いたアファメーションの2種類の実験を行いました。

ミミテック音読学習器とは、私が平成10年初めに開発した能力開発等を目的とした音読学習器です。記憶の天才時期でもある、右脳優先期の幼児の耳を内蔵した三次元立体音（3D音）集音器です。強力な気のエネルギー（宇宙エネルギー）を充填した幼児の耳介（シリコン製の耳）を使い、自分の音読の声や音源をヘッドホンで聴くとき、頭の中心奥の間脳にダイレクトに共鳴して聴こえます。

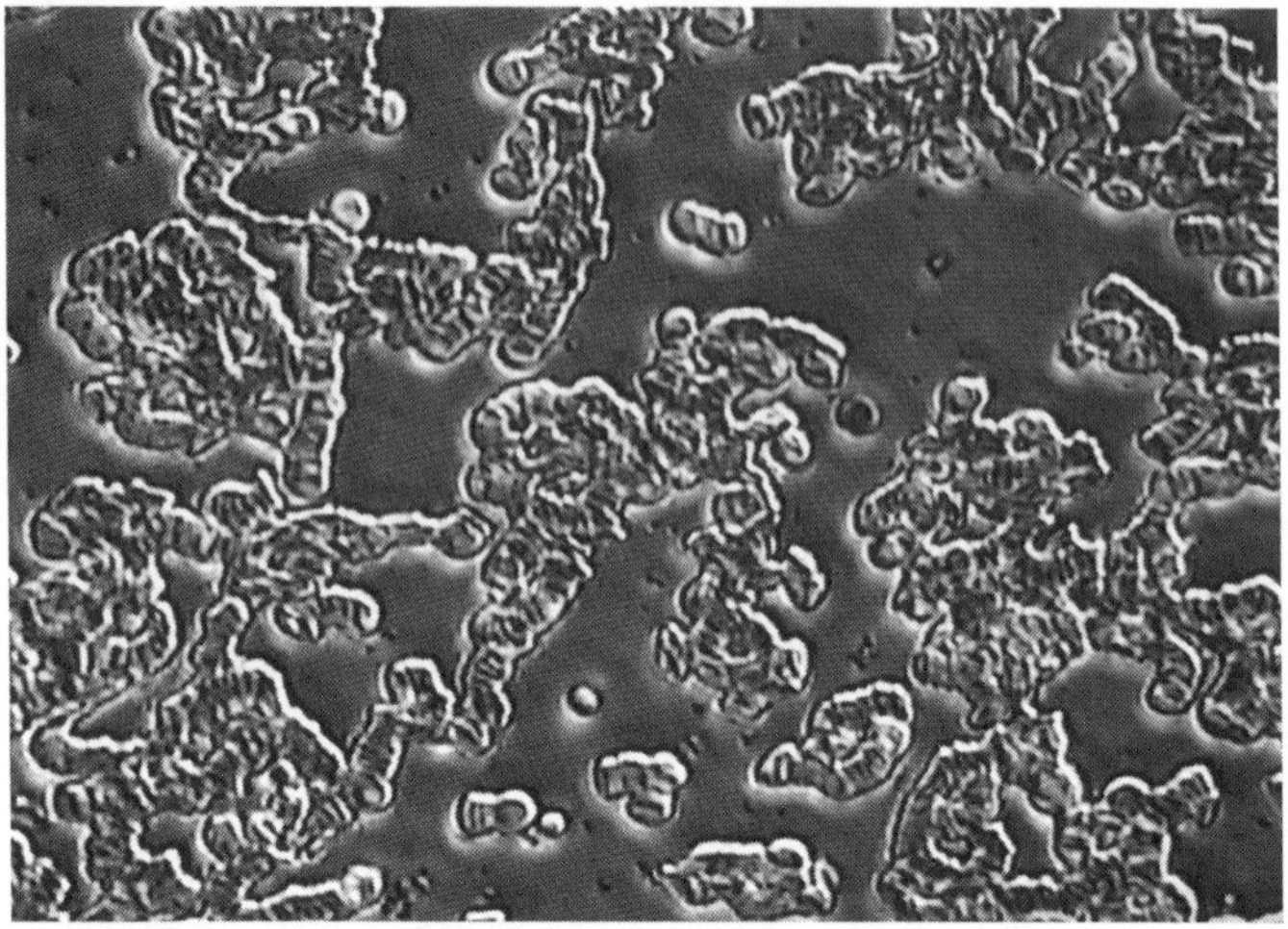

写真D アファメーション後の血液（×1000倍）

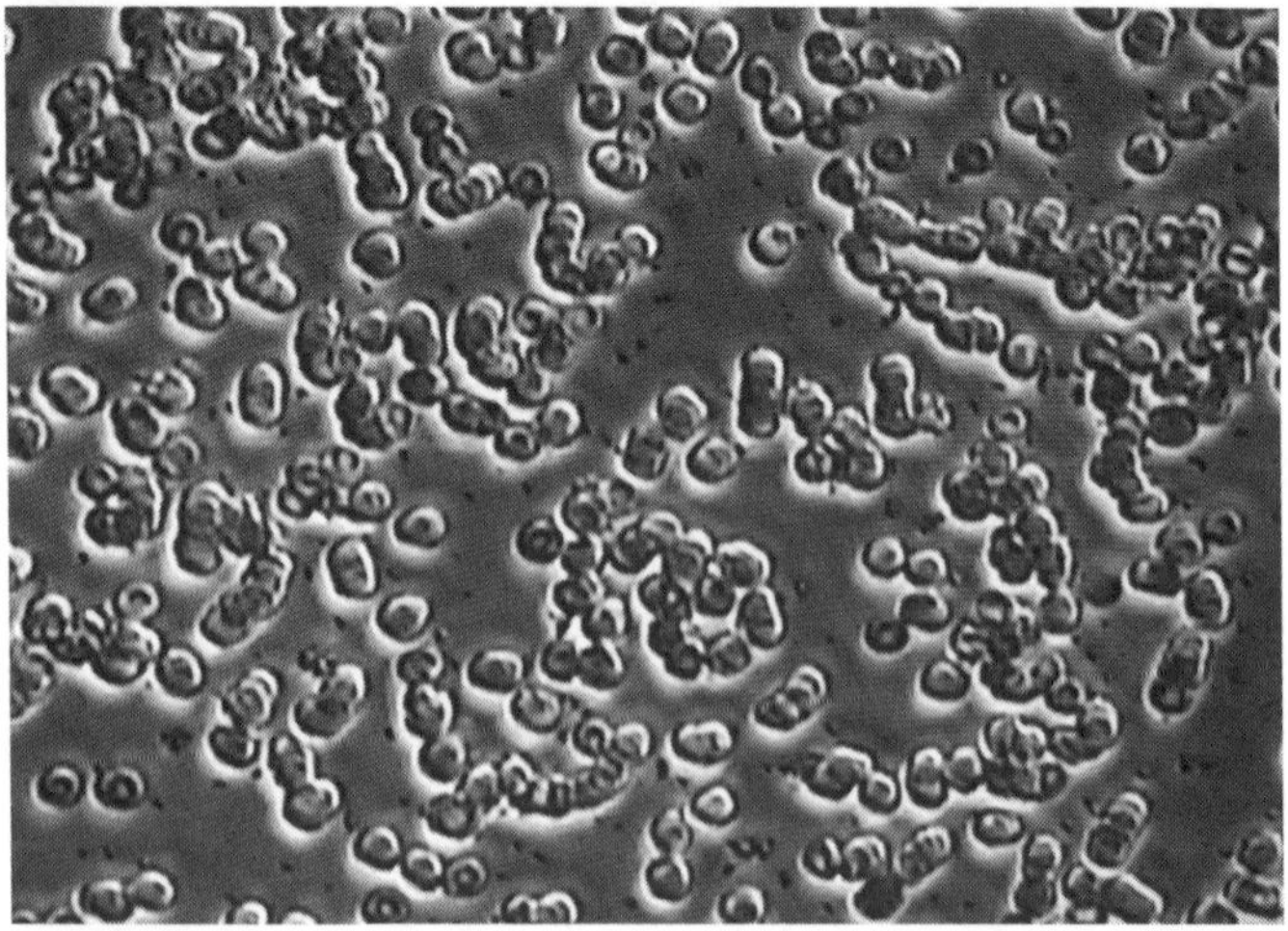

写真E ミミテックを使ったアファメーション後の血液（×1000倍）

一般的にステレオ式集音器は左右両耳から浅く聴こえますが、ミミテックは耳側ではなく、脳の中心奥へダイレクトに届き聴こえる三次元立体音集音器です。

最初の実験は、ミミテックなしで普通に「ありがとう！　ありがとう！……」と3分間、大きな声でアファメーションを行いました。

睡眠不足と疲労蓄積、水分不足の私の血液は、赤血球が連鎖し、ドロドロ状態だったのが、かなり連鎖が解け、血液は少し、サラサラになり始めました（写真D）。

次にミミテック音読学習器を使って「ありがとう！　ありがとう！　ありがとう！　感謝！……」を3分間繰り返すアファメーションをし、自律神経系や内分泌ホルモン系をコントロールしている間脳へダイレクトに届かせました。

すると、どこからともなくソマチッドが大量に出現し、蠢動し始めました。そして、見事に赤血球の連鎖はなくなってバラバラになり、血液はサラサラになりました。

同じポジティブな言霊でも、ミミテックを用いると気のエネルギーが増幅し、脳の中心奥の間脳にダイレクトに共鳴させて聴くことができるので、自律神経系と内分泌ホルモン系を通じて、瞬時に全身の血液や細胞へ働きかけることができ、効果は飛躍的にアップしました。

【ロ】若干の疲労と睡眠不足、水分不足の日に、ミミテックサウンドヒーリングCD『般若心経の歌』をヘッドホンで5分間聴く実験を行いました。その直後の血液の写真G、Hと直前の写真Fを比較してください。予想を超えた感動的な現象が、ソマチッドや赤血球、血液に現れました。

このソマチッド（黒い小さな点）は、いったいどこから出現したのでしょう？　しかも、激しく蠢動しています。連結していたはずの赤血球は完璧に一つひとつバラバラ、血液はサラサラになっていました。

4000倍写真Hには、赤血球内と表面、外にも大量のソマチッドが存在し、蠢動していることがわかります。

このCD『般若心経の歌』は、歌詞は「般若心経」そのものですが、読経ではありません。シンガーソングライターであり、素晴らしいヒーリングボイスの持ち主のプロミュージシャン澄川徹さんが、高次元の光の世界から降りたメロディーをその場でシンセサイザーを弾きながら歌ったものをミミテックサウンド録音したものです。

宇宙の大英知である般若心経は、唱え続けることで、悟りの境地を開いたり、体の自然治癒力をグーンと高める最高の言霊であることは、一般的にも知られています。

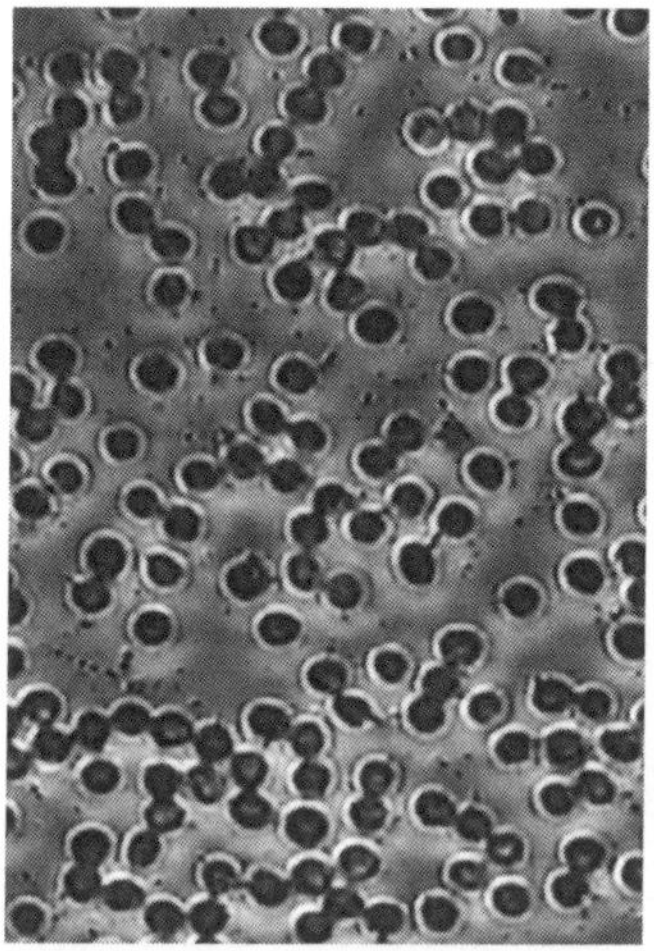

写真G CD『般若心経の歌』を聴いた直後の血液（×1000倍）

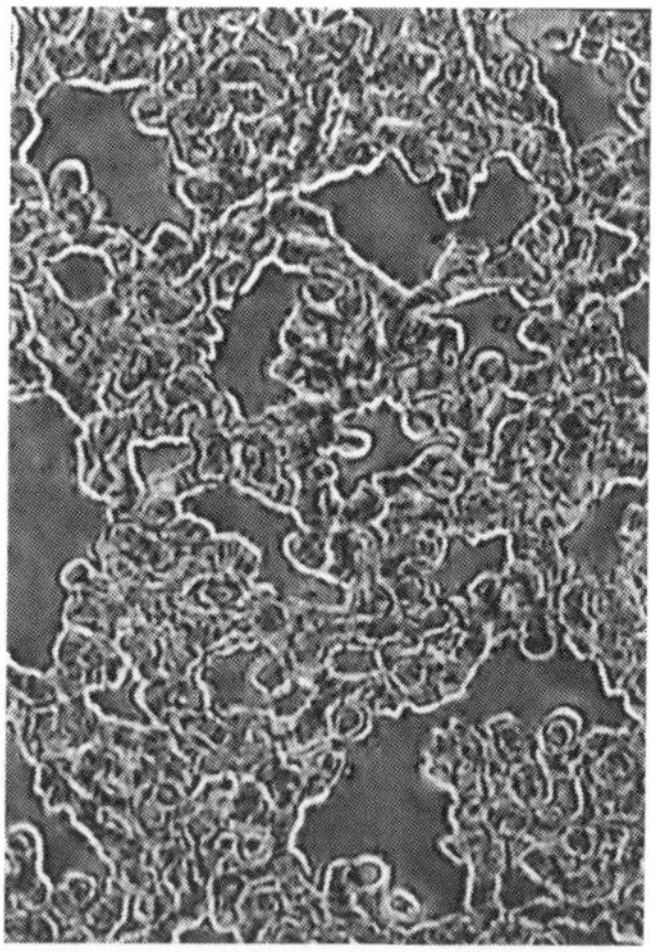

写真F 実験前の血液（若干の疲労と睡眠不足、水分不足）（×1000倍）

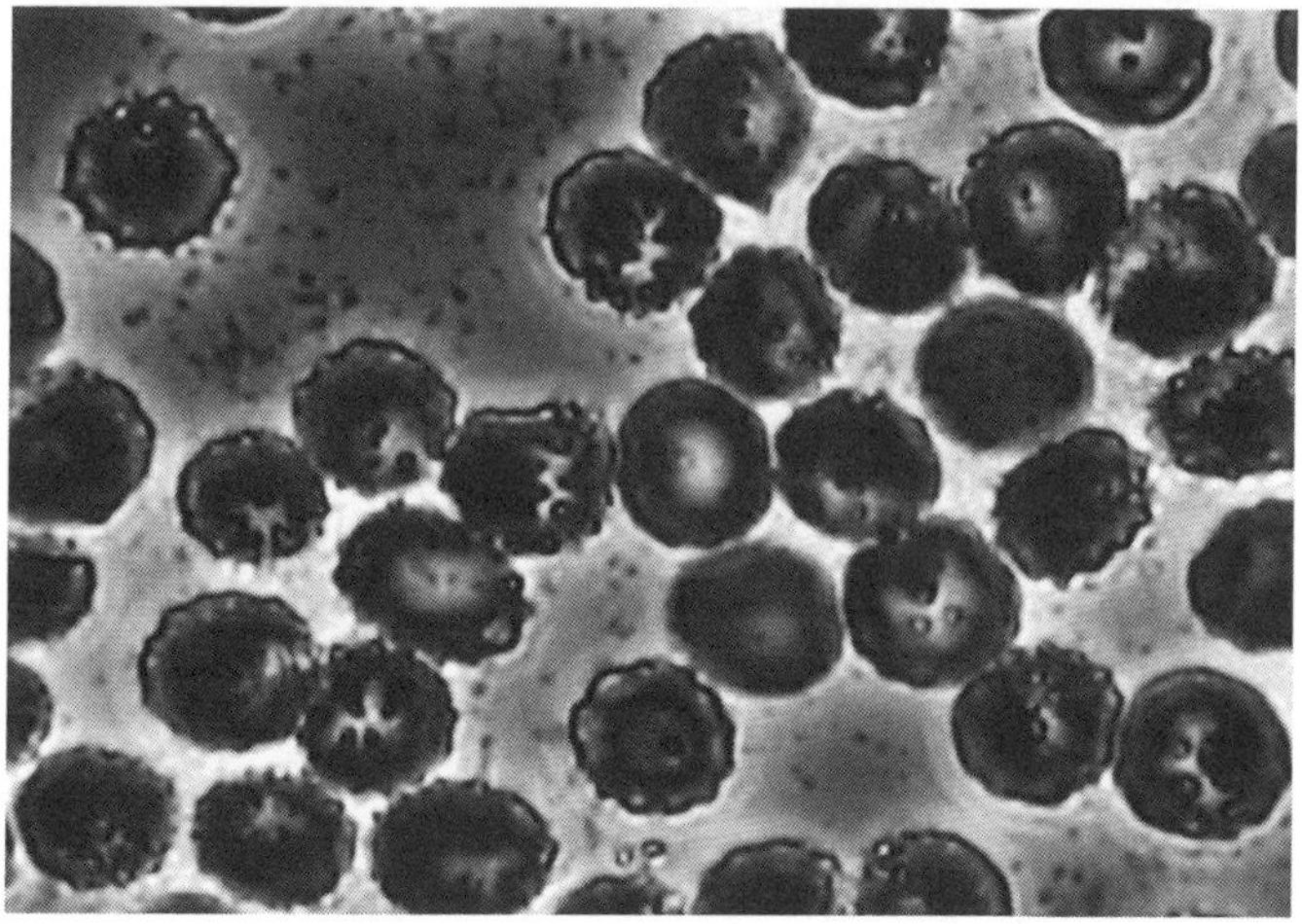

写真H CD『般若心経の歌』を聴いた直後の血液（×4000倍）

そのうえ、最高の癒し効果をもたらす澄川徹さんのヒーリングボイスとミミテックサウンドパワーが相乗効果をもたらし、ソマチッドを大量に出現、蠢動させているものと思われます。

このヒーリングCD『般若心経の歌』のヒーリング効果は、眠りに入るときや不眠で困っている方、感情が高ぶっているとき、瞑想するときなどに多くの方に愛用され、心身の癒しと自然治癒力アップに役立っています。

【ハ】次に、真逆のネガティブな言葉を叫ぶ実験を行いました。

「バカヤロー！　バカヤロー！　コノヤロー！……」とネガティブな言葉を大声で3分間叫び続けました。残念ながら、何十年ぶりかで叫んだ言葉なので、怒りの感情移入が十分ではありませんでした。それでも驚くべき結果が血液に現れました。

せっかくミミテックサウンドヒーリングCD『般若心経の歌』を聴き、ソマチッドが大量に出現、蠢動し、赤血球はバラバラ、血液はサラサラ状態だったのが、崩れ出しました。赤血球は再び連結し、血液はドロドロに近い状態になってしまいました（写真Ｉ）。

4000倍拡大写真では、赤血球の表面や外に大量にあふれていたはずのソマチッドが

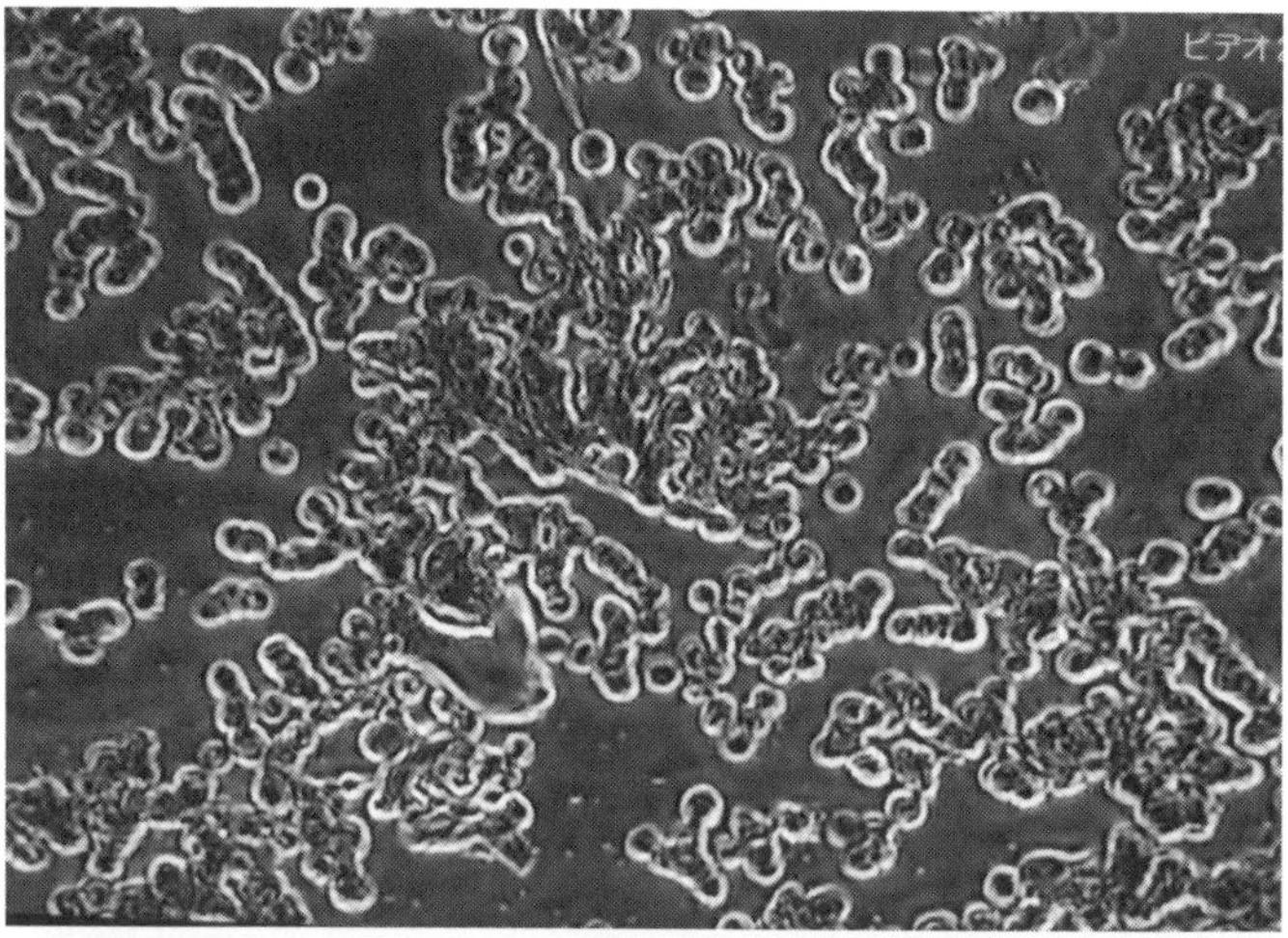

写真I ネガティブな言葉を叫んだ直後の血液（×1000倍）

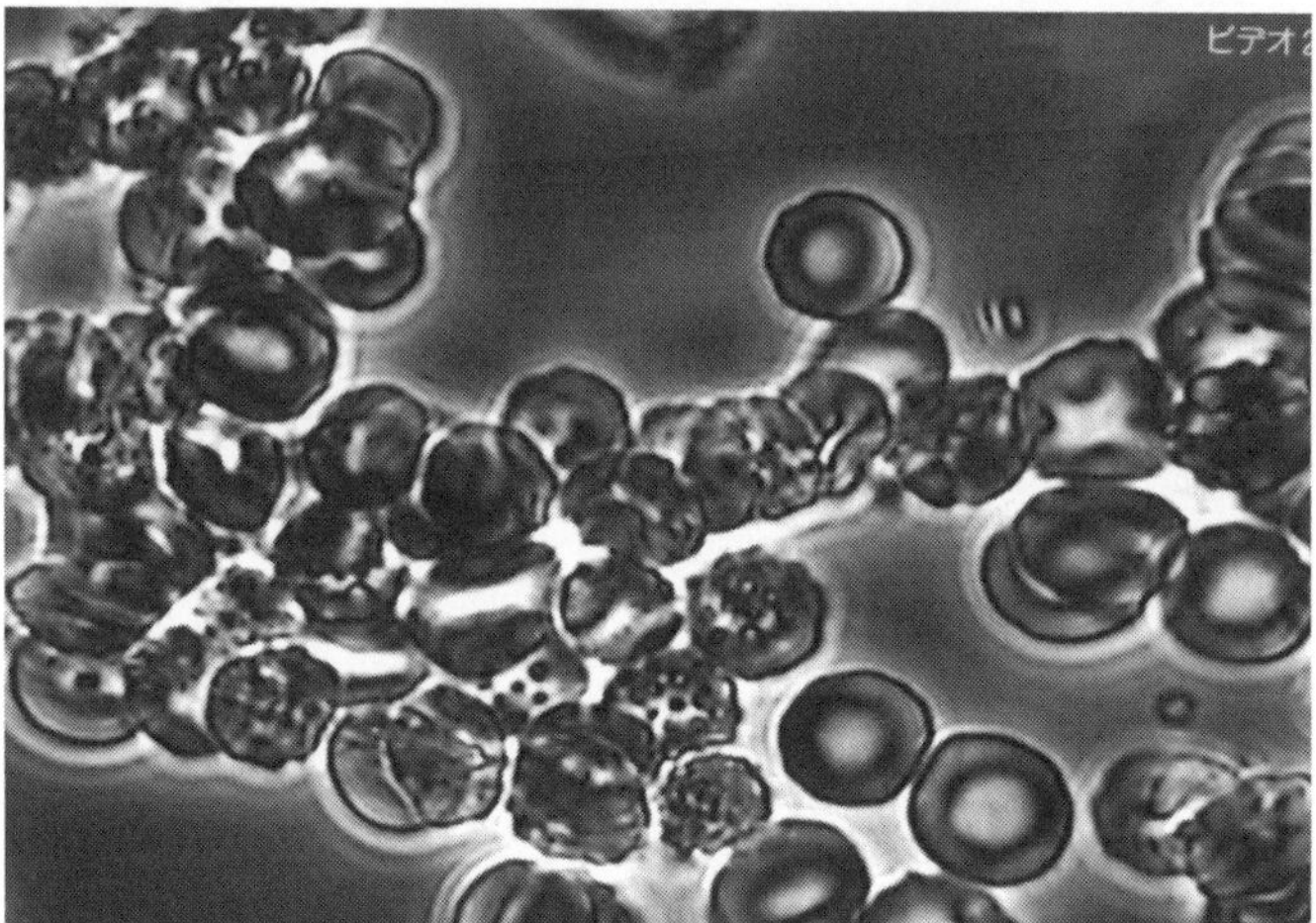

写真J ネガティブな言葉を叫んだ直後の血液（×4000倍）

減少し、赤血球内にも逃げ込み避難しています。それだけではありません。どれもまん丸できれいだった赤血球の一部が、いびつに変形し始めています（写真J）。

わずか3分間のネガティブな言葉を叫ぶ実験でしたが、ネガティブな言葉を叫び続けると、これほどまでにソマチッドや赤血球、血液に大ダメージを与えることがわかります。もし、本当に怒りや不安、恐怖心、悲しみのネガティブな感情を持ち続け、言葉を吐いていたら、ソマチッドは減少し、休眠状態になり、赤血球は崩壊し、血液はドロドロになるでしょう。

ネガティブな言葉を吐く側だけではありません。それ以上にネガティブな感情をぶつけられた聴く側の人もダメージを受けます。

ガン細胞が発生、増殖する本質的原因は精神的なストレスです。自分の感情を押し殺し、ひたすら我慢する人や、不安、恐怖心、喪失感などの精神的ストレスを長年、溜め続けることが、ガンや生活習慣病の最大の本質的原因となっているのです。

【二】宮沢賢治の名作『雨ニモマケズ』をミミテック音読学習器で、丹田音読しました。丹田音読とは、へそ下10㎝辺りの下腹部腹筋を使って発声する音読法です。口元にミミ

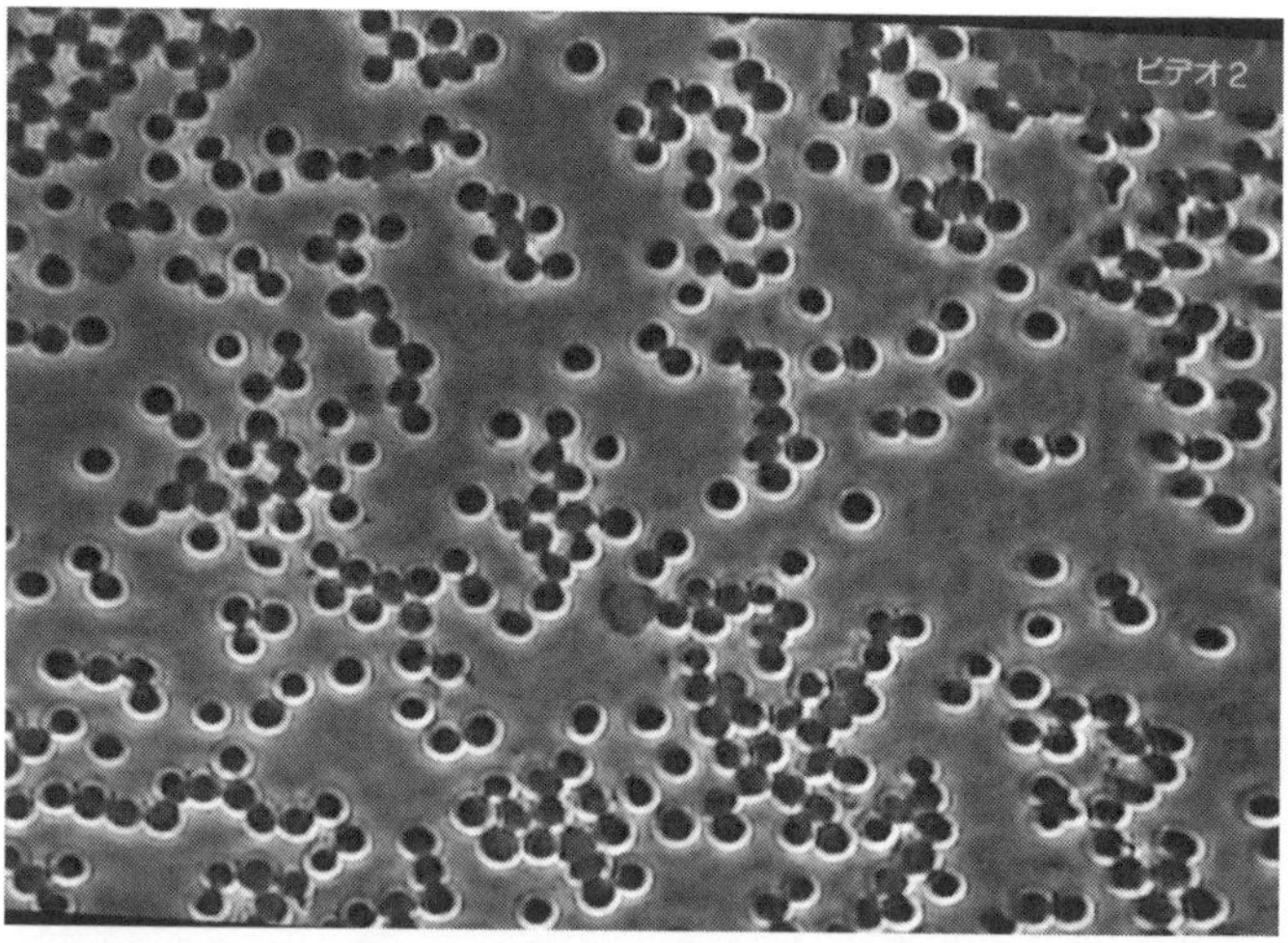

写真K ミミテックを使った丹田音読後の血液（×1000倍）

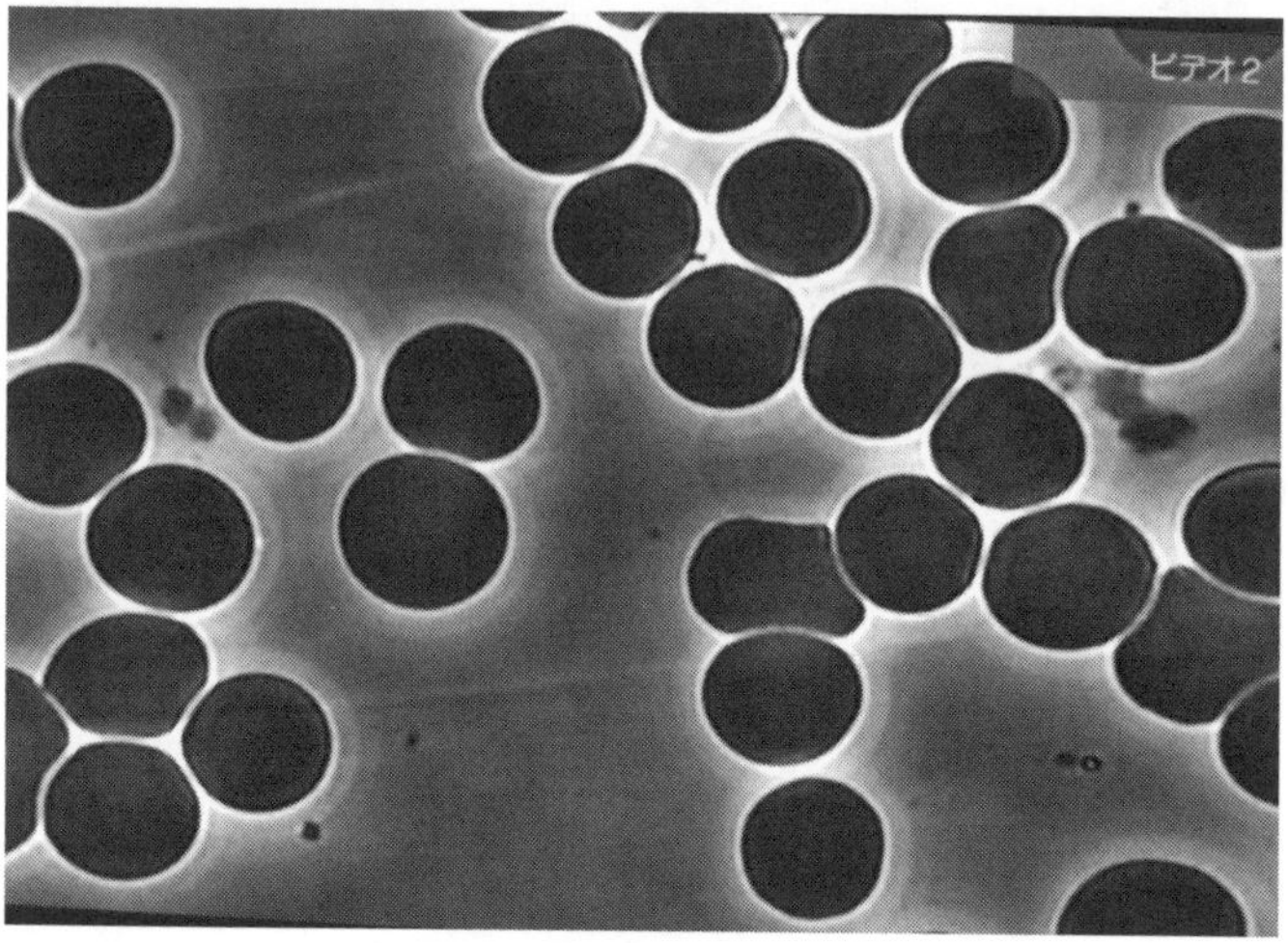

写真L ミミテックを使った丹田音読後の血液（×4000倍）

テックを設置し、自分の音読の声が、ヘッドホンから頭の中心奥の間脳に共鳴して聴こえます。そして、一音ずつ「アー・メー・ニー・モー・マー・ケー・ズー」と長く伸ばしながら音読します。

5分間のミミテックでの丹田音読後の血液をご覧ください（写真K、L）。

なんと、ソマチッドが多く出現し、蠢動しています。鎖状に連結していたはずの赤血球が完璧にバラバラになり、血液はサラサラになっています。これは、『雨ニモマケズ』の素晴らしい言霊がさらにミミテックでの丹田音読でパワーアップした結果、ソマチッドが大蠢動しているからだと思われます。

さらに、驚くべきことは、すべての赤血球が深紅色で、中央部分に色の薄い赤血球はまったく見当たりません。

これは、丹田音読をすることで、深い呼吸である丹田呼吸となり、大量の酸素が肺から全身の血液中に供給された結果、赤血球に酸素が十分にいきわたったからです。

呼吸が浅いときは、酸素不足のため、赤血球の中央部分は色が薄く、白く見えます。

逆に、呼吸が深いと、多くの酸素が取り込まれ、赤色のヘモグロビンに吸着し、赤血球の色は濃い赤色（深紅）になります。

①の丹田呼吸の実験と同じ現象が生じています。

③和製香り精油を5分間吸引後の血液（ⅰの実験）

木曾檜と青森ヒバを中心に全国の天然木35種類（樹齢数百〜千年）をミックスした香り精油をナノ粒子（100万分の1ミリ）レベルにして「MORI AIR」で噴霧して5分間吸引しました。

その直後の血液には、古代ソマチッドが大量に存在していることがわかりました（1000倍と4000倍）。

次に5分間の丹田呼吸を行いました。

赤血球は完全にバラバラになり、古代ソマチッドは激しく活性化し、蠢動しています。4000倍に拡大してみたら、赤血球の内側と外側に古代ソマチッドが大量にくっついて存在している様子がわかりました。

丹田呼吸を通して気のエネルギーが鼻腔から体内に入り全身へ広がることで、ソマチッドが活性化し、蠢動したのだと思われます。

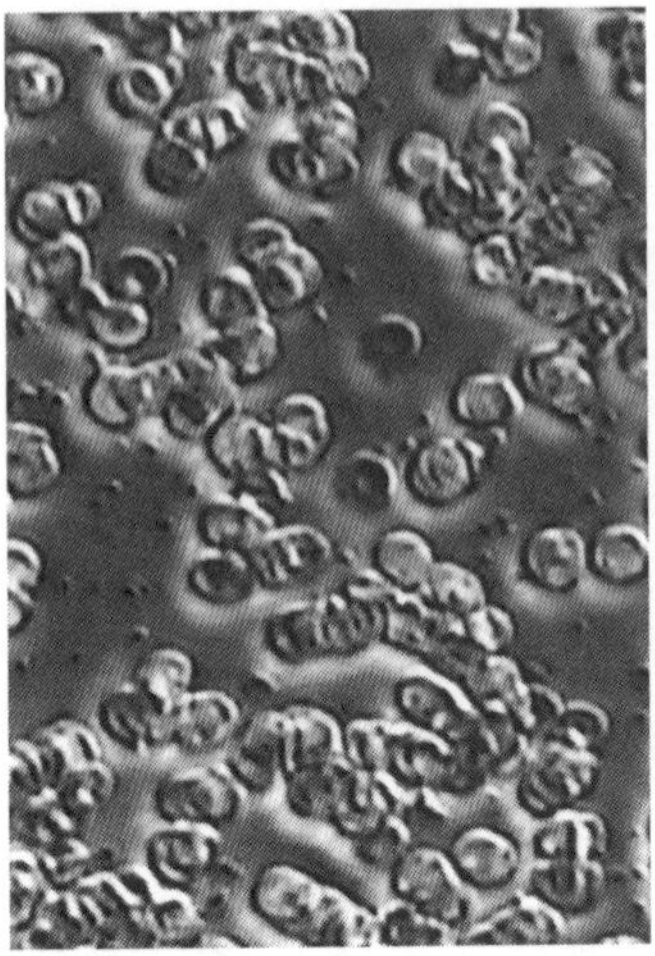

MORI AIR ５分間吸引後の血液（×1000倍）

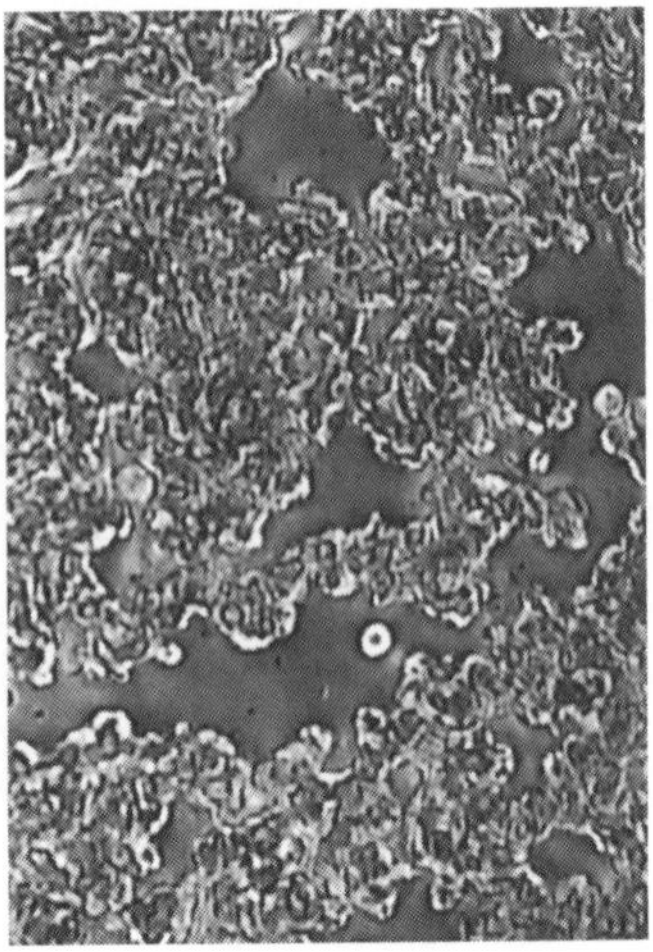

MORI AIR吸引前の血液

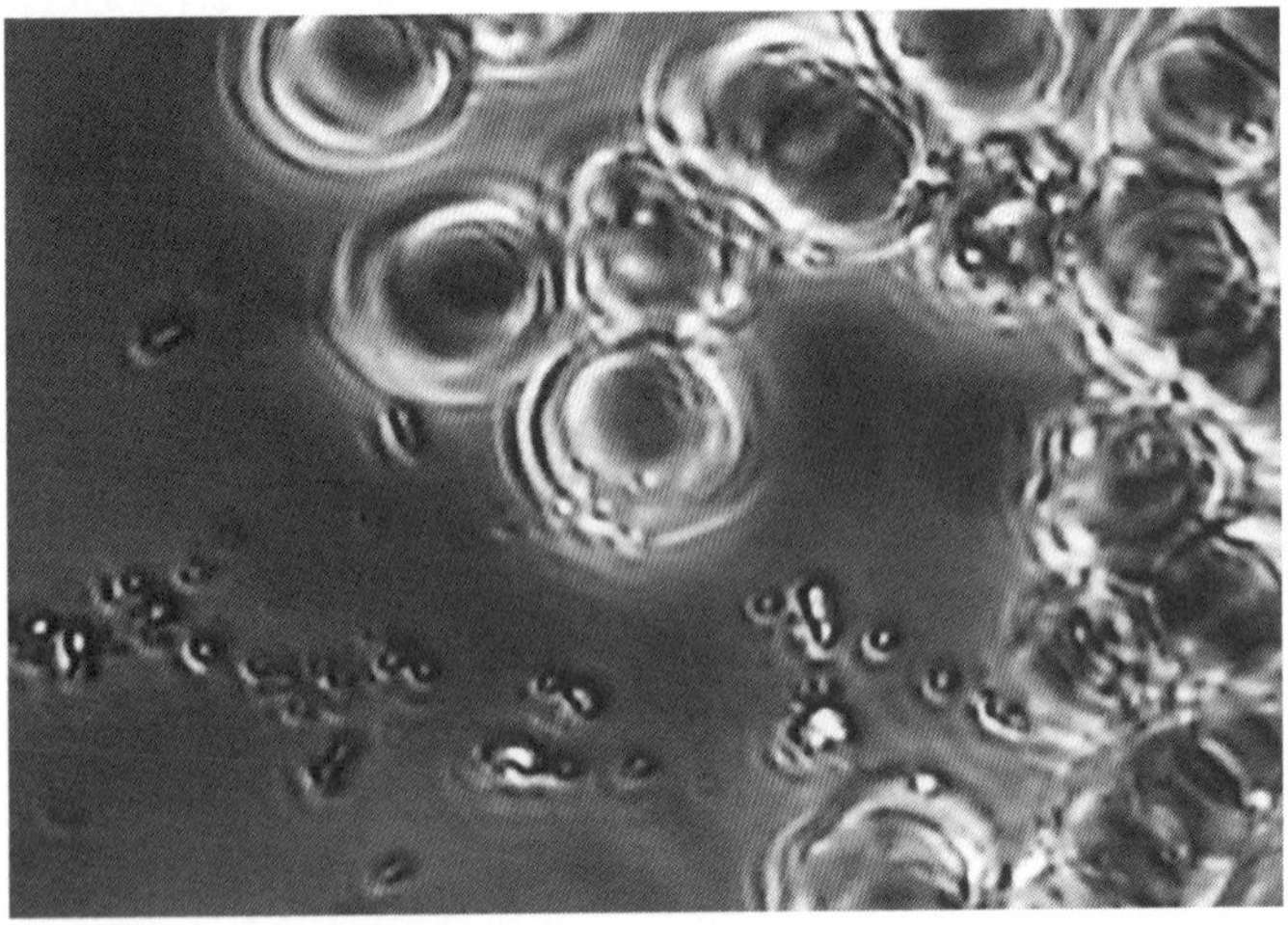

MORI AIR ５分間吸引後の血液（×4000倍）

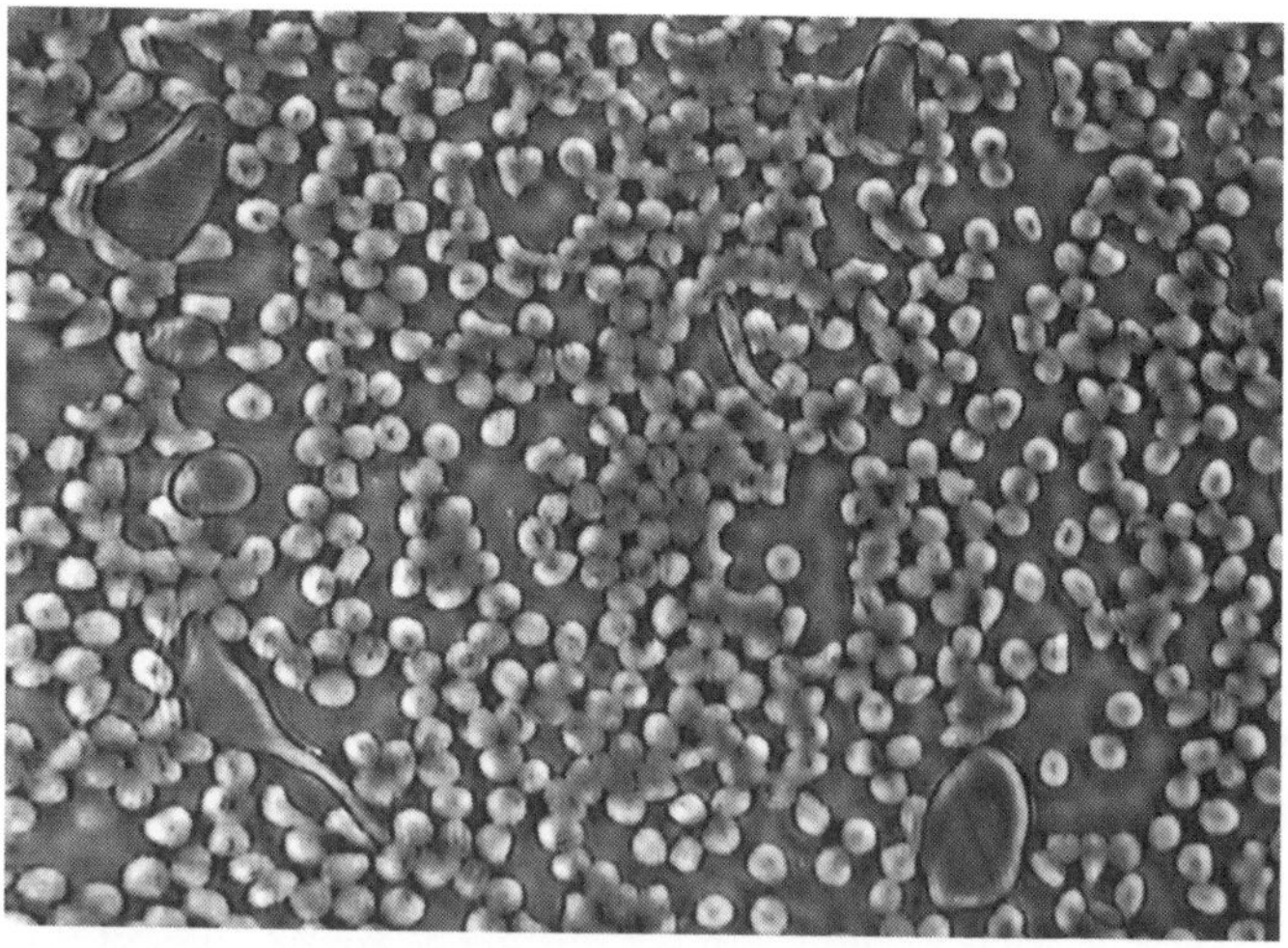

MORI AIR吸引後、5分間丹田呼吸を実施した血液（×1000倍）

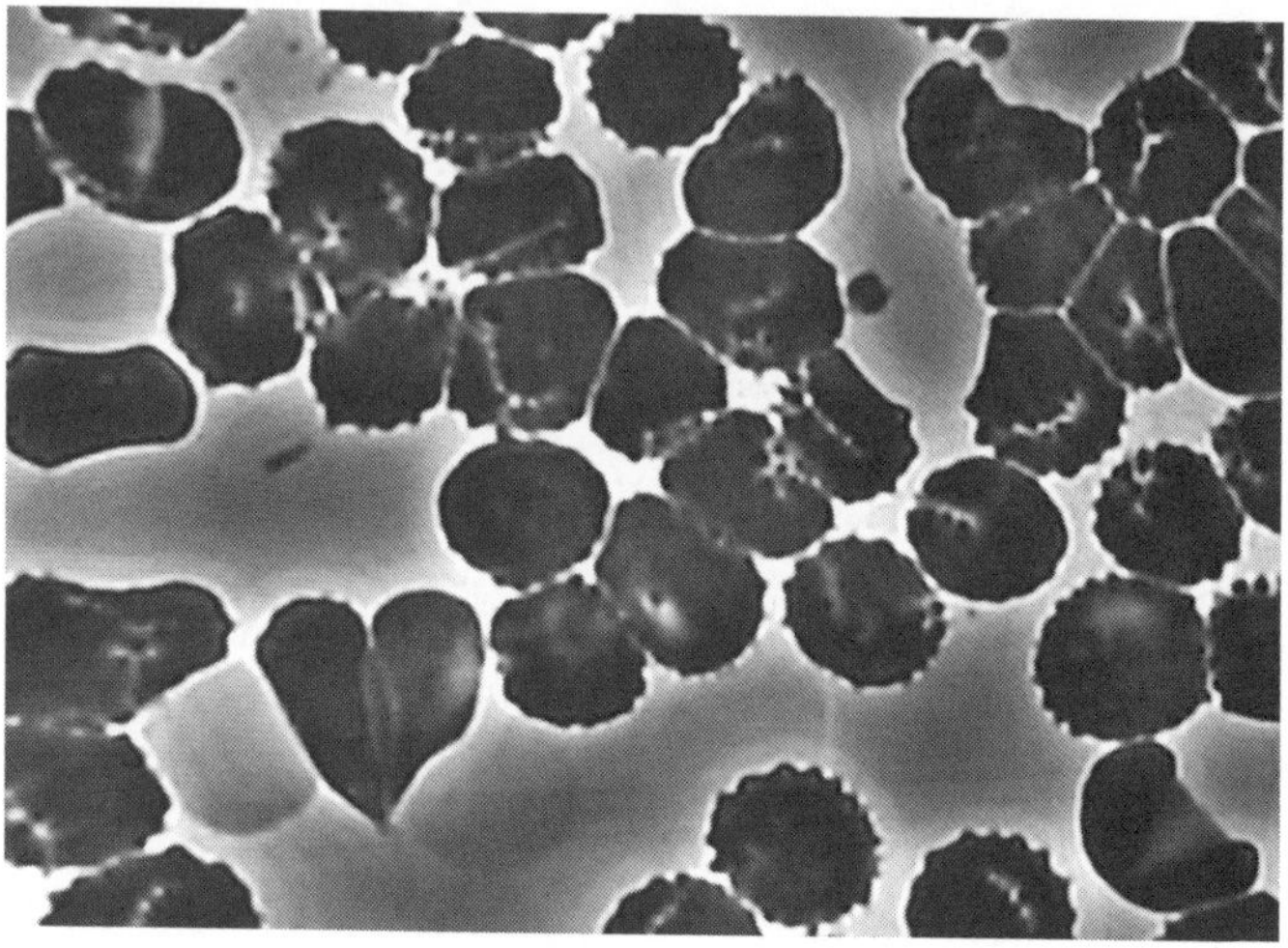

MORI AIR吸引後、5分間丹田呼吸を実施した血液（×4000倍）

④手作り酵素（野草55種類）飲用後の血液（iiの実験）

野草55種類で手作りした酵素を飲んだ後の血液です。

睡眠不足と疲労で迎えた朝でしたが、赤血球がバラバラになり、血液がサラサラになっていました。ソマチッドが活性化し、蠢動しています。

10種類の材料で作った無農薬梅の酵素や45種の秋酵素の場合も同様でした。

このことから、手作りの酵素によっても血液中のソマチッドが活性化し、蠢動していることがわかりました。

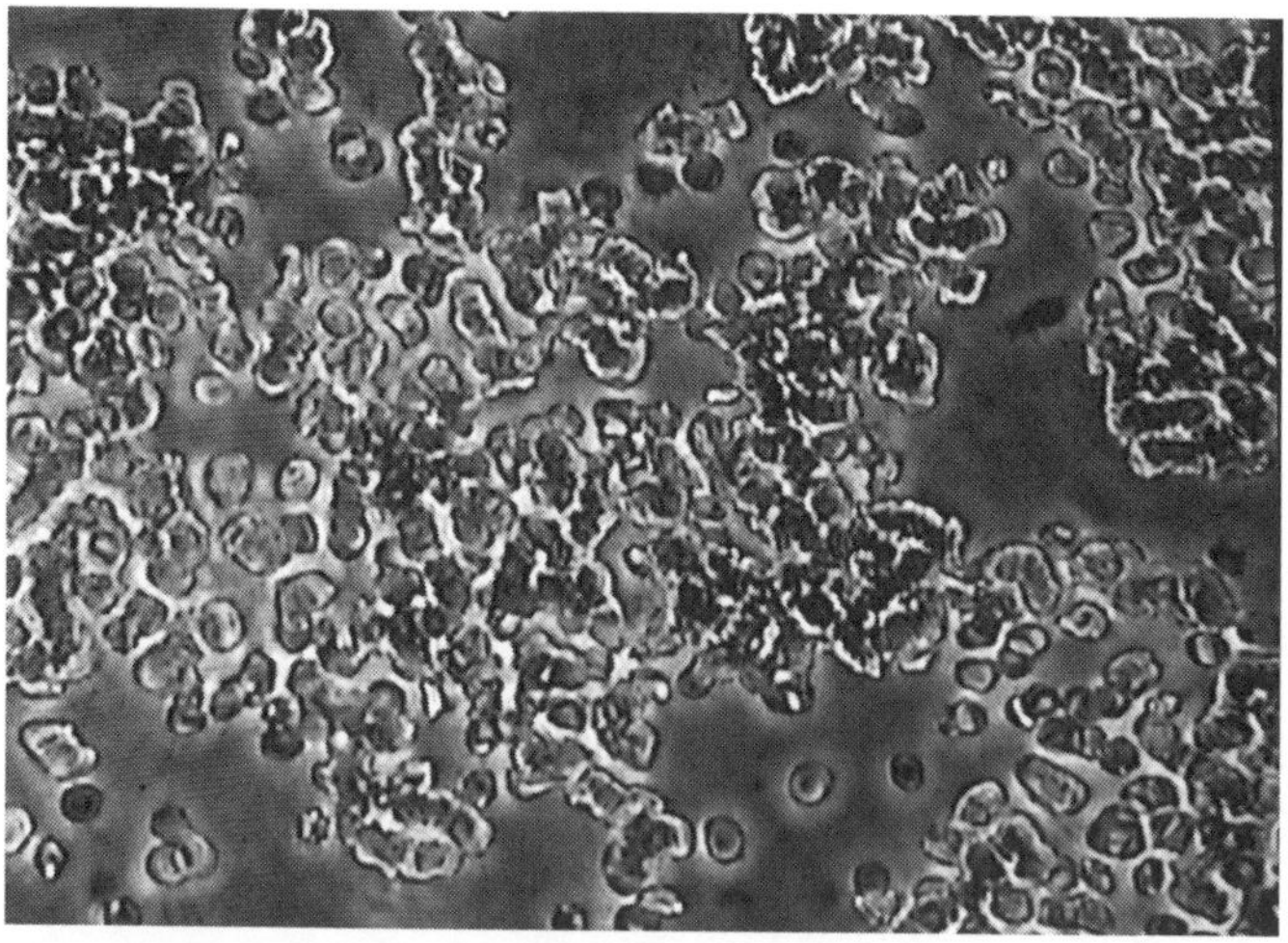

手作り酵素（野草55種類）飲用後の血液（×1000倍）

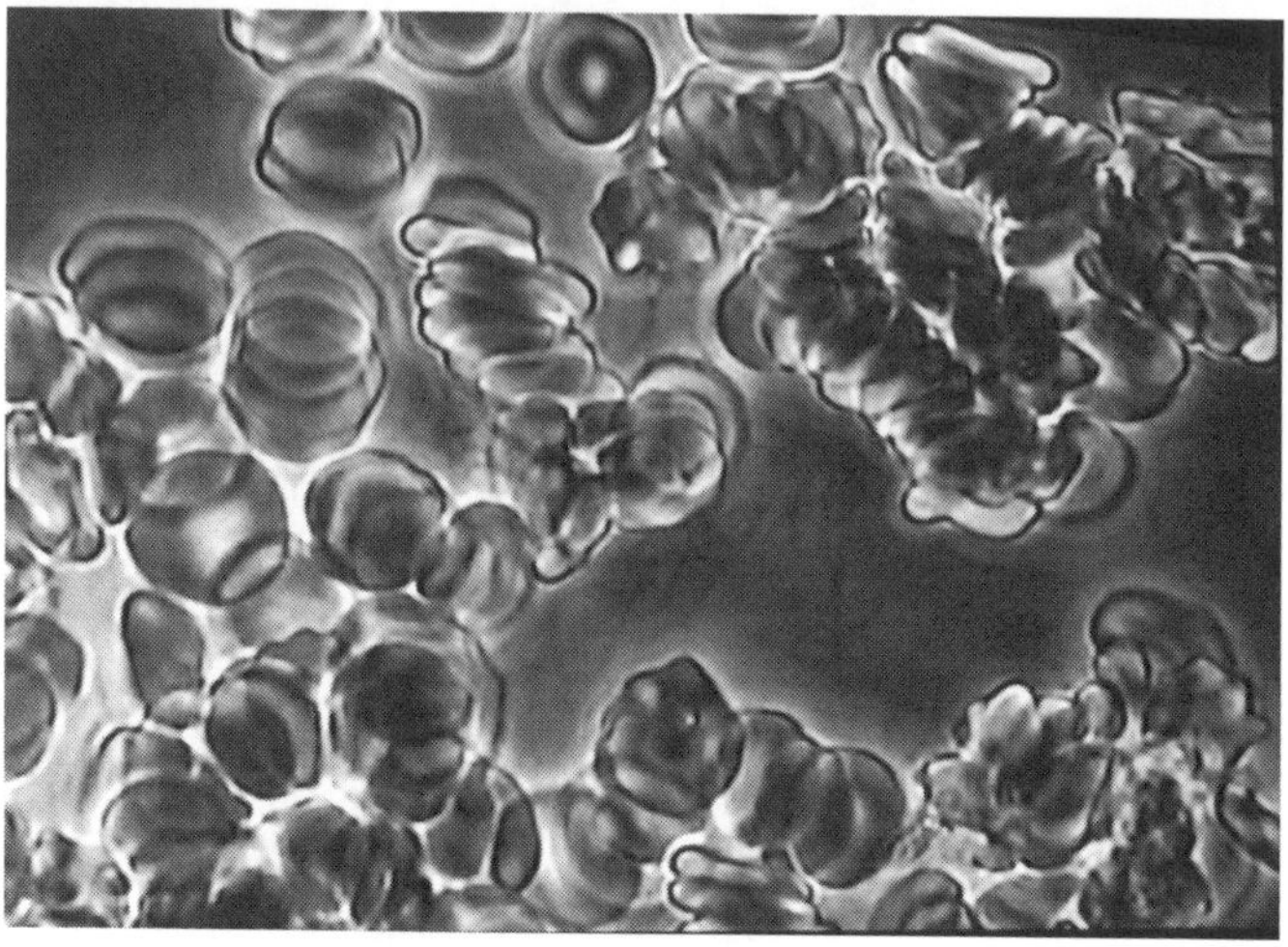

手作り酵素（野草55種類）飲用後の血液（×4000倍）

⑤初期段階のガン細胞（変形赤血球）が古代ソマチッドによって数分で消滅

私たちの体の中では毎日、２０００～６０００個のガン細胞が発生しては消滅しています。

ところが、精神的なストレスが強かったり、肉や化学物質入りの食事を多く摂ったりしていると、免疫力が低下してガン細胞を消滅し切れなくなるため、ガンが全身に回っていきます。

写真中の変形赤血球は、ガン細胞の初期段階です。

古代ソマチッドは変形細胞（ガン細胞の卵）を外から包み込み、中に侵入して分解してしまいました。その分解時間は、古代ソマチッドのほうが現代ソマチッドより速いこともわかりました。

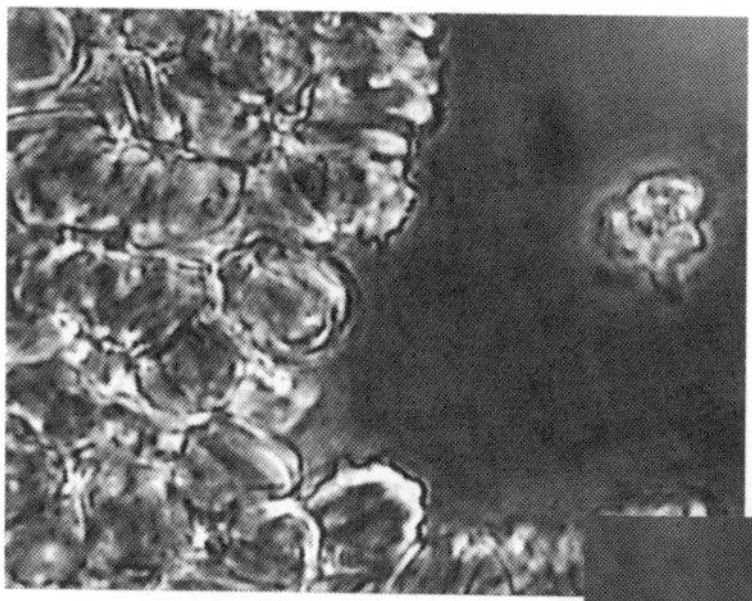

①変形赤血球

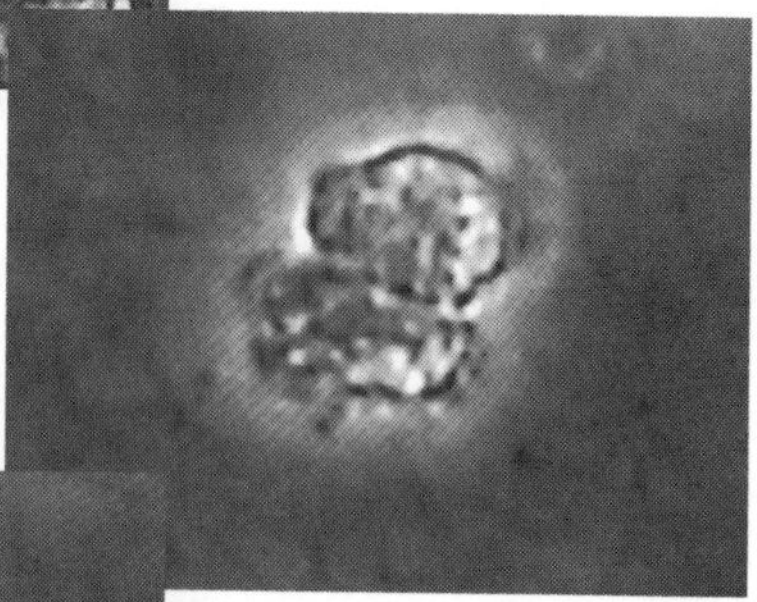

②ソマチッドが分解開始

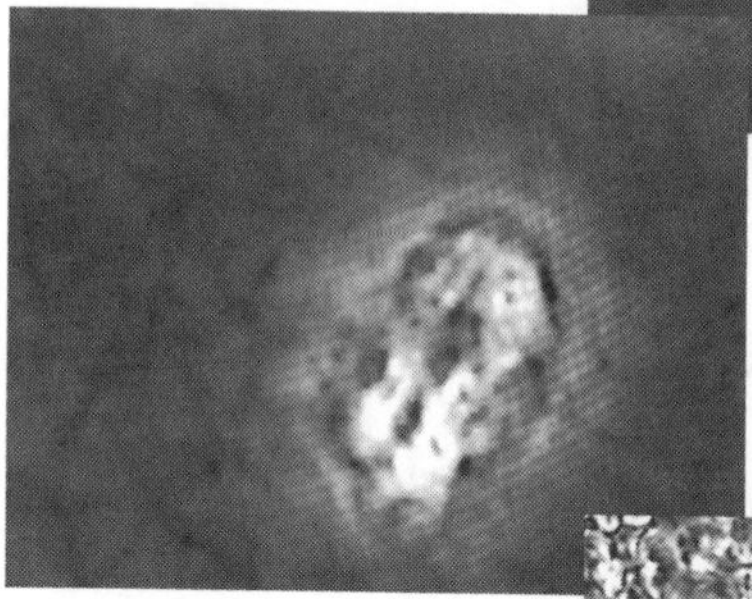

③分解が進む

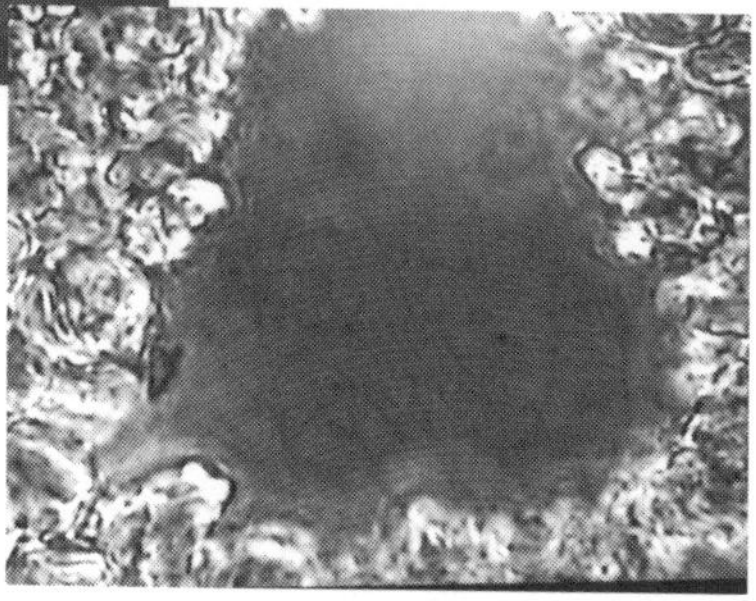

④分解消滅

2章　「手作り酵素」12のパワー

(1)「手作り酵素」とは

私は15年前まで万田酵素、大高酵素、愛健酵素等、市販の酵素飲料を月5～10万円かけて購入し、田舎の父母も含め家族7人で飲んでいました。しかし、それでも母は70歳を超えて心筋梗塞や肝硬変になりました。ついには77歳で心不全、重度の肝硬変になり、死に直面しました。母の薬漬けの始まりは、たまたま徹夜明けの診察がきっかけで、普段低血圧のはずの母は医師の処方で血圧降下剤を服用し始めたことです。その副作用で5年後から自律神経失調症になった母は、睡眠導入剤、精神安定剤、抗うつ剤などが徐々に加わり、ついには12種の薬の服用をするようになっていました。

「薬は毒だから飲むな！」という私の意見よりも、「医者は神様」と信じている母ですから、私の意見は聞かず、服用し続けました。逆に、父は昔から「薬は毒だ！」といってほとんど飲まず捨てていました。母は40代の子宮全摘手術での輸血が原因でC型肝炎になってしまいました。そのC型肝炎の上に12種類もの多剤服用で肝臓負担がさらに大きくなり、肝硬変になってしまったわけです。

母は市販の酵素飲料を飲んでいたのですが、あまり効果がありませんでした。市販の酵素飲料は加熱殺菌処理されるため、酵素の90数%が破壊されていることを痛感しました。これは厚労省の殺菌衛生法により62℃で30分加熱しているからです。

酵素はタンパク質でできているため、48℃以上で全部壊れてしまいます。タンパク質でできている私たちの体が48℃の風呂に入ることができないことと同じです。唯一、こんぶなどの海藻中の酵素は62℃では破壊されませんが、陸上の植物の酵素は破壊されてしまいます。

市販の酵素飲料には多種類のアミノ酸（タンパク質）、ブドウ糖、良い脂質、ミネラル、ビタミン、抗酸化物質（フィトケミカル）などの栄養素が入っていますから、それらが小腸から吸収されて血液に入り、全身の細胞へ運ばれ、健康増進に役立つことはたしかですが、肝心な酵素はほとんど壊れています。それでも、壊れた酵素が善玉腸内細菌のエサになるというメリットはあります。しかし、全身の細胞内で代謝活動をするためには、生きた酵素と補酵素（ミネラル・ビタミンなど）が両輪で働く必要があります。加熱殺菌してある市販の酵素飲料には補酵素は十分に含まれていても、肝心な生きた酵素がないため消化活動や代謝活動を促すことはできません。残念ながら、酵素とは名ばかりです。

そのことに気づいた私は、15年前から本格的に酵素の手作りをスタートしました。手作り酵素の元祖である北海道帯広の河村文雄社長（十勝均整社）に出会ったことがきっかけでした。

77歳で心不全と重度の肝硬変を発症し死に直面した母は、それ以来私のいうことを本気で聞き入れ、薬は副作用の少ない利尿剤と漢方4種類のみにし、あとは私の手作り酵素を朝昼夕の毎食後にたっぷりと飲むようになりました。その結果、長年の悩みだった便秘が解消し、健康を回復して畑仕事もできるようになりました。おかげ様で、84歳まで7年間、奇跡的に生きながらえました。普通なら肝硬変から肝臓ガンになるケースが多いのですが、それもありませんでした。医療関係者が多い私の身内も、手作り酵素のおかげだといっています。

手作り酵素がもたらした奇跡は私の母だけではありません。私自身が、驚くほど短期間に超メタボ体型が解消し、10種類近くあった生活習慣病の症状が改善して20代の健康な体に大変身できたのです。それ以来、全国の会員（私の本業の能力開発法であるミミテックメソッドの会員）から、この手作り酵素を作りたいという希望が寄せられるようになり、指導しています。今は、病院関係者も含めて全国で500人近くに及んでいます。

10年ほど前から世の中は酵素ブームになっています。ところが、酵素の本当の働きを十分にわからないまま、ただ飲めば良いと思って酵素に飛びつく人が増えています。それでは酵素本来の健康効果を得ることができません。それには大きく二つの理由があります。

第一の理由は、たとえ手作り酵素であっても、ただ飲めば良いわけではないからです。本書でこれまで述べてきた通り、食生活のあり方や生活習慣を振り返ることをせず、ネガティブな感情のままでは効果が少なく、一過性で終わってしまうからです。

もう一つの理由は、酵素という成分だけで効果を発揮すると勘違いしていることです。

これは、物事を全体の関連性の中で総合的にとらえず、単体の働きばかり見てしまうところから来ています。たとえば、ビタミンCが足りないからといって、サプリメントのビタミンCのみを摂ったり、カルシウムが足りないからといってカルシウム剤だけ飲んだりする傾向です。しかし、実際にはビタミンCもカルシウムも、他の成分と連動することでその作用を発揮するようになっているのです。

酵素もしかりです。酵素が足りないからといって酵素だけのサプリメントを摂っても、それだけでは十分働くことはできません。補酵素（ミネラル・ビタミン）の触媒作用があって初めて働くことができるのです。もちろん、補酵素を多く摂っていても、酵素が不足していればビタミンやミネラルは有効に働きません。酵素と補酵素は車の両輪なのです。

手作り酵素は、白砂糖の浸透圧を利用して数多くの食物（野草、薬草、果実、芋類、穀類）から成分を取り出し、さまざまな微生物によって発酵させて作ります。そこには、酵素だけでなく、食物から取り出されたビタミン、ミネラル、抗酸化物質（フィトケミカル）、核、アミノ酸（タンパク質）、脂質、ホルモンなどの他に、白砂糖が完全分解したブドウ糖と果糖、さらに微生物が生み出すミネラルやビタミン、ホルモンなど、私たちの体に必要な栄養素が豊富に含まれています。まさしく、自然界の恵みを丸ごと総合的に摂れる栄養飲料です。

そのうえ、すでに体内に蓄積された有害物質（化学物質、老廃物など）を解毒、排毒したり、新たに腸から有害物質が吸収されるのを防ぐ働きもします。

そもそも私が、手作り酵素をはじめ、健康作りに取り組むようになったきっかけは、本業である子どもたちの学習指導を行っていて、勉強に集中できない子ども、下痢で学校を長期間休む子ども、さらに学習障害や発達障害のある子どもが増えていることに直面したことです。その原因を探っていくと、腸内腐敗や、体内に蓄積している有害物質であることがわかってきたのです。

たとえば、0歳児からの予防接種ワクチンに含まれる有機水銀（メチロサール）や水酸化アルミニウムなどの殺菌剤、防腐剤が、脳細胞や全身の神経細胞に入ると、さまざまな神経障害をもたらすことがわかってきています。また、女子中学生が接種を受ける子宮頸ガンワクチンによって深刻な神経障害が多発し、全国の患者団体が国に訴訟を起こしています。これも、ワクチンに含まれる有機水銀や水酸化アンモニウムなどの神経毒が原因であるといわれています。

ですから、子どもたちの学習効果を上げるには、このような体内毒素を排泄すること、すなわち排毒（デトックス）も必要なのです。そのために、酵素と補酵素をバランス良く摂ることも効果的です。さらに、セロトニン不足が原因のうつ病やうつ傾向にも有効です。

(2)手作り酵素の種類と材料

1種類の酵素は一つの働きしかしません。ですから、たくさんの酵素が含まれるように、できるだけ多くの材料を集めて使うようにしています。ここでは代表的な3種類の酵素を紹介します。

1　春の野草酵素：4～6月上旬

・材料：春の野草、薬草、木の新芽、花びら……柔らかく手で摘める部分のみ
ヨモギ、クローバー、ミツバ、ツクシ、スギナ、スイバ、ギシギシ、タンポポ、イタドリ、レンゲ、アザミ、フキ、セリ、ワサビナ、カラスノエンドウ、ユキノシタ、クレソン、こごみ、ワラビ、ゼンマイ、オオバコ、竹の子の頭の柔い部分、ドクダミ、ノカンゾウ、ツユクサ、クコ、わさび、ハルシオン、ゲンノショウコ、カンゾウ、ナズナ、ウド、ヨメナ、月見草、ハコベ、ナンテンハギ、ゴマナ、モミジガサ、シャク、クズ、ミヤマイラクサ、みずな、ヒレハクソウ、クサスジ、ハハコグサ、アカザ、野イチゴの新芽、ヒメジオン、梅

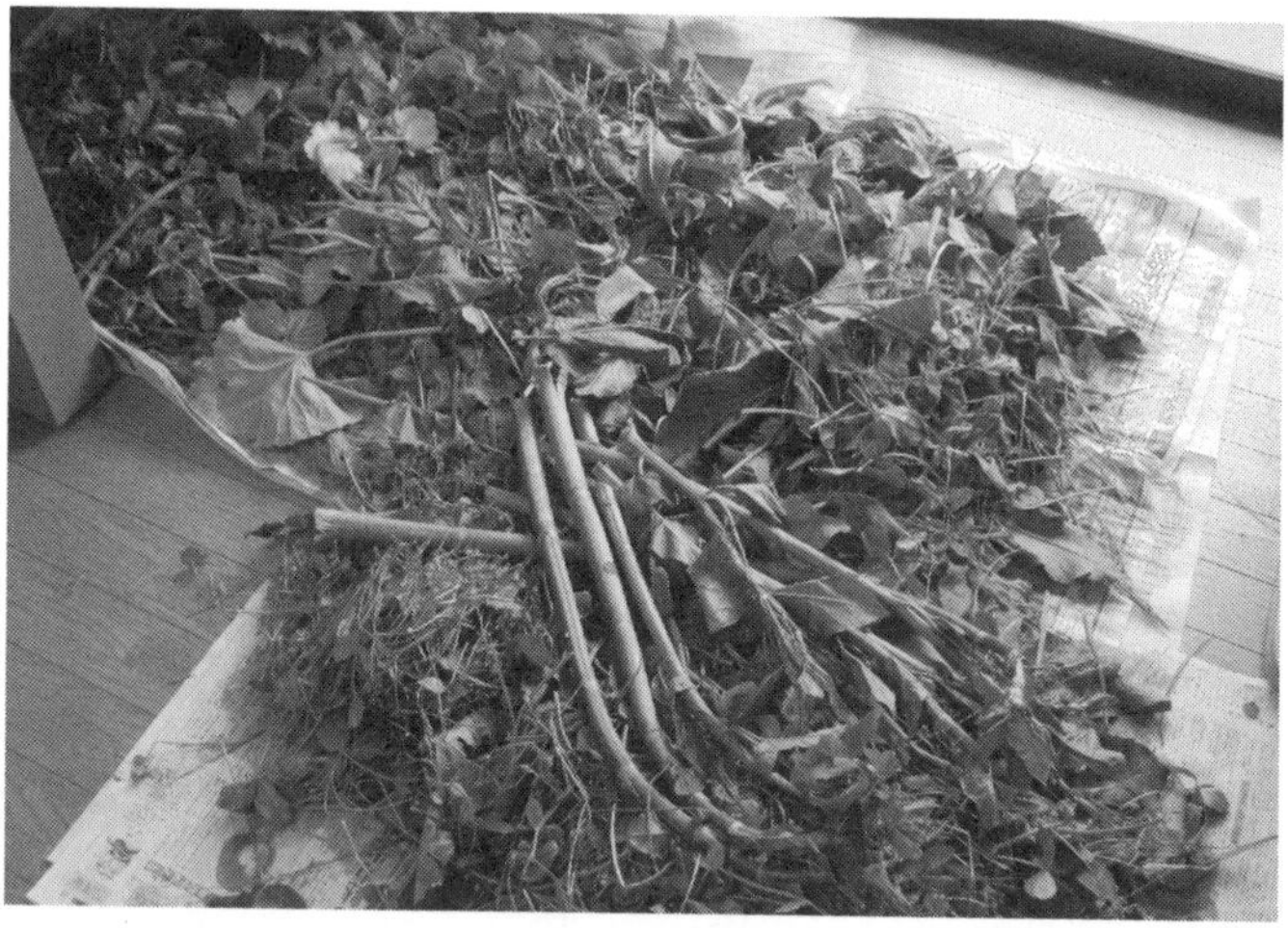
55種類の野草（イタドリ、フキ……等）

の新芽、柿の新芽、桜の新芽、笹の新芽、藤の新芽と花びら、ビワの新芽、桑の新芽、カリンの新芽、あけびの新芽、タラの芽、トウダイの芽（アブラコシ）、茶の新芽、プラムの新芽、南天の新芽、山椒の新芽……など、55種類前後の材料を実家や親戚の山林、休耕田、谷川の川辺で採取しています。標高400～700mの田畑や、車道がなくて汚染されていない清水で育った草木の新芽を集めるように心がけています。

2　梅酵素：5月下旬～7月上旬

・材料：無農薬梅（8割）、10種類前後の旬の果物（2割）……すべて国産の無農薬果物、無農薬の梅（原種梅、青梅、南高、加賀など）

標高100〜700mで順次採取しています。梅の他に、以下のような無農薬の旬な果物も加えています。甘夏か夏みかん（皮以外）、レモン、小夏（日向夏）、いちご、プラム、すもも、ビワ、いちじく、あんず、ブルーベリー、メロン、すいか（皮以外）、トマト、梨、桃、トウモロコシなど

3　秋の果物酵素：10〜11月

・材料：秋に実る果物、芽、きのこ、雑穀類……すべて無農薬の国産の地物

本柚子、花柚子、柿、みかん（皮以外）、リンゴ（紅玉）、キウイ、梨、ぶどう（種あり）、ナツメ、いちじく、レモン（国産品）、冬いちご、メロン、あけび、かりん、きんかん、スダチ、カボス、プルーン、トマト、サツマイモ、紫芋、カボチャ、ヤーコン、ジャガイモ、ゆり芋、赤ビーツ、むかご、ハヤトウリ、栗、どんぐり、しいたけ、しめじ、ウコン、里芋、ザクロ、人参、しその実、大根少し、レンコン、ピーマン、なす少し、しょうが、山芋少し、南天の実、雑穀類（玄米、小豆、大豆、黒米、赤米、麦類、粟、きび、ひえ（雑穀は一晩水に浸けておいて使う）……

など、55種類前後の材料を全国と地元の契約農家や親戚から集めています。

作り方は、このような季節ごとの材料に、十勝均整社（メーカー）の発酵助成剤（こんぶのエキス、100種類の微生物入り）と海の精（こんぶで作った酵素飲料）、白砂糖を加えて作ります。

白砂糖の浸透圧を利用して材料の中の栄養素成分であるアミノ酸、脂質、糖質、酵素、ミネラル、ビタミン、抗酸化物質（フィトケミカル）、生命エネルギーなどを引き出しながら発酵させます。

仕込み時や、毎日の素手の攪拌で自分の人体常在菌が中に入り、発酵を助けます。これによって、自分の体内の善玉腸内細菌を応援できる「マイ酵素飲料」ができ上がります。

毎日（季節により10～20日）の攪拌は、愛情を込めながら行います。さらに私は、酵素に向かって感謝と愛情の言葉をかけ、私の強い気のエネルギーを入れています。それによって、普通に手作りしているより格段に美味しくてパワーのある酵素ができ上がります。

毎年、ほとんど同じ材料と工程で作っていますが、年々酵素のパワーが増し、美味しく仕上がることが不思議議でした。その謎は、ソマチッドを位相差顕微鏡で覗いて初めて解けました。優良ソマチッドは大自然の野草酵素にもっとも多く含まれ、次に自然栽培や無農薬栽培の材料に多く含まれていますが、さらに愛情を注ぎ、手から発する気のエネルギーを注入すると、ソマチッドがその波動に共鳴し、ますます活性化するからだと思われます。

ちなみに、秋の果物酵素の材料に使っている無農薬野菜には、数億年前の古代ソマチッドが大量に入った有機土壌改良剤と植物活力剤を毎週かけて育てています。この植物活力剤は、樹齢数百～千年の木曾檜や青森ヒバなど35種類の樹木から抽出した精油（先述したＭＯＲＩ　ＡＩＲの精油と同じ成分）を中心に植物エキスを加えたものです。

私はこれを、土壌改良や生長促進（2倍前後に生長）、忌避作用（害虫が逃げる安全な農薬効果）、殺菌（病原菌や腐敗菌、ウイルスを殺す）などのために使っています。


市販の酵素飲料は、国（厚労省）の食品衛生法により加熱殺菌処理しているため、肝心の酵素は破壊され、生きた酵素がほとんど存在しません。そのうえ、大変高価です。しかし、自分で手作りすれば数分の1の費用で済みますし、安心して大量に飲めます。

私は家族や親戚のために作っていますが、友人、知人など熱心な方から頼まれると、材料の調達をお手伝いしています。

(3)手作り酵素パワー

私は、毎日朝と昼に食事代わりに1回ずつ、1日1食の夕食直後に1回飲みます。また、超多忙で疲労が蓄積したときは、食事をさらに減らし、手作り酵素をもっと多く飲んでいます。私の体験では、酵素だけを飲んで断食を行うと不思議なほど体調は良くなります。おかげ様で、病気知らずで過ごせています。この章の最後に、手作り酵素の働きについて整理しておきます。

①食後か飲食中に飲むことで、食物の腸内での消化活動を助ける
②便秘と下痢を解消する
③善玉・腸内細菌を増強し、腸内環境を整え、きれいにする
④血液をきれいにする
⑤空腹時飲用で、全身細胞の代謝活動を助ける
⑥免疫力(腸管免疫力と血中免疫力、全身細胞内免疫力)を強化する
⑦良質のブドウ糖を提供し、脳、心臓、血管のミトコンドリアのエネルギー生成を応援す

る
⑧老化を防ぎ、細胞を若返らせる
⑨体の新陳代謝が活発になる
⑩腸での排毒、全身細胞での解毒を応援し、体内に溜まった化学物質、体内毒素のデトックスを進める
⑪多様な栄養素を提供してくれる
⑫優良なソマチッドを摂取でき、生命エネルギーを強化できる

3章 「古代ソマチッド」含有量が世界一の和製天然木精油

私には長年苦しんできた悩みがありました。それは26歳で突然発症した重症の花粉症です。くしゃみや目のかゆみレベルではありません。熱を出し、夜は痛みとぜんそくで眠れず、ついに寝込んでしまったこともあります。ですから、花粉症の解消は私の長年の課題でした。さらに、学習指導する子どもたちに年々アトピーやぜんそくが増えるのを見て、そうした免疫疾患をどうにかできないかと考え続けていました。

その対策の一つとして、20年前から取り扱ったのが空気清浄機です。最初はモーターファンで、室内空間に浮遊する排気ガスや花粉、ダニの死骸とフン、カビの胞子、ハウスダスト（チリやホコリ）などのアレルゲンを吸引して除去するモーターファン式空気清浄機でした。次に、コロナ放電でマイナスイオンを室内空間に飛ばし、電子の力でアレルゲンを引きつけて集め、除去する電子式空気清浄機でした。残念ながら、どれも改善には役立つものの、決定的ではありませんでした。それは、アレルゲンを吸引するまでに時間がかかり過ぎることと、空間に浮遊していない重いアレルゲンの吸引や除去が難しく、カビやダニ、有害菌などの繁殖を抑制することができなかったからです。

あきらめかけていた頃出合ったのが、森の香り成分（フィトンチッド）でした。そのとき、子ども時代の不思議な体験を思い出しました。それは、檜や杉などの針葉樹林の中では鳥やイタチ、ネズミなどの動物の死骸が腐敗せず、腐敗臭がしなかったことです。針葉樹林の外では腐るのに、なぜ針葉樹林の中では腐敗しないのか、子ども心にとても不思議に思った記憶がありました。

なんと、針葉樹林の樹木が我が身を守るために自ら香り成分（精油＝フィトンチッド）を発して腐敗菌や有害菌を殺したり、害虫を寄せ付けないようにしたりしていたのです。

あるとき、すでに10数年かけて森の香り成分（精油＝フィトンチッド）を研究し、業務用に開発していた北九州市のフイルドサイエンス社の濱野満子社長に出会いました。濱野社長が嫁いだ先は製材業も営んでいる木材会社でした。ところが、お子さんが医師による過剰な医薬品投与が原因で亡くなってしまいました。それがきっかけで、１９８３年から石油で作る化学合成物質の医薬品ではいけないと確信し、１００％自然物であるフィトンチッド（針葉樹の香り成分）の基礎研究をスタートさせました。

そして1987年、フイルドサイエンス社を立ち上げ、全国各地の国有林や北海道の道有林での間伐や、枝打ちされた間伐材（樹齢数百〜千年の木曾檜や青森ヒバなど）の芯、幹、皮、葉から精油成分を抽出し、自社工場でブレンドしました。その結果、殺菌作用、消臭作用、防カビ作用、防虫作用、精神安定作用など目的に応じた天然精油が開発されたのです。県や国の公的支援も受けながら、全国10数ヵ所の公的分析機関や大学研究機関などで分析試験を積み重ねました。その研究実績が認められ、全国の県立病院、私立病院、大学、保健所、行政地方自治体、福祉施設、大手食品加工工場などで採用されるに至りました。

フイルドサイエンス社が森の香り精油を抽出するために使用する木材は、伊勢神宮の建て替え（20年ごとの式年遷宮）に使われる木曾檜の枝打ちや間伐材などで、すべて山奥に自然に育った天然材ばかりです。この木曾檜は樹齢350年から1000年の超大木です。民間の植樹林とは違い、生命エネルギーや精油の濃さは世界に比類ない素晴らしいものです。精油は1トンの木材からわずか20ミリリットルしか蒸溜抽出できないため、大変希少価値があります。とくに精油成分の一つであるヒノキチオールに関しては、1ミリリットルしか抽出できません。

抽出方法は、樹木の一つひとつを100%水蒸気蒸留で抽出しますが、それは、大変な費用と手間がかかる作業で、世界に例がありません。

(1)「MORI　AIR」の誕生

私は、この濱野社長のフィトンチッドこそが長年探し求めてきたものだと確信し、一般家庭でこの精油を活用できる装置の開発にすぐ取り組みました。その結果でき上がったのが、森の香り成分（ヒバ、檜など35樹木から採取した精油）を薄めて揮発させ、モーターファンで室内空間に拡散させる「森林倶楽部イオンEX」（現在の名称はFS‐MINI）という空気清爽器です。これは、モーターファンで空気を吸入して消臭、集塵する空気清浄機とは、機能も効果もまったく異なります。消臭力・殺菌力・防カビ力・防虫力・アロマ（精神安定）作用を持つ森の香り成分（フィトンチッド）を室内へ噴霧拡散させ、室内空間に行き渡らせることで、消臭、殺菌、防カビ、防虫効果が得られるとともに、心身の癒し効果ももたらします。この画期的な機械の開発だけで6000万円近い資金をつぎ込みました。

「森林倶楽部イオンEX」は、私が想定した以上に多くの素晴らしい効果を発揮しました。もっとも驚いたのは、ぜんそくで苦しんでいた子どもたちに、利用を始めたその夜から変化が現れたことです。リラクゼーション効果があることはもちろん、花粉症も楽になったという声をたくさん聞きました。

ところが、15年前はあまりに時期尚早でした。当時、森林浴が少しブームになっていましたが、それは滝や渓流で発生するマイナスイオンが注目されたからです。残念ながら、森の香り成分（フィトンチッド）に関する学術的研究やデータも少なく、ましてや一般の人々にはほとんど知られていませんでした。

私は一人ひとりにフィトンチッドのことを紹介し、体感していただくことから始めました。これは、なかなか大変な作業で、体験者は2年間でわずか1000人程度でした。とても開発費を回収できる状況ではなくて、私の小さな会社は倒産寸前まで追い込まれました。

そもそも、「森林倶楽部イオンEX」には致命的な問題がありました。消臭や除菌、防虫、防カビ効果は1ヵ月間持続するものの、森の香りそのものは3～4日間で体感できなくなってしまったことでした。原液を30倍の水に希釈して自然揮発させ、送風する構造で、ヒノキチオールなどの消臭・除菌・防カビ・防虫作用などの成分は最後の一滴まで活躍しますが、残念ながら香りは3～4日間で抜けてしまいました。密閉されていないため、空気に触れると、もっとも軽い香り成分のみ先に逃げてしまうからです。その結果、森の香りのアロマ感覚のリラクゼーション（精神安定作用）体感がなくなってしまいました。

人間の嗅覚から来る脳への影響は大変大きなものがあります。森の香り精油は、大脳の最深部にある生命脳であり潜在能力の座である間脳の視床下部へ働きかけて自律神経バランスを整え、免疫力を向上させます。さらに、脳波をアルファ波や瞑想状態のシータ波にし、学習効果をも飛躍させます。

ですから、森の香り効果を長時間維持する方法はないものか、濱野社長と検討し続けましたが、このときは解決の糸口が見つかりませんでした。この時期、ミミテックメソッドの本業が忙しくなったこともあり、やむを得ず「森林倶楽部イオンＥＸ」改良はお休みにしました。結局、解決策が見つかるまでに15年の歳月がかかり、ようやく開発したのが「ＭＯＲＩ　ＡＩＲ」（モリエアー）です。

「ＭＯＲＩ　ＡＩＲ」は、フィトンチッド原液を水で薄めず、原液のままカートリッジボトルに密封し特殊な装置で振動させて、ナノレベルまで超微粒子化してから室内空間へ噴霧させます。超微粒子は非常に軽いため拡散範囲が広く、空気中での滞留時間も長いので、ずっと森の優しい香りが室内に充満し続けます。これで年中いつも、森の香りを体感しながら生活できるようになりました。また、無駄な揮発がなくなったことで、消費期間を数倍に伸ばせたためランニングコストもグーンと下がりました。

私は15年の歳月をかけて本格的な脳科学や予防医学の研究、現場指導をする中で、世界に例のない日本の和製精油の凄さを発見しました。アロマテラピーは、欧米諸国で草や木々の花、葉、果実などの精油を使った医療として開発されましたが、日本には世界一豊かな森林があり、その樹木の香り成分（精油）には精神安定、快眠、殺菌、抗菌、防虫、消臭などすぐれた働きがあります。日本にこそ世界に誇る精油が存在しているのです。

たとえば、日本と台湾の高地にしかない檜や、日本にしかない杉、青森ヒバ、昔からさまざまな用途に使われていた楠、サワラ、モミ、コウヤマキなど、実にさまざまな樹木が自然界に生育しています。1930年に、森林の多いロシアで同国の科学者B・P・トーキン博士が、針葉樹林が放出する香り成分（精油）が殺菌・殺虫作用を持つことを明らかにし、その作用を「フィトンチッド」として発表しました。先述しましたが、針葉樹がカビ（真菌）や有害な細菌、虫などから自らを守るために香り成分（精油）を揮発させます。B・P・トーキン博士はその森の香り精油を「フィトンチッド」と名付けたのです。フィト（phyto：植物）＋チッド（cide：殺す）で、「植物が殺す」という意味です。

和製精油は、このフィトンチッドパワーとアロマテラピーパワーの両方を持っています。こんな凄い和製精油が昔から我が国にあったのです。森と共生してきた私たち日本人は、はるか昔から知らないまま和製精油の恩恵を受けていたのです。「MORI　AIR」は、この和製精油を専用液として使っています。

私は山奥で生まれ、野山を年中駆け回りながら育ちました。その体験を通して、森林の力を実感しました。檜や杉、松などの針葉樹林内では動物の死骸は腐らず、蚊も虫もいませんでした。小鳥は木の実を食べる種類の鳥しかおらず、蚊がいるのは竹藪や草むらのみです。カブトムシやクワガタムシなどの虫はブナなどの落葉樹林にのみ棲息し、虫を食べる小鳥がいるのは里山の落葉樹林内だけです。しかも、針葉樹林の中は、空気がとても澄んでいて美味しく、身も心もスッキリして洗われるようです。また、檜の多い針葉樹林の中は爽やかな香りでいっぱいでした。

写真1（319ページ）は、檜の枝打ちで切断した枝の断面です。これは切った直後の

写真です。色の濃い部分に精油がつまっています。切断すると、この切り口に精油が滲み出ることがあります。とくに国有林の檜は、大量の精油が滲み出てきます。それだけ多くの精油が大量に含まれているということです。重さを比較しても、民有林の枝より5割前後は重いことがわかります。自らの力でカビ（真菌）や腐敗菌、病原菌、害虫にやられないようにするためです。

この精油は、葉、皮、幹、枝、根にも存在しています。不思議なことに、カビ菌、腐敗菌、病原菌のみを殺し、発酵菌である善玉菌は殺しません。むしろ、善玉菌の繁殖を助けています。だから、味噌樽、醤油樽など発酵食品を作るメーカーでは、檜、杉、サワラなどを樽の材料に使っています。化学物質でできた樽にはできない芸当です。

(2)リラックスし集中力を高め学習に最適な空間を作る

室内空間を森の香り精油で満たすことで、どのような効果を期待できるのでしょうか。大きくは四つに整理できます。

1　第一の効果：脳の自律神経系、内分泌ホルモン系へ働きかけ、精神安定、快眠、免疫力を向上させる

森の香り精油が鼻腔の天井部分にある5000万個の嗅細胞でキャッチされ、大脳辺縁系（哺乳類の脳）の快・不快を感じとる扁桃体や、記憶を司る海馬へ伝わります。さらに、脳の奥にある間脳で自律神経をコントロールしている視床下部を刺激し、内分泌ホルモンをコントロールする脳下垂体も刺激します。こうして、自律神経系、内分泌ホルモン系のバランスを整えることで、免疫力を向上させます。ストレス解消や心身のリラックス効果など、精神面への効果も期待できます。整理すると以下のようになります。

「精神安定・集中力」

・鎮静作用：檜や杉の香りが脳血流量を減少させ鎮静作用をもたらす
・落ち着きと安らぎ作用：脳波がアルファ波レベルになり、イライラが消え、心が落ち着き、やすらぐ
・集中力：頭脳がスッキリするため、必要に応じて集中力も高まる

「記憶力と明晰力をもたらす学習空間」

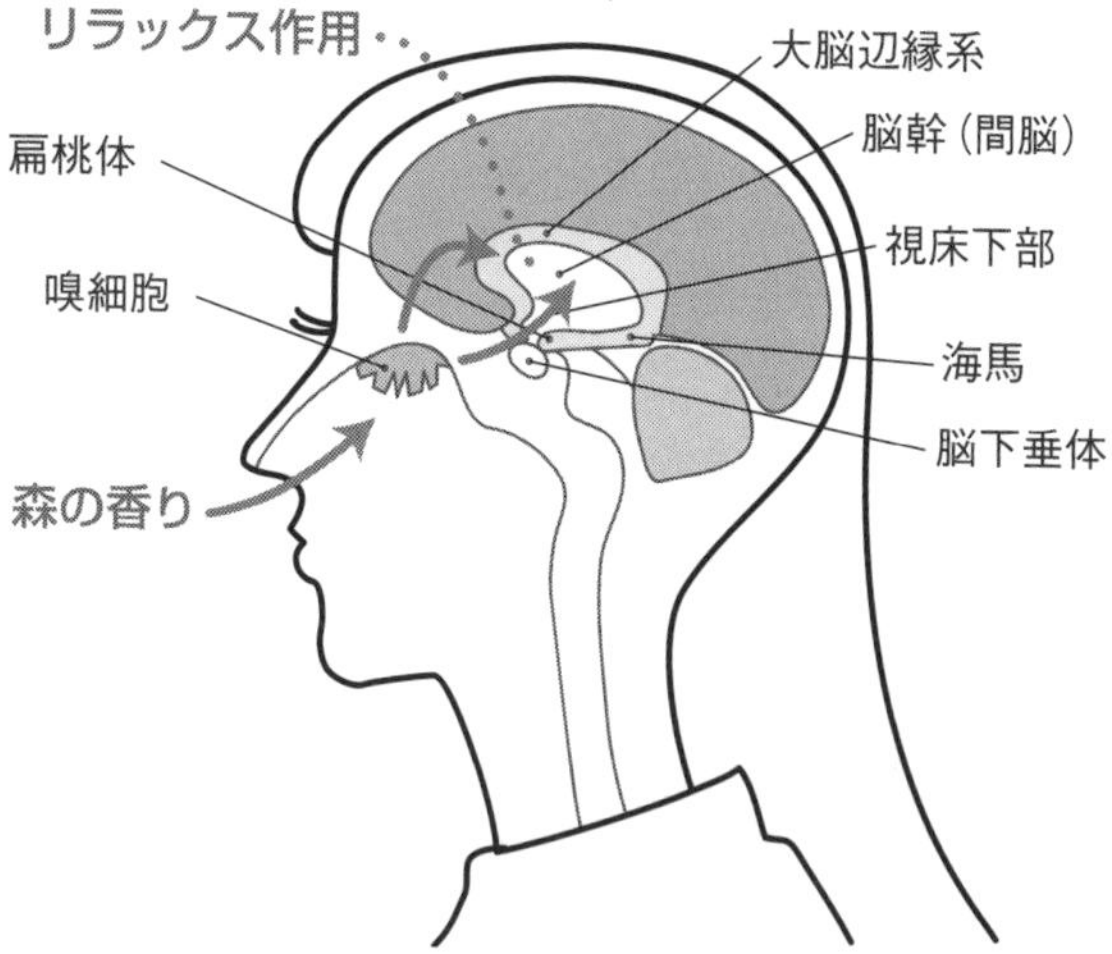

森の香りがストレスを解消する

・リラックス作用：副交感神経の働きを促進させ、血圧を下げ、脈拍数も低下させる

「快眠」

副交感神経の働きを促進させることで睡眠ホルモンのメラトニンの分泌を増やし、グッスリ眠れる

2　第二の効果：殺菌・抗菌作用があり、カビ（真菌）、病原菌を殺す

「防腐作用」

腐敗菌を殺す

「防虫作用」

ダニや白蟻、蚊などの害虫に喰われない忌避作用

「消臭作用」
腐敗臭の元となる腐敗菌を殺してしまうため、くさい臭いの元を断ってしまう。くさい臭いの波長を変えてしまい、逆に快適な森の香りを充満させる
「抗ウイルス作用」
空気中に飛沫した風邪ウイルスやインフルエンザウイルスなどを殺してしまう

3　第三の効果：免疫力を高める作用がある

「血液中の免疫力アップ」
鼻から吸い込んだ香り精油成分は、肺に入り毛細血管に取り込まれて血液中を循環し全身を巡る。その結果、気管支や肺のウイルス、病原菌を殺し、血液中での免疫力を高める
「粘膜の免疫力アップ」

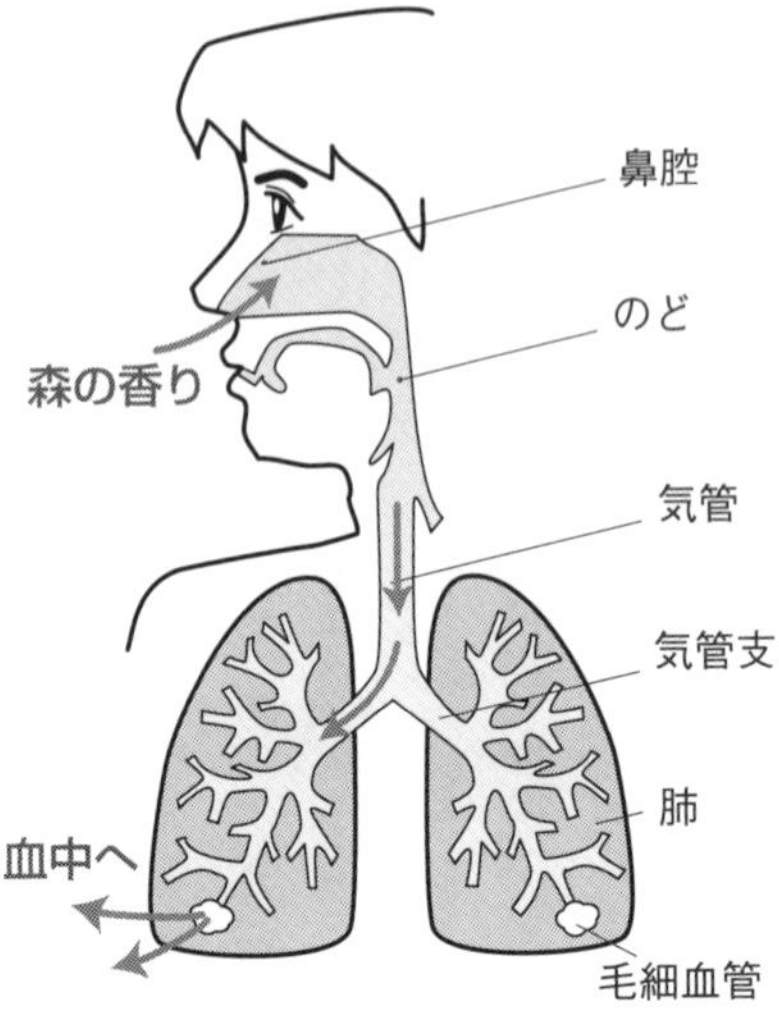

森の香りが鼻腔から体内に入り全身へ広がる

鼻腔や気管支の粘膜を守り、免疫力をアップさせる

「リンパ管の免疫力アップ」

ナノ微粒子（100万分の1ミリ）化した香り精油は脂溶性のため、皮膚呼吸や皮膚付着で表皮を通過し、血管やリンパ管へ入り、免疫力を高める

4 第四の効果：天然木生命エネルギー（気）が全身細胞へ伝わる

火山帯は地球のもっとも強い生命エネルギー（気）を表出するところです。世界一の火山列島の我が国は、世界一エネルギーが強い島国です。温泉は、その生命エネルギーを含んでいるので自然治癒力を高める要因の一つにもなっています。

一方、土地には、地球の気（生命エネルギー）の流れがあります。気の流れの強い場所を「癒し地」、気の流れの弱い場所を「穢れ地」と称します。厚い岩壁や岩石ほどエネルギーが強く、低地よりも尾根や高地に癒し地はみられます。そこを流れる地下水もそのエネルギーを吸収します。神社仏閣は癒し地に建てられ、境内には巨木や大木が育っています。その地下には花崗岩などの分厚い岩石層があります。そして、地下深くを地下水が流れています。樹木は地下深くに根を伸ばし、長い年月をかけてゆっくりその地下水を吸い上げ

ることで、樹齢数百年以上といわれる長寿が可能になっているのです。その巨木の強い生命エネルギー（気）が境内全体に満ちています。だから、とても爽やかな清々しさを感じ清められるわけです。

このような巨木には、数百年、数千年と生きてきた強い生命エネルギー（気）が溢れ、その樹木から抽出された香り精油には強力な生命エネルギー（気）が満ちています。そのエネルギーを室内空間に満たすと、そこには生命エネルギーが溢れ、体内（血中から細胞へ）にも取り込まれ、免疫力や自然治癒力が高まります。

(3)国有林と民有林の年輪密度は5倍あった

「ＭＯＲＩ　ＡＩＲ」専用液（ＰＣＫ）は、全国の国有林の木曾檜、青森ヒバ、紀州檜、秋田杉、熊本の楠、コウヤマキ、黒松、北海道有林のトドマツ、白樺はじめ35種類の樹木（どれも樹齢数百年）の枝打ち材や間伐材を水蒸気蒸留して抽出した１００％天然精油です。我が国唯一の貴重な和製精油です。

写真２は、木曾の国有林の樹齢３５０年の木曾檜です。写真３は、愛知県三河地方の民

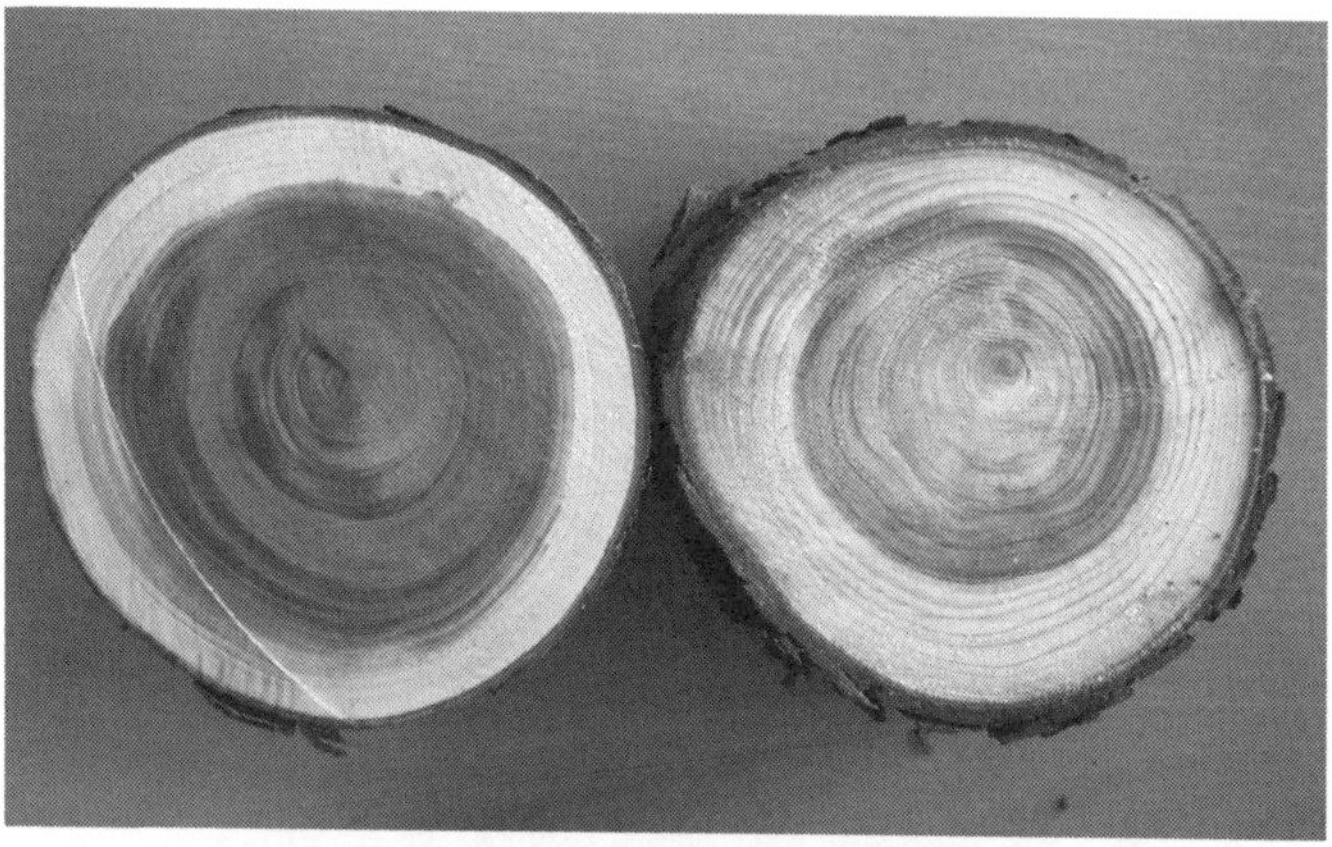

写真1　【左】国有林の檜の年輪　【右】民有林の檜の年輪

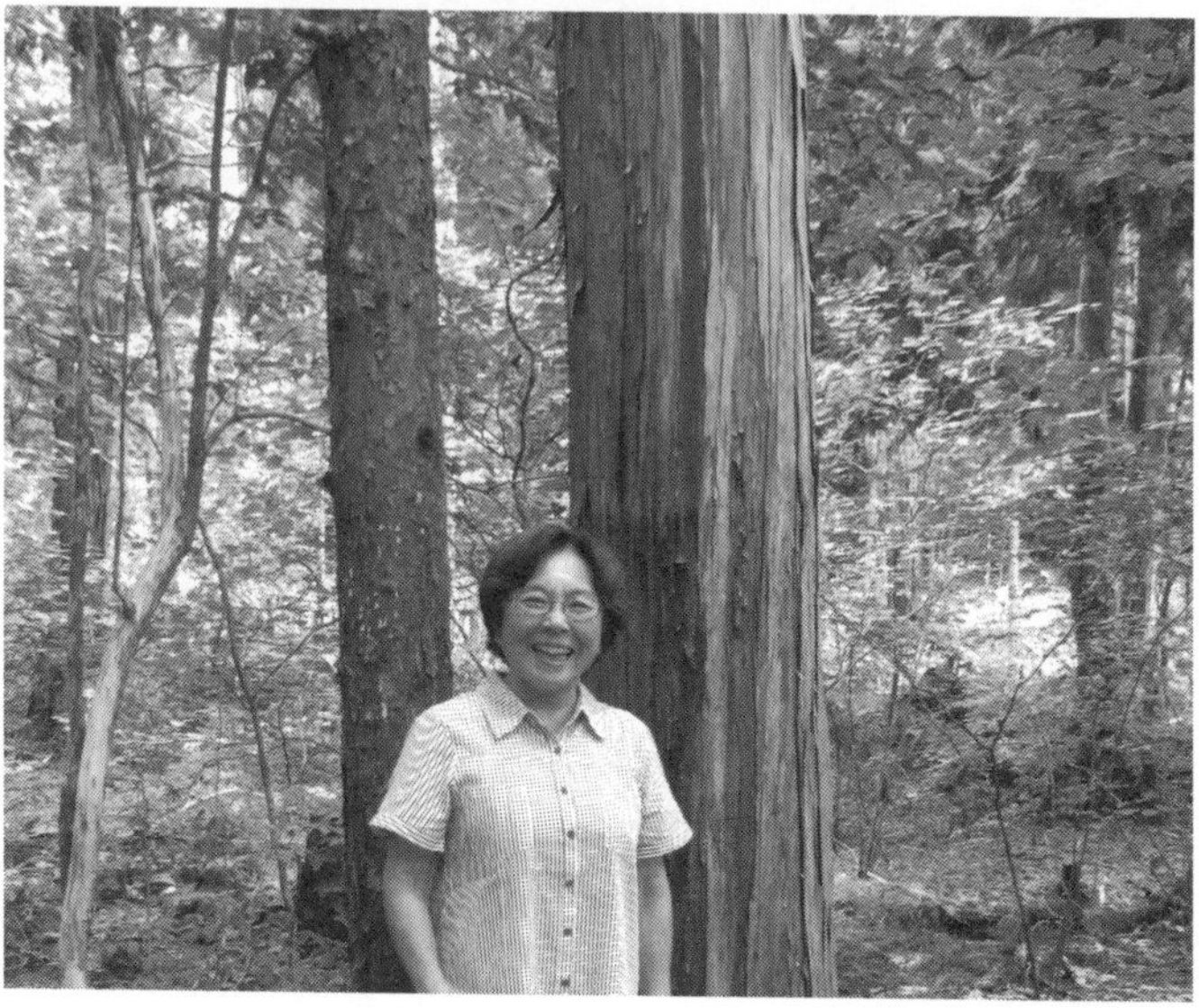

写真2　木曽の国有林：樹齢350年の木曽檜

有林の樹齢50年の植林檜です。私が小学生のとき、父が植林した檜です。どちらの檜もほぼ同じ太さ（50㎝前後）ですが、寿命はまったく違います。木曽の天然木の檜には、樹齢が500～1500年になる巨木（写真4）もあります。民有林（植林）の檜の生長は国有林の檜に比べて数倍速く、その分、寿命は100年前後しかありません。

国有林の檜は生長が遅い代わりに、民有林と比べ十倍の長寿になります。そのことは、年輪の密度を見ても明確にわかります。民有林の植林檜と国有林の天然檜の枝（写真1）は、どちらも直径10㎝くらいで、太さはほぼ同じですが、民有林の檜の枝の年輪は30年弱であるのに対し、国有林の檜の枝の年輪は130年を超えています。赤い濃い輪の部分が数えきれないほどビッシリ詰まっています。重量も、国有林のほうが1・5倍ほど重く、それだけ精油が多く含まれています。同じ檜であるにもかかわらず、なぜそれほどの差があるのでしょうか。

とくに天然の檜は凄い生命力を持っています。木から落ちた実は、すぐには芽が出ません。檜の林では地面に届く太陽光が少ないからです。そのため、芽を出せず、周囲の木が倒れて太陽光が地面に十分届くまで、何百年でもじっと我慢し、時を待つのです。そのチャンスが来たら一斉に芽を出し、生長します。それでも、なかには生長が遅れて他の生長

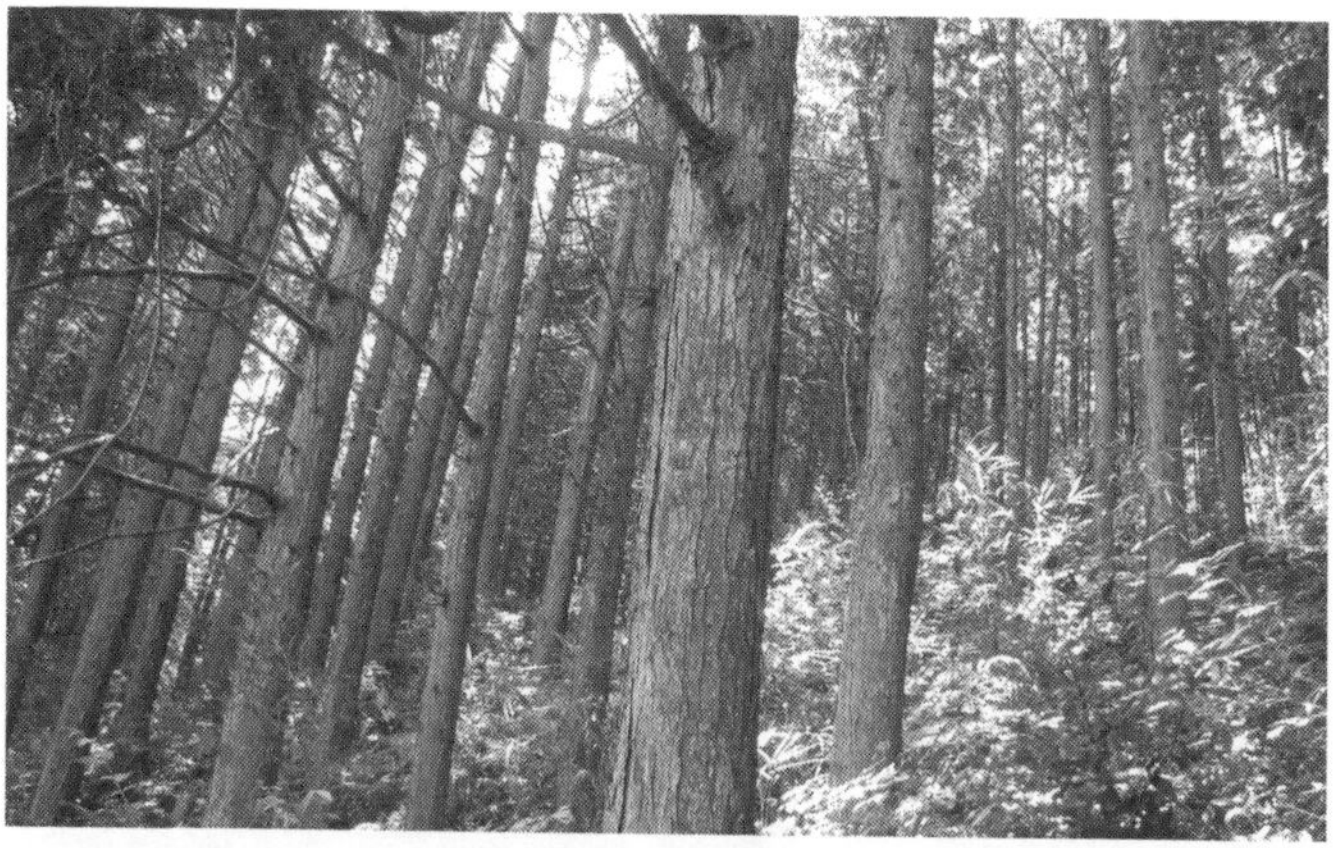

写真３　三河地方の民有林：樹齢50年の植林檜

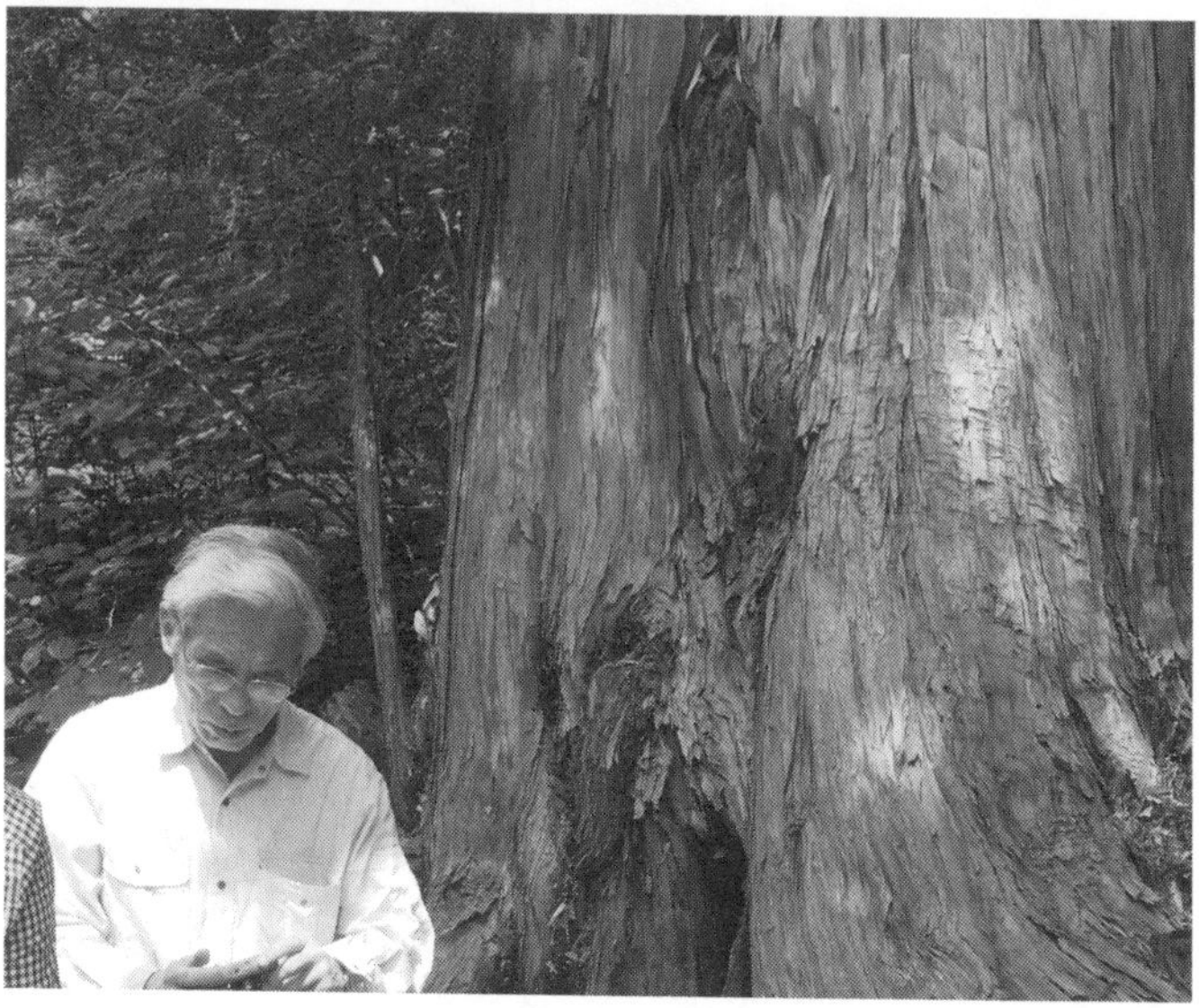

写真４　木曽の国有林：樹齢500〜1500年になる巨木

が速い木の日陰になってしまうと、光合成ができず栄養分を作れないため枯れてしまいます。生長競争で勝ち抜いた木のみが生き残り、生長し続けることができるのです。それでも、他の種類の木々との厳しい生存競争がありますし、厳しい風雪との戦いもあります。ですから、それらに勝ち抜き耐え抜いた木は凄まじい生命力を持ち、千年以上生きることもできるのです。

木の生長に必要な条件は、太陽光のみではありません。巨木となる最大の要因は、実は土にあります。木の実が芽を出すためには太陽光だけでなく腐植土が必要です。水も必要です。

民有林（写真3）の場合は、腐植土の下の土壌も比較的柔らかくて砂地が多く、地下水も浅いところを流れているため、木の生長が速くなります。わずか50年ほどで直径が50㎝前後にもなります。しかし、それを柱として家を建てても、その家の耐用年数は50年あまりしかありません。

険しい山岳の国有林では、地下は厚い岩盤や岩石ばかりで、地下水は岩の下のかなり深い地層を流れています。そのため、根っこは水を求めて伸びてゆきます。40ｍの高木なら地下40ｍまで根は潜り込みます。枝が10ｍ横に伸びていれば、地下でも根っこは横に10ｍ

張っています。次のイラストをご覧ください。これは樹齢５００年以上の天然の檜です。巨大な岩の周囲に根が伸び、地下深くへ根が潜り込んでいます。凄まじい生命力です。地下深く流れる地下水も長い年月をかけて地下に浸み込み、浄化され、多くのミネラルを含んでいます。クラスターが小さく、水素イオン濃度の高い、きれいで美味しい清水です。さらに、地下深くまで伸びた根っこからは、地表付近には棲息できない嫌気性（空気を嫌う）の土壌微生物が産出するミネラルなどの栄養分も吸収されます。

こうして、自然木は何百年も千年以上も生き続け、想像を超えた生命エネルギーを蓄えています。だから、こうした自然木で建てた建築物は、何百年も千年以上も雨風に耐えられるのです。事実、法隆寺、薬師寺、正倉院などの飛鳥建築物は、すべて樹齢千年以上の自然檜で建立されていて１３００年以上、建て替える必要がなかったわけです。

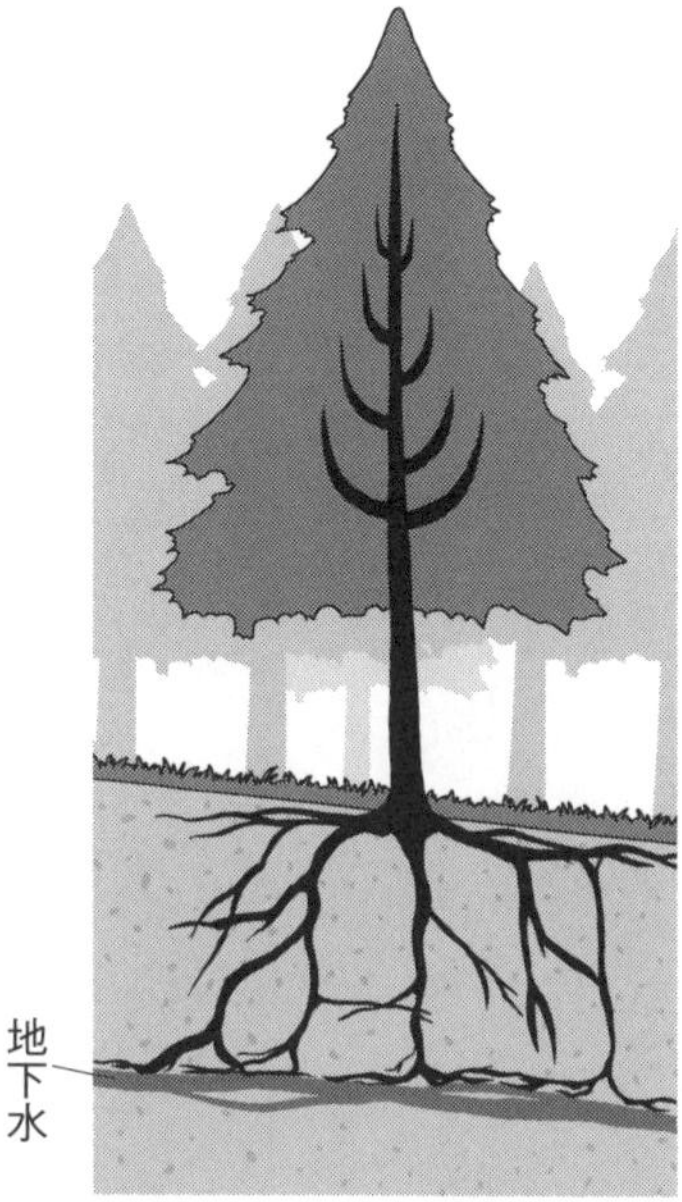

樹齢500年以上の天然の檜

民有林の植林木と比べ、水分の少ないさまざまな厳しい条件下で育った国有林の天然木は、生長のスピードが数分の1と遅い代わりに、年輪が多く密度が大きいため、堅い木となります。しかも、その年輪部には、生命エネルギーが豊富な香り精油が凝縮され、たっぷり含まれています。

先述したように、17年前に開発した「森林倶楽部イオンＥＸ」と同じ精油をナノ粒子（１００万分の１ミリ）レベルまで超微粒子化し、長時間室内空間に漂わせるのを可能にしたのが「ＭＯＲＩ　ＡＩＲ」ですが、その免疫力は、「ＭＯＲＩ　ＡＩＲ」のほうが格段に高かったのです。その理由がずっと謎のままでした。

その謎が目から鱗が取れるように解けたのは、位相差顕微鏡でこの精油の原液を覗いたときでした。そこには、数千万年前から数億年前の古代ソマチッドがまるで天の川の銀河の星々のように無数にビッシリ存在し、蠢動《しゅんどう》していました。一方、民有林の檜と杉と松をブレンドした精油の原液を覗いてみると、ソマチッドはほんのわずかしか存在していませんでした。写真（２７２ページと２７０ページ）の通り、一目瞭然で、その差は歴然としています。

なぜ、国有林の天然木の精油には、これほど多くの古代ソマチッドが含まれているのでしょうか？　古代ソマチッドは、もともとは数億年前の古代化石や高い山脈の冷えたマグマの中に多く存在しています。木曾檜は、御嶽山の中腹に位置する1000〜1500mの国有林（多くが天然木）などにあります。御嶽山の山頂付近に降った雨水は、地面に染み込み、地下深くの冷えたマグマ層の裂け目から入り込んで地下水になります。その地下水は何年も何十年もかけながらクラスターの小さい水になり、マイナス電子を発生させながら山の中腹に湧き出します。

この過程で、マグマの中で何千万年も何億年も殻に閉じこもっていた古代ソマチッドが地下水のマイナス電子に感応して殻の外へ飛び出し、地下水の中に流れ込みます。フランスのルルドの水やパキスタンのフンザの水があらゆる病気を治す「奇跡の聖水」といわれるのは、ルルドの水はピレネー山脈の地下で、フンザの水はヒマラヤ山脈の地下で古代ソマチッドが大量に入り込んだからだと思われます。

天然の木曾檜は、御嶽山の地下に存在する古代ソマチッドを大量に含む地下水を根から吸い上げながら生長することで強い生命エネルギーを持ち、1000年も1500年も長寿になるのです。青森ヒバの天然木も同じでしょう。これらの天然木から抽出した精油にも大量に古代ソマチッドが凝縮して存在しているからこそ、「MORI AIR」でその精油を室内空間に拡散させながら眠ると、生命エネルギーに満たされ、免疫力がアップするものと思われます。

ソマチッドは、水素イオン濃度の高い水の中で、マイナス電子を受けて活性化し、蠢動します。ところが、化学物質に汚染された水や空気の中では活性化しません。また、人体内では、宇宙の意志と共鳴するポジティブな意志や感情（愛情）、言霊、気のエネルギーに大きく反応して活性化し、蠢動します。ところが、現代の地球環境は汚染物質にまみれています。そのうえ、精神的ストレスを抱える人が増えています。これでは、ソマチッドはその活力を発揮できませんし、反対に固いケイ素の殻に閉じこもってしまい、休眠してしまいます。

その昔、何百歳も生きた日本の仙人や、現代のヒマラヤ聖者といわれる人たちは、古代ソマチッドを大量に含む高山の天然木の中で生活し、古代ソマチッドが豊富に含まれる伏湧水を飲み、その水で育った山菜、木の実を生で食べ、丹田呼吸で気のエネルギーを摂り入れ、瞑想をすることで宇宙の意志につながっていました。そのすべてが、古代ソマチッドが活性化し、蠢動することにつながっていたのです。

4章　意識覚醒がもたらす200歳長寿！

(1)きれいな血管と神経細胞が心身の健康をもたらす

私たちの体は食べた物で作られています。

体に良い食べ物を摂ることと、効果的な食べ方をすることはいうまでもありません。これまで述べてきたように、食べるときのいちばんのポイントは1000兆個もの腸内細菌にどう影響するか、60兆個の人体細胞内で働いている数京個ものミトコンドリアにどう影響するかにあります。とくに前章で紹介したソマチッドの特質は、ミトコンドリアにマイナス電子を供給して活性化させることです。実は、ソマチッドがそのように働けるかどうかが200歳長寿を実現できるかどうかの鍵を握っています。

ソマチッドが私たちの体内で活動するには血管や血液の状態がもっとも影響します。そもそも血管は、60兆個あるといわれる全身の細胞に栄養素や酸素、水を送り届けるために必要な器官です。その血管の長さはなんと10万km（地球2周半）にも及び、その95％は毛細血管です。200歳長寿の鍵を握るソマチッドが働きやすい環境は、全身の血管がいつまでも若々しく保たれていること、そして、そこにきれいな血液が流れていることです。その意味では、血管の状態、血液の状態を何歳になっても良くしておくことが200歳長寿のための必須条件であるともいえます。

実は、ソマチッドの活動に重大な影響を与えるものがもう一つあります。それは、神経系です。神経系は、脳と60兆個ある全細胞を電気信号でつなぎ、体内の情報が円滑に行き渡るようにしています。その全長は、なんと100万km（地球25周、地球と月間1往復半）にも及びます。

この全身に張り巡らされた情報ネットワークが、化学物質（毒）などで遮断されることなく、何歳になっても円滑に機能していると、その分ソマチッドも働き続けることができるのです。

1　若々しい血管を作る食事

第I部2章で詳しく述べたように、炭水化物の摂り過ぎが血管細胞を老化させる最大の原因です。血糖値を一気に上昇させる白米やパン（白）、うどん、パスタなどの精製穀物や、白砂糖を止め、玄米や非精製穀物を主食にすることが血管を若々しくするコツです。

また、血管細胞の細胞膜を形成する脂質は、オメガ6（リノール酸）を減らし、逆にオメガ3（α-リノレン酸）やオメガ9（オレイン酸）を増やすことが大切です。とくにオメガ3は体内で作れないので、食べ物から摂ることが重要です。

もちろん、腸壁や血液をドロドロ状態にする肉の脂質を減らし、最悪の油であるトランス脂肪酸（ジャンクフード、ファーストフード、マーガリン、ショートニング、スーパーやコンビニの揚げ物）は食べないことです。

2　きれいな血液を作る食事

悪い脂で血液をドロドロ状態にしないことはもちろん、血液中に化学物質を侵入させないことが大事です。また、悪玉腸内細菌はアンモニア、硫化水素、インドール、アミン、スカトール、フェノールなどの有害腐敗物質を発生させます。それらが血液中に摂り込まれないようにするには、悪玉腸内細菌が大好物の肉を減らすと同時に、善玉腸内細菌のエサになる野菜や海藻、非精製穀物、発酵食品などを多く摂ることです。

善玉腸内細菌を増やし、腸内環境を整えることで、未消化の食物や有害物質が小腸の絨《じゅう》毛《もう》細胞を通過して血液中へ侵入するのを防ぐことができます。

3 きれいな血液の主役は赤血球

血液は55％が液体成分で、45％が細胞成分で成り立っています。液体成分は血漿《けっしょう》と呼ばれ、そこにはさまざまなタンパク質やコレステロールなどの脂質が溶け込んでいます。細胞成分は赤血球、白血球、血小板です。血液全体に占める割合は赤血球が44％で、白血球は０・６％、血小板は０・４％とわずかです。

白血球は人体に病原菌やウイルス、異物が侵入した際、それらをやっつける警察官のような働きをする免疫細胞です。血小板は傷付いた血管を固め、補修するうえで重要な働きをしています。

赤血球は酸素を全身の細胞へと届ける働きをします。位相差顕微鏡で血液を覗き見ると、まず驚くのはその赤血球の数がまるで夏の夜空の天の川の星々ほどびっしり詰まっていることです。その様子を見たとき、一つ疑問が生じました。果たして赤血球は酸素を運ぶだけの役割しか持っていないのか。酸素を運んだ後、赤血球はどこへ行ってしまうか。それとも、ただ酸素を運ぶためだけに全身を循環しているのか。

その疑問は、ソマチッドの性質と赤血球との関係を知ったとき解けました。ソマチッドは、赤血球の中から発生して血液内を動き回り、体内へと広がってゆきます。しかも、血液中にソマチッドが多く存在する健康な人ほど、その血液中の赤血球はきれいな丸い形をしているのです。反対に不健康な人の血液中の赤血球ほど、いびつで変形していたり、赤色が薄かったりします。ソマチッドの数も少なく、その形は大きなバクテリア形態か、それ以上に大きな形態になっています。先に述べたガストン・ネサンが発見したソマチッドサイクル（244ページ）でいえば、正常な①〜③が④〜⑯へ移行しています。

また、ガストン・ネサンが述べているように、ソマチッドは遺伝子情報を持ち、DNAを形成する前駆体物質です。それによって、赤血球はDNAをその核内に形成し、各種細胞になっていくわけです。

血液がきれいだと赤血球が正常な形をしていますが、血液が汚れていると赤血球は変形しています。まさしく、これこそがガン細胞の卵なのです。ガンは血液の病気といえます。

では、赤血球はどこで作られるのでしょうか。いうまでもなく、食事から摂ったタンパク質や脂質から作られます。それらが消化器官で分解消化され小さい分子になったとき、小腸の絨毛細胞から吸収され、小腸組織内で赤血球が作られることは明らかです。これがガストン・ネサンや千島博士が唱えた「腸管造血説」「赤血球分化説」です。

医学界は古い「骨髄造血説」に固執したまま、この「腸管造血説」を認めません。その理由は、赤血球には核もなく、DNAやRNAも存在していないと決めつけているからです。しかし、ガストン・ネサンが発見したソマチッドの性質を知れば、「赤血球分化説」「腸管造血説」の正当性は明白です。

小腸で作られた大量の赤血球は、血管を通って全身に運ばれ、体中の組織を形成する細胞に変わっていきます。

また、赤血球が正常で大量にあるほど、そこからソマチッドが出てきて、生命エネルギーをもたらします。

4　スムーズに生体電流が流れる神経細胞を作る

脳細胞は情報のデータバンクです。そして、100万kmに及ぶ神経細胞は脳（腸脳も含め）の1000億個の神経細胞と全身の60兆個の細胞をつなぐ情報のネットワークを形成しています。その神経細胞は6割が脂質、4割がタンパク質で形成されています。ですから、この神経細胞の脂質を補うために、血管や血液と同様にオメガ3（α-リノレン酸）、オメガ9（オレイン酸）を多く摂ることが大切です。

ところが実際には、サラダ油などのオメガ6（リノール酸）を過剰に摂り過ぎ、さらに最悪の油であるトランス脂肪酸を摂っていることが多く、神経細胞の電気信号のスムーズな流れを遮断するため、認知症の原因にもなっています。

もう一つ、神経細胞に侵入し障害を及ぼすのが予防接種ワクチンや汚染水、汚染土壌で育った作物、汚染された水で育った魚介類に含まれる有機水銀や水酸化アルミニウム、カドミウム、ヒ素などの有害金属です。石油系から作られた農薬、除草剤、合成食品添加物、医薬品なども同じです。このことが、さまざまな神経障害や子どもたちの発達障害の原因になっています。

ちなみに、医薬品は代謝阻害剤であって、一時的に痛みやかゆみ、炎症、発熱、腫れなど代謝による症状を抑えるものの、自然治癒力をバックアップするものではありません。そもそも、救急医療には効果抜群であっても慢性病にはまったく無力であり、長期服用はかえって副作用をもたらします。その毒性の蓄積が、うつ病を始めとする精神疾患や認知症などさまざまな病気の原因になっているのです。

戦前まではほとんど見られなかったうつ病や認知症の最大の原因は、医薬品の長期服用で毒性のある化学成分が脳細胞や全身の神経細胞に蓄積され続けた結果です。製薬メーカーの説明書には、すぐに発生する副作用は表示されていますが、長期服用による神経系への影響は表示義務がないため示していません。しかも、医薬品の臨床実験は最長でも5年を超えるものはありません。

(2)戦後完成した地球規模の巨大ビジネスで化学物質が蔓延

イギリス、ドイツ、フランス、オーストリア、イタリア、米国(FRB連邦準備制度理事会)などの中央銀行をすでに戦前に握ったヨーロッパのロスチャイルド財閥、米国のロックフェラー財閥などの国際金融財閥は、銀行・保険会社、軍需産業、マスコミ(通信・情報)、各種多国籍企業群を独占しています。エネルギー産業を独占することで主力の石油を原料にさまざまな分野のケミカル産業にも進出しています。

地球規模の巨大なビジネス支配化構図

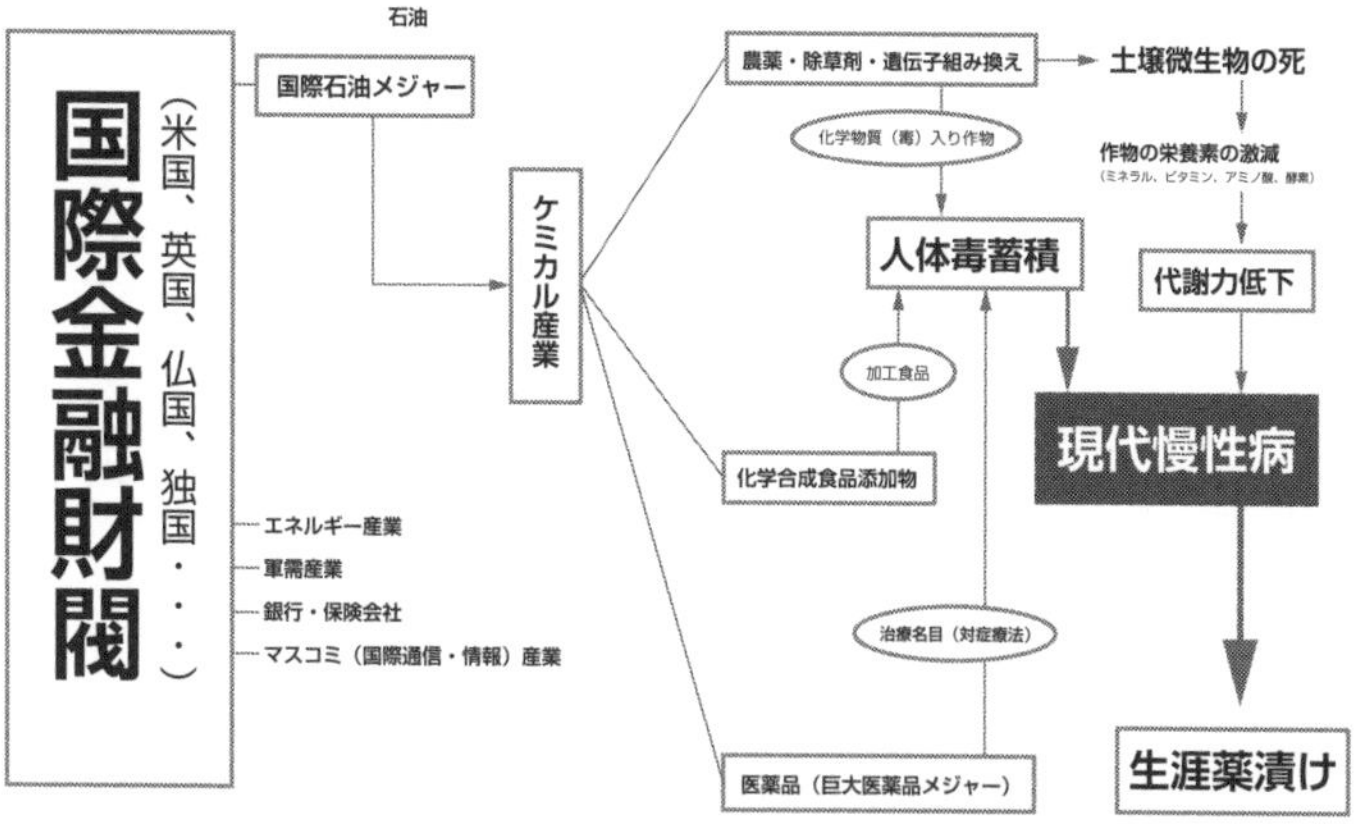

農業では、農薬の開発、ベトナム戦争に使った枯葉剤を元に除草剤や化学肥料を開発しました。それらを世界中へ輸出して土壌汚染をもたらし、野菜や果物などの作物が化学物質（毒）で汚染されています。

それだけではありません。土壌の中にミネラル、ビタミン、アミノ酸、酵素などを生み出す土壌微生物（1g中数十億匹も存在）を殺してしまい、作物に含まれる栄養素を数分の1以下に激減させています。そんな作物を食べていても、代謝に必要な栄養素が足りないため、人体細胞内の代謝力は低下して、免疫力はダウンし、さまざまな慢性病が発症しやすくなっています。

そのうえ、農薬、除草剤、化学肥料、重金

属などの化学物質（毒）が食事を通して体内に蓄積され続けています。石油を原材料とする合成食品添加物を使用する食品も増え続けています。合成食品添加物は１９５１年から米国企業で作られ始め、１９５２年から日本へ輸入され、今や１５００種類にも及んでいます。それが食品を通して年間数kg体内に入り、蓄積されています。

こうした化学物質（毒）が体内に蓄積され、さらに精神的ストレス（ネガティブ感情毒）も蓄積することで、戦前まで日本にはほとんどなかったガンをはじめとする生活習慣病や各種アレルギー性疾患、うつ病をはじめとする精神疾患、関節リウマチや膠原病《こうげんびょう》など、さまざまな現代慢性病が増え続けています。現代の医学には、その慢性病を根本治療する手立てはなく、ただ目の前の症状を抑え込むために、患者を一生涯薬漬けにするばかりです。

心臓や脳の血管性疾患、糖尿病の対症療法のために年間1兆円もの血圧降下剤が利用され、年間数千億円ものコレステロール低下剤などが利用されています。しかも、こうした薬剤を服用し続ける中高年は増加する一方です。実態は、どれも薬で症状を抑え、数値を下げているだけで、根本的な解決にはなっていません。それは、本当の原因が間違った食生活や精神的なストレス、運動不足、生活習慣などにあるからですが、医療従事者も含めて、そのことに正面から取り組む人は多くありません。たとえ少し気づいても、本気で根本的対策や予防をすることは少なく、国も本気では取り組んでいません。

なぜでしょうか？　我が国は敗戦で食生活を欧米化されたうえに、化学物質（毒）入りの食料を食べ、病気になり、その患者を再び化学物質（薬毒）漬けにし、巨大な食料ビジネスと医療ビジネスの優良顧客にされているからです。このような巨大なワナに、どこまで気づいているのか、大いに疑問です。地球レベルのマインドコントロール下にあるといってもも過言ではないかもしれません。すでに、このことに気づき始めたスウェーデンやノルウェーなどの北欧諸国、ドイツなどは、農薬や合成食品添加物を積極的に禁止しています。原発ですら全廃を決定し、代替エネルギーへ全面転換しようとしています。

大袈裟ではなく、日本は本当に世界一の農薬、食品添加物、医薬品使用国になっています。この国では、気づいた者から自己防衛するしかありません。

(3)人体に蓄積された化学物質（毒）をデトックス（排毒）する方法

知り合いの葬儀社の社長さんから聞いた話ですが、「昔と違って、今の人たちの死体はす

ぐには腐敗しない」といいます。それだけ体内に食品添加物が防腐剤として蓄積している
ということでしょう。

また、火葬場の方の話では「昔と違って、今は骨がスカスカの人が増えている。とくに中枢神経が通っている背骨が溶けている状態の人がいる」といいます。それはとくに、いろんな医薬品を長期間服用し続け、薬漬けだった方に多いといいます。

これまで述べてきたように、こうした医薬品に限らず、私たちの体内にはさまざまな有害物質が蓄積され続けています。そのことに気づいたら、これ以上体内に入らないようにすることはもちろんですが、同時にすでに体内に溜め込んだ毒素を体外に排泄（排毒、デトックス）することも重要です。

先述したように、その鍵がミトコンドリアにあります。ミトコンドリアを増やし、活性化させることでエネルギー生産を高め、代謝力を高めると、細胞内に蓄積された化学物質（毒）の排泄も活発になります。

代謝活動には酵素と補酵素（ミネラル、ビタミン）が触媒として必要なため、それらを多く摂ることも必要です。さらに、ミトコンドリアが働くためには酸素を使いますが、同時に老化の原因となる活性酸素も発生します。この活性酸素を取り除く抗酸化物質を摂る

ことも有効ですが、そもそも活性酸素を発生させにくい呼吸法を心掛けることも大事です。ストレスで呼吸が浅くなると活性酸素も発生しやすくなるので、呼吸を深くするよう心掛けることです。とくに、丹田呼吸は、活性酸素の発生を抑えながら酸素を取り入れるのに効果的です。しかも、肺の使用頻度を抑えることもでき、寿命を延ばせます。

有酸素運動や遠赤外線サウナ（酸素風呂も良い）などで体を温め、ミトコンドリアを活性化すれば、発汗を通して化学物質を排毒することもできます。他にも第Ⅰ部1章の「ミトコンドリアの量を増やし、質（働き）を高める秘訣」で詳しく述べたように、冷水刺激や微量放射線によるホルミシス効果のあるラジウム温泉やラドン温泉なども、ミトコンドリアの活性化に役立ちます。

さらに、ミトコンドリアの活動に欠かせない水素電子（マイナス電子）を得るには、抗酸化物質（フィトケミカル）を多く摂ることや水素水を飲むことが有効ですが、マイナス電子を供給する最大の方法はソマチッドを増やし、活性化することです。

(4)長寿遺伝子のスイッチをオンにする「意識と愛と信念」

長寿遺伝子は現在、数種類発見されています。その一つが、マサチューセッツ工科大学のレオナルド・ガレンテ教授たちのグループによって発見された「サーチュイン遺伝子」です。

サーチュイン遺伝子は、酵母菌から人間に至るまで存在しています。サーチュイン遺伝子はすべての人々に存在しているにもかかわらず、同じ年齢でも若々しく長生きする人と老化が早く進んでしまい短命な人がいます。なぜでしょうか。

その差は、サーチュイン遺伝子のスイッチがオンになっているかオフの状態のままかの違いからきています。通常、サーチュイン遺伝子はオフの状態ですが、これをオンにできる人が若々しく長生きすることができるのです。

アカゲザルの実験では、38匹ずつの２グループに１００％カロリー食と70％カロリー食を与え続けました。41ページの写真は20年後のアカゲザルの様子を写したものです。見ると、その違いは歴然としています。１００％カロリー食のアカゲザルは、毛が抜け、目はトロッとして、もう長く生きられそうもありません。一方、70%カロリーのアカゲザルは、毛はフサフサと若々しく、表情も目もいきいきしています。この写真の時点からさらに10年後の現在、100%カロリー食のアカゲザルは38匹中生き残っているのは2匹ですが、70%カロリー食のアカゲザル38匹はすべて元気です。

ちなみに、酵母菌の実験では2倍長寿になりました。

これらの実験から、カロリー制限をすることでサーチュイン遺伝子がスイッチオンになり長寿にすることが実証されたのです。人間の場合は、成人以降に60%カロリー制限することで1・5倍長寿する可能性があると推測されています。

カロリー制限をすることでサーチュイン遺伝子がスイッチオンになるのは、別名『飢餓遺伝子』ともいわれるサーチュイン遺伝子は空腹になると働きだすからです。

実は、長寿遺伝子がスイッチオンに入る条件はそれだけではありません。同じようにカロリー制限をしても、人によって長寿の度合いが違ってきます。その差はどこにあるのでしょうか。従来、遺伝子の働きは運命的に決定され固定されていると考えられてきました。しかし、遺伝子工学では世界的に有名な筑波大学名誉教授の村上和雄先生は、実際はそうでないと述べています。

遺伝子のスイッチのオンとオフの機能は一生固定されたものではなく、与えられた環境によって変化するものだといいます。その環境要因には、①物理的要因（温度、圧力、張力、運動、磁気、光、周波数……）、②化学的要因（栄養成分、環境ホルモン……）、③精神的要因の3種類があり、村上先生は精神的要因に注目して長く研究を続けてきました。

精神的要因には「ポジティブな要因」と「ネガティブな要因」という二元性があります。感動、興奮、喜び、感謝、愛情、信念、瞑想、祈りといったポジティブ要因は良い遺伝子（ポジティブ）のスイッチをオンにし、悪い遺伝子のスイッチをオフにします。反対に、ショック、不安、恐怖、怒り、恨み、妬み、悲しみ、あきらめ、ストレスは悪い遺伝子のスイッチをオンにし、良い遺伝子のスイッチをオフにします。

多くの場合、遺伝子の97％がスイッチオフ状態になっています。その最大の原因は「ネガティブな思い込み」や「ネガティブな潜在意識」にあります。そのことに著者が気づいたのは、脳科学の観点から「潜在意識を最大限に活用すれば、脳と体の潜在能力を無限に引き出せる」ということからでした。

人は起きている間は、すべて意識を１００％自分自身でコントロールしながら生きていると思っています。ところが、実際には90％以上が潜在意識下で思考したり、行動したり、いろいろな感情を抱いたりしています。その潜在意識の大半は、幼少期からの経験や家族、学校、社会などの周囲からの刷り込みによる「思い込み」で形成されています。

42歳の現在も大リーガーで活躍しているイチローは、小学5年から「僕はメジャーリーガーだ！　世界一のヒッターだ！」と毎日イメージしながら、ひたすら練習をし続けました。高い目標に向かって、必ずやり遂げるという強い信念と確信を持ち続けることで、必ずそうなるという潜在意識を作り上げたのです。

イチローは日本のプロ野球の選手と比べても、決して恵まれた体格とはいえません。ましてやメジャーリーガーと比べれば、小柄でパワーがあるわけではありません。しかし、彼のたゆまぬ努力と目標に向かう精神力（メンタル力）が肉体のさまざまな遺伝子のスイッチをオンにしたのだと思います。

「もう無理だ！」「できないかも？」と1％でも思うと、遺伝子はなかなかオンになりません。しかしイチローは、１００％確信を持ち、絶対にできると強い「思い込み」を持ち続けたので、遺伝子のスイッチがオンのままなのです。普通は遺伝子の97％はスイッチオフのままです。もし、この眠っている遺伝子をオン状態にできれば、頭脳も体も無限の潜在能力を発揮できます。

現在、100歳なら長寿だと思っている人がほとんどでしょう。しかし、200歳寿命の4000年前は200歳が当たり前だと思い込んでいました。これは、どちらも「思い込み」です。無意識のうちに100歳が当たり前、200歳が当たり前と100%信じ込んでいれば、そのまま潜在意識となります。潜在意識のままに遺伝子はオンやオフ状態になります。毎日、イキイキワクワク楽しく、目標や使命感を持って過ごしている人は、イキイキした若々しい輝いた顔をしています。ポジティブな意識が顔の細胞一つひとつに現れています。逆に、いつも不平不満を持ちながら過ごしている人は、顔が不平不満顔そのものになっています。これもまた、その人のネガティブな意識が顔の細胞一つひとつの遺伝子に影響しているからです。

(5)意識覚醒ですべての思い込みをはずし、200歳長寿を実現!

すべてのDNAの前駆体物質のソマチッドもまた「意識・意志・感情」につながっています。しかも、「宇宙意識」ともつながっており、宇宙意識に共鳴すれば活性化し、宇宙意識にそぐわなければ、殻を閉じて不活性になります。

光エネルギー（フォトン）の力を得たソマチッドは、宇宙意識に覚醒した人間の意識に合わせ、遺伝子情報をスイッチオンにしていきます。

今、この21世紀に、人々は宇宙意識に覚醒することで眠っている97％の遺伝子をスイッチオンにし、２００歳長寿を現実化する時代を迎えました。

１００歳でも長いと思っているのに、１５０歳も２００歳も生きて何をするんだと思いますか？　何歳まで生きるか、それは人それぞれ自由です。もし２００年かけてやり遂げたいテーマを持ち、それが宇宙意識に完全に合致した信念なら、ソマチッドもそのように遺伝子の仕組みを形成し、必要な長寿遺伝子を次々とスイッチオンにしてゆくでしょう。

実は、私が指導している子どもたちの中に、すでに２００歳長寿が当たり前と思い、２００年間で何をやり遂げるかを直感的に感じ取ったり、ハッキリと自覚している子どもがいます。この新人類は、明確な使命感を持っているか、漠然としながらもなんらかの使命感を持っていたりします。そして、周囲の人々が思い込んでいる既存の常識とはまったく別の発想を持ち、周囲を驚かせたりしています。

なかには、中学1年で量子力学の専門書を執筆したり、早くから天才ぶりを発揮する子どもや、逆に学校や社会に違和感を抱き、馴染めず戸惑い苦しんでいる子どももいます。そうした子どもたちの周囲には必ず一人は理解者がいて、サポートしています。大抵は母親か父親ですが。

私は、その子たちやサポートする親に、人生の「使命感」と「明確な目的と目標」の発見こそ大事であるとアドバイスや指導をしています。

現在の学校教育は、「なぜ生きるのか？ 何のための人生か？」といった人生の目的や動機、人生をかけた使命感を自分で見つけ発見できる創造力を養う教育をしていません。ノウハウやハウツー、手段ばかりを追い求め、そのための知識ばかり詰め込むことでマニュアル人間を育てる左脳偏重教育を行っています。これでは、目先の出来事や現象しか見えず、目先や周囲に振り回されるだけの人間になってしまいます。

私は物事の「本質と原因」をいつも見つめられる思考力と発想力で豊かな創造力を育む右脳教育や潜在能力開発を、子どもから親たちまでセミナーを通じて指導をしています。

もし、200年間の生涯をかけた人生の目的と使命を見つけたらそれを達成するための意志と信念を持ち、目標を明確化しつつ、逐次その目標達成のためのスケジュールを組みながらやり遂げていけば良いのです。

さらに具体的には、睡眠中の潜在意識を活用することで、人生の目的や目標が見えてきます。眠る前に自分のテーマを自分自身の潜在意識に向かって真剣に問うことです。アインシュタイン博士や湯川秀樹博士がそうやって夢の中で解答を得たように。

毎日、寝る前に翌日のスケジュールと達成したい目標を明確に用紙に書き出し、潜在意識に「達成した！」と幾度も声に出し、宣言することです。それが、目標達成を日々成就するための潜在意識を活用するコツです。その結果、次々と次の目標が見えてきます。

この潜在意識を活用した「自己実現プログラム」や「究極の潜在能力開発法」は本書のテーマではないので省きますが、知りたい方はセミナーにお越しください。

宇宙意識と合致した目的と使命感を持てば、ソマチッドもそれに必要な遺伝子のスイッチをオンにする方向へ働いてくれます。150年や200年の人生設計をする人には、必要な遺伝子のスイッチオンによって150歳や200歳長寿の道が開く時代がやってきました。

エピローグ

米国社会は、100歳でも健康でバリバリ仕事をしているインテリ層が増加しています。

1977年の米国上院議会で発表された「マクガバンレポート」は衝撃的でした。それ以来、米国の数百万人のインテリ層がそれまで常食としていた肉や牛乳製品、トランス脂肪酸を摂るのを止め、日本の元禄時代以前の食事をモデルにし、酵素栄養学に基づいて食事の量を減らす方向へ変わっていきました。

しかも、食事は無農薬・無添加食品を中心にし、生活習慣病は薬を使わず、運動や食生活の改善で予防や治療に取り組むようになりました。もちろん、タバコも止めました。多くの医師が、それまでの生活習慣病への投薬治療を止め、代替医療や統合医療、さらに予防医学を積極的に取り入れるようになったのです。

その成果は1992年以降の数字上にもよく表われています。たとえば、それまで年5%ずつ増加していたガン発生率が、なんと年0・5%マイナスにまで転じたのです。ヨーロッパも同様です。

一般の米国人は今も高タンパク・高脂肪・高カロリー食が多く、生活習慣病を抱えている場合が多いのに、数百万人のインテリ層だけはガンや心臓、脳の動脈硬化が激減したのです。その結果、米国全体のガン発生率が年0・5%マイナスへ転じたわけです。

今は、その流れが米国やヨーロッパの中流層にも徐々に浸透しつつあります。日本は2016年版の「世界保健統計」では平均寿命が83・7歳で世界首位ですが、それでも80歳そこそこです。

この新しい流れからは残念ながら20年から30年遅れていますが、このままでは80歳そこそこの寿命さえ短くなっていくでしょう。しかも、多くの日本人の晩年は生活習慣病で寝たきりになります。

本原稿執筆中、145歳の方がフジテレビに登場しました。2016年9月5日のフジテレビの「直撃LIVEグッディ」(午後1時40分~3時50分)に登場したインドネシアのジャワ島に住むムバフ・ゴトーさんです。もうすぐ150歳という長寿を実現している人たちが世界にはいるのです。

ところが、日本人は長生きするほど、生活習慣病にかかり死亡する確率が高くなっていきます。

生活習慣病(現代の慢性病)の原因の概略を図表にしてみました。

このような状況が進めば、健康との向き合い方は大きく二つのタイプに分かれていくだろうと思います。

何ら疑うことなく毒入り饅頭のごとき食品を食べ続け、病気治療の名目で薬漬けになっていくタイプ。一方、本書で述べたことに気づき、健康な心身を維持して150歳長寿、200歳長寿を実現していくタイプ。後者が1割いれば、社会全体が大きくチェンジしていくだろうと思います。

本書は、私が全国の主要都市で継続して開催している「脳と体の潜在能力開発法セミナーシリーズ」の一つ「病気知らずの若返り食生活法」セミナーでお話していることをまとめたものです。当初は「150歳健康長寿」を実現することをテーマに出版するつもりでした。

ところが、永遠不滅の超極小生命体「ソマチッド」の存在が明らかになったことで、第Ⅱ部で述べたように「200歳長寿」が可能であると確信し、本書を出版することにしたのです。

この間、さまざまな応援と監修をしていただいた岡田恒良先生のご尽力に感謝いたします。岡田先生は、名古屋を拠点に医療改革の先頭に立ち活躍されています。

現代慢性病の原因

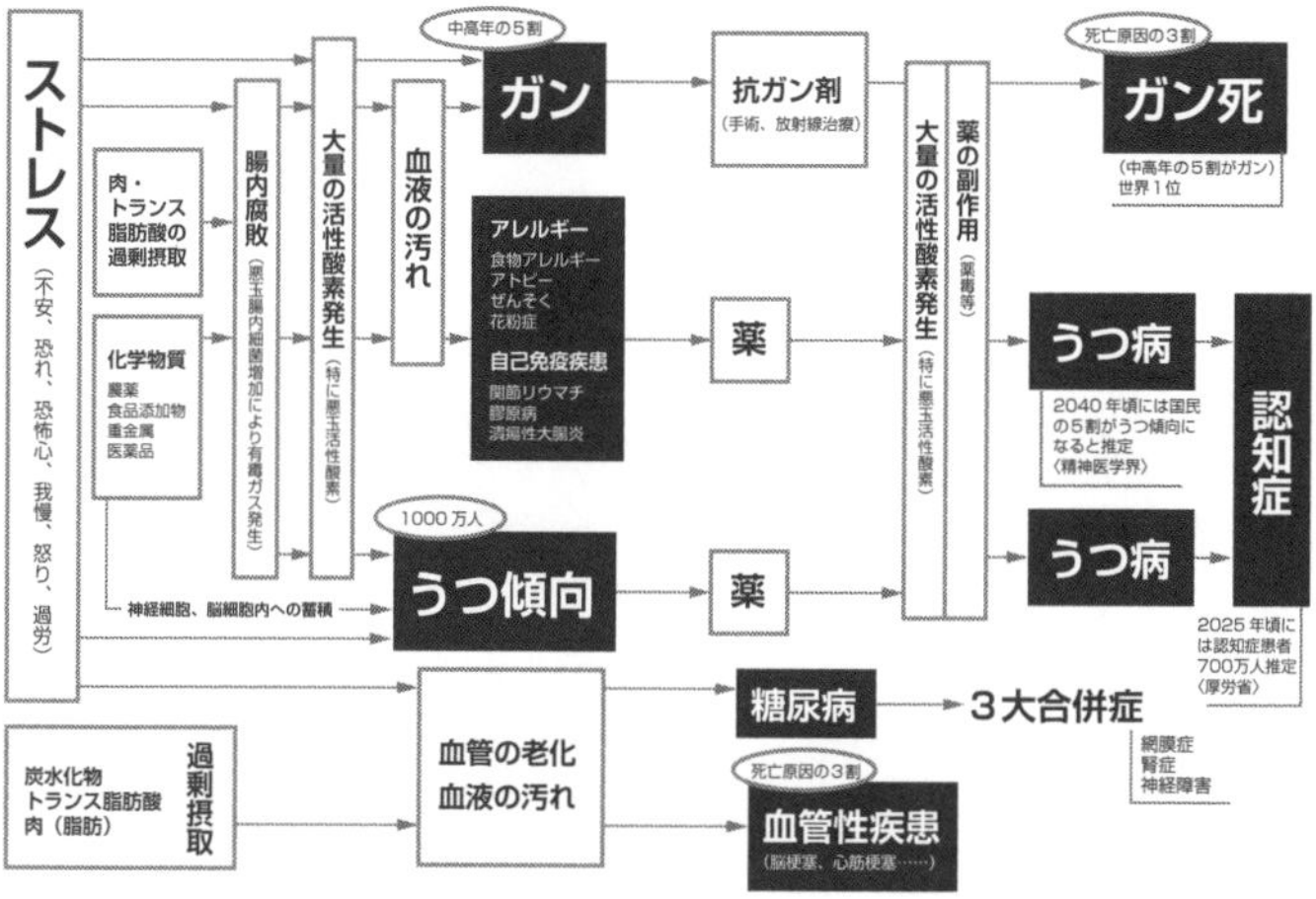

また、長年ソマチッドの研究をされている波多野昇氏のご協力をいただいてソマチッドの実験をすることもできました。

ソマチッド研究を手掛けている長年の友人でジャーナリストの上部一馬さんや、超多忙ななか、直接編集していただいたコスモ21の山崎優社長、イラストを担当してくださったキャッツイヤーの石崎未紀さんに心より御礼申し上げます。

なお、本書の内容をもっと詳しく知りたい方は、全国主要都市で開催している「病気知らずの若返り食生活法」セミナー、「200歳長寿を実現する意識革命と超極小生命体ソマチッド」セミナーもご活用ください。

監修者の言葉

なごやかクリニック院長　岡田　恒良

かの宮沢賢治はこんな言葉を残しています。

「世界が全体幸福にならないうちは、個人の幸福はあり得ない。新たな時代は、世界が一つの意識となり、生物となる方向にある。正しく強く生きるとは、銀河系を自らの中に意識して、これに応じていくことである」（農民芸術概論綱要より）

世界全体を、いや銀河全体を意識して、全体を感じながら生きるとはどういうことでしょう。

もし指先にほんのわずかな刺し傷があったとしても、その痛みによって体全体が元気をなくします。同じように同胞が苦しんでおれば、じっとしていられない、救いの手を差し伸べるのが当然、というのが賢治の精神なのです。

そして自らが健康でなければ、他人に手を差し伸べることもできません。自らのことで手一杯になってしまいます。世界が全体幸福になるためにも、皆さん一人ひとりが健康な生活を送る必要があります。

健康の第一歩が食生活です。そして現代病は現代食が作り出しているといっても過言ではありません。

ファーストフードに代表されるように、現代食の特徴とは、際立った味付けや目立つ色彩です。今では多くの人がこれに溺れてしまって、本来の味わいが損なわれています。天然の食材が本来持っている味覚とは、実は植物の天然色素や豊富な天然酵素のもたらすものなのです。

一方、腸内細菌を含むすべてのバクテリアから、植物、昆虫はもちろん人を含めた動物まで、すべて同じDNAでできていること、これはすべてが共通先祖であることを意味します。ですから、冒頭の宮沢賢治の述べているように、一つの意識、一つの生命体としての働きが存在しています。このことを念頭に置けば、すべての人々に対する慈しみの気持ちが湧いてくるのです。これが、本書最終章の意識革命に他なりません。

一人ひとりが健康的な生活を送るためにも、さらには世界全体が幸福になるためにも、あらゆる知恵が散りばめられているのが本書です。是非隅々まで熟読願います。

参考文献

『長生きしたければ、食べてはいけない⁉』船瀬俊介著　徳間書店
『食べてはいけない！危険な食品添加物』堺英一郎著　徳間書店
『食品の裏側』安部司著　東洋経済新報社
『食品の裏側２　実態編』安部司著　東洋経済新報社
『体を壊す10大食品添加物』渡辺雄二著　幻冬舎新書
『食べてもいい添加物』渡辺雄二著　大和書房
『日本人を脅かす中国毒食品』椎名玲著　宝島社
『ミトコンドリア不老術』日置正人著　幻冬舎
『「糖化」を防げば、あなたは一生老化しない』久保明著　永岡書店
『すべては腸内細菌で決まる！』藤田紘一朗著　かんき出版
『腸内細菌が家出する日』藤田紘一朗著　三五館
『腸内細菌が寿命を決める』辨野義己　はる出版
『腸内フローラの真実』NHKスペシャル取材班　主婦と生活社
『そのサラダ油が脳と体を壊してる』山嶋哲盛著　ダイナミックセラー出版
『人類の命を救う手作り酵素』河村文雄著　十勝均整社
『ソマチッドと714Xの真実』稲田芳弘著　Eco・クリエイティブ
『ソマチット　地球を再生する不死の生命体』福村一郎著　㈱ビオ・マガジン
『超極小知性体ソマチッドの衝撃』上部一馬著　ヒカルランド
『愛が遺伝子スイッチオン』村上和雄著　海竜社
『幸せになる遺伝子の使い方』村上和雄著　海竜社
『リーダーのための若返りの法則』松井和義著　岡田恒良監修　コスモ21
『脳を鍛える丹田音読法』松井和義著　岡田恒良監修　コスモ21

【監修者プロフィール】

岡田恒良（おかだつねよし）

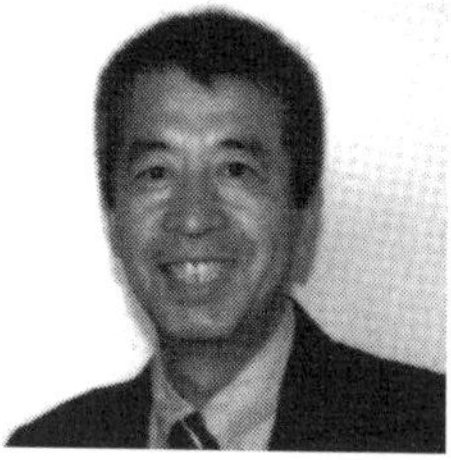

昭和30年岐阜県生まれ。岩手医科大学卒、医学博士。

外科医として20年間病院勤務。2002年に、医学の現状を打破せんと「環境と健康つながるいのちinナゴヤドーム」を開催。2005年より「人間、自己、生・命とは?」をテーマに究極の解答検証会を継続的に開催。2007年から森下敬一博士主幹の国際自然医学誌に「自然医学の病態生理学講座」を6年間連載し、健康学について解説。

2010年から「ナゴヤ醫新の会」を設立し、医療改革をめざした実践的活動を展開し続ける。

現在は、名古屋市中区の「なごやかクリニック」院長として在宅診療や難病相談に当たっている。治療のみならず、健康学についての啓蒙がもっとも重要であると考えている。

【著者プロフィール】

松井和義（まついかずよし）

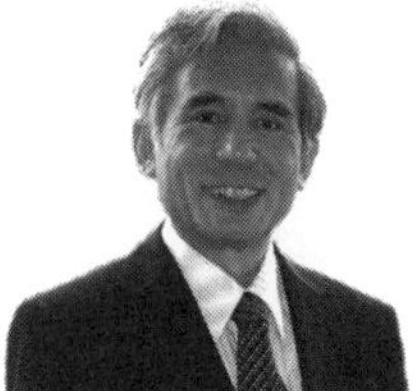

昭和26年愛知県生まれ。高知大学在学中より能力開発の研究を始める。

昭和62年よりトップマネージメント研究施設を開設し、経営者協会後援のもと数百社のマネージメントセミナーや人材教育を行う。

平成9年11月より本格的な脳科学の研究と「ミミテックメソッド」プロジェクトをスタートさせる。その後、実践脳科学提唱者として脳と身体の潜在能力開発法指導のセミナーを、全国の主要都市中心に年150回以上開催。さらに、長寿食・予防医学指導家として健康指導にも注力している。

現在、㈱ミミテック代表取締役。

著書として『脳を鍛える丹田音読法』『3ヵ月で英語が偏差値25アップ』『10倍速く覚えられる新・音読学習法』（以上コスモ21刊）『奇跡の耳21000Hz』（アイバス出版刊）等多数。

常識が変わる
200歳長寿！　若返り食生活法

2017年2月12日　第1刷発行
2017年6月12日　第2刷発行

監　修——岡田恒良

著　者——松井和義

発行人——山崎　優

発行所——コスモ21
〒171-0021　東京都豊島区西池袋2-39-6-8F
☎03（3988）3911
FAX03（3988）7062
URL http://www.cos21.com/

印刷・製本——中央精版印刷株式会社

定価はカバーに表示してあります。

ISBN978-4-87795-348-5 C0030